AF229972

TRAITÉ PRATIQUE

DES

ÉMISSIONS SANGUINES

PAR

A. J. L. MAGISTEL,

DOCTEUR EN MÉDECINE DE LA FACULTÉ DE PARIS,
CHIRURGIEN DE LA PREMIÈRE LÉGION DE LA GARDE NATIONALE DE PARIS,
MÉDECIN DU BUREAU DE BIENFAISANCE DU PREMIER ARRONDISSEMENT,
DE L'ASSOCIATION DE CHARITÉ DU MÊME ARRONDISSEMENT,
EX-CHIRURGIEN AIDE-MAJOR
DU CINQUIÈME RÉGIMENT D'INFANTERIE DE LIGNE, ETC.

Occasio præceps.

PARIS,

J. B. BAILLIÈRE,

LIBRAIRE DE L'ACADÉMIE ROYALE DE MÉDECINE,
Rue de l'École-de-Médecine, 13 bis.

LONDRES, MÊME MAISON, 219, REGENT STREET.

—

1838.

TRAITÉ PRATIQUE

DES

ÉMISSIONS SANGUINES.

TRAITÉ PRATIQUE

DES

ÉMISSIONS SANGUINES,

PAR

A. J. L. MAGISTEL,

DOCTEUR EN MÉDECINE DE LA FACULTÉ DE PARIS,
CHIRURGIEN DE LA PREMIÈRE LÉGION DE LA GARDE NATIONALE DE PARIS,
MÉDECIN DU BUREAU DE BIENFAISANCE DU PREMIER ARRONDISSEMENT,
DE L'ASSOCIATION DE CHARITÉ DU MÊME ARRONDISSEMENT,
EX-CHIRURGIEN AIDE-MAJOR
DU CINQUIÈME RÉGIMENT D'INFANTERIE DE LIGNE, ETC.

Occasio præceps.

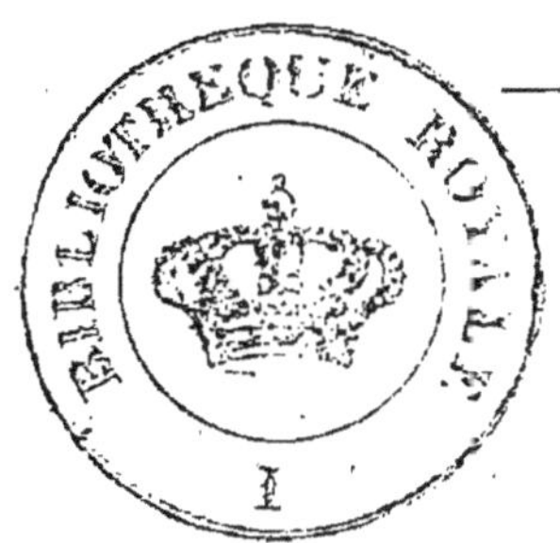

PARIS,

J. B. BAILLIÈRE,

LIBRAIRE DE L'ACADÉMIE ROYALE DE MÉDECINE,
Rue de l'Ecole-de-Médecine, 13 bis.

A LONDRES, MÊME MAISON, 219, REGENT STREET.

1838.

A Monsieur

Le Marquis de Marmier,

COLONEL DE LA PREMIÈRE LÉGION DE LA GARDE NATIONALE DE PARIS,

MEMBRE DE LA CHAMBRE DES DÉPUTÉS,

COMMANDEUR DE LA LÉGION-D'HONNEUR, CHEVALIER

DE LA COURONNE DE FER, ETC.

Colonel,

Napoléon vous honora de sa confiance, et la glorieuse défense d'Huningue prouva combien vous en étiez digne. Dans des temps non moins orageux; vous avez toujours marché à notre tête pour le maintien de l'ordre et d'une sage liberté. La haute estime que vous m'avez inspirée, et la bienveillance dont vous m'honorez, me font un devoir de vous offrir l'hommage de ce travail; quelque imparfait qu'il soit, il aura rempli son but si vous y voyez une preuve de ma reconnaissance, de mon respect et de mon dévouement.

Magistel.

PRÉFACE.

L'accueil favorable fait par l'Académie royale de médecine aux premiers Mémoires que renferme cet ouvrage, m'a engagé à publier mes recherches sur les saignées. Parmi les auteurs qui ont écrit sur ce sujet important, les uns ne se sont occupés que des indications de la saignée en général, les autres ont seulement consacré quelques pages au manuel opératoire. Aucun ne l'a traité d'une manière complète.

J'ai réuni les préceptes que nos prédécesseurs nous ont transmis, j'ai suivi les progrès de la science, et j'ai étudié la saignée dans ses rapports chirurgicaux et thérapeutiques. Exposer avec soin tout ce qui est relatif à cette opération ; préciser les cas où l'on doit avoir recours à certaines saignées négligées à tort depuis long-temps ; déterminer la valeur thérapeutique et les indications générales des émissions sanguines, de manière que l'application en puisse être faite facilement aux maladies ; tel est le cadre que je me suis proposé de remplir dans ce travail. En le publiant je crois faire une chose utile, et je m'estimerai heureux s'il est reçu avec quelque faveur.

———

Extrait du rapport, fait à l'Académie royale de médecine, séance du 16 février 1836.

Le travail sur l'artériotomie, dont nous venons de rendre compte à l'Académie, est digne de tout son intérêt.

Les observations qu'il contient sont assez nombreuses sinon pour démontrer rigoureusement toutes les conclusions de l'auteur, du moins pour donner à la plupart d'entre elles un haut degré de probabilité, et pour engager les praticiens à expérimenter une méthode énergique qui avait été, sans raisons suffisantes, presque généralement abandonnée.

Nous connaissons trop la justesse d'esprit et la capacité

de l'auteur du Mémoire que nous venons d'examiner, pour n'être pas convaincu qu'il poursuivra ses recherches. En attendant, l'Académie ne fera que rendre justice à M. le docteur MAGISTEL en lui témoignant sa satisfaction pour le travail qu'il lui a communiqué.

Nous pensons de plus que ce travail est assez intéressant pour devoir être envoyé au comité de publication, et nous en faisons la proposition formelle à l'Académie.

Signé : RIBES, PIORRY; BOUILLAUD, *rapporteur.*

Extrait et conclusion du rapport de l'Académie royale de médecine, séance du 27 mai 1837.

La première partie du Mémoire de M. MAGISTEL est une bonne monographie sur la saignée des veines jugulaires. Elle présente des recherches historiques sur ce sujet qu'on ne trouve réunies dans aucun autre ouvrage; les procédés opératoires sont décrits avec soin et clarté; toutes les précautions sont indiquées pour éviter les accidents qui peuvent survenir pendant cette saignée, et pour y remédier s'il en survient; enfin, le meilleur mode de pansement y est indiqué avec soin.

Nous avons en conséquence l'honneur de vous proposer de voter des remerciements à M. MAGISTEL, et d'envoyer la première partie de son Mémoire au comité de publication pour être insérée dans les Publications mensuelles de l'Académie.

Signé : RENAULDIN, BRESCHET; GIMELLE, *rapporteur.*

TRAITÉ

DE

LA SAIGNÉE.

CHAPITRE I.

HISTOIRE DE LA SAIGNÉE EN GÉNÉRAL.

L'usage de cette opération paraît remonter à la plus haute antiquité; elle fut pratiquée de temps immémorial même chez les nations qui ne sont point encore civilisées. Les nègres de Guinée, les habitants de l'Océanie, ont fréquemment recours à la saignée. Les uns se font de profondes scarifications sur le corps lorsqu'ils se croient fatigués par le sang, les autres se font ouvrir une veine de la tête avec une coquille tranchante. Les Chinois et les Indous pratiquent cette opération depuis une époque bien reculée, car leurs médecins et leurs prêtres ne peuvent en déterminer l'origine. Les Scythes, l'un des plus anciens peuples du monde, se faisaient tirer du sang derrière les oreilles.

Quel fut l'homme qui osa saigner le premier

un autre homme? quelles circonstances purent lui suggérer une semblable idée? L'incertitude sur l'origine de la saignée a donné lieu à plusieurs fables plus ou moins probables. Polydore Virgile pense que cette idée est venue à l'homme parce que l'hippopotame, à certain temps de l'année, s'ouvre les veines en se frottant contre les pointes des roseaux (1). Pline l'a répété après lui (2). Les pertes de sang naturelles fournies par la menstruation, les hémorrhagies nasales, hémorroïdales, celles de certaines blessures, n'ont-elles pas dû suffire, comme nous le dit Bordeu (3), pour faire comprendre l'utilité des évacuations sanguines dans de nombreuses circonstances? Quoi qu'il en soit, il est probable que les peuples de l'Inde, dont plusieurs colonies vinrent fertiliser l'Égypte, apprirent aux Égyptiens à saigner; ceux-ci l'enseignèrent aux Grecs.

Le premier exemple de saignée qui nous ait été transmis date de la guerre de Troie. Ménélaüs, blessé par Pandare, fut saigné par Machaon, l'un des fils d'Esculape. Podalyre, frère de Machaon, fut jeté à son retour en Grèce sur

(1) De rerum inventoribus.
(2) Plin., lib. viii, cap. 26.
(3) Tom. ii, pag. 604.

les côtes de l'île de Scyros. Il erra seul dans la presqu'île de Carie, jusqu'à ce qu'un berger nommé Bibassus lui donnât l'hospitalité, et le conduisît au roi Damœtas. Syrna, fille de ce roi, avait fait une chute très grave. Podalyre la guérit en la saignant aux deux bras, au moment où l'on désespérait de sa vie; étonné du succès d'une opération que l'on n'osait entreprendre alors que rarement, Damœtas maria Syrna avec Podalyre, et lui donna la Carie (1).

La saignée était bien connue lorsque parut Hippocrate, dans le cinquième siècle qui précéda l'ère chrétienne : fondateur de l'école dogmatique, ce grand médecin établit des préceptes pour la pratique de cette opération. Il faisait de fortes saignées dans les maladies aiguës, et recommandait d'ouvrir les veines le plus près possible du point malade (2). Praxagoras, l'un de ses disciples, y avait recours, surtout pour arrêter les hémorrhagies (3). Chrysippe de Cnide, qui exerçait la médecine 400 ans avant l'ère chrétienne, avait horreur des émissions sanguines, parce que, de même que

(1) Stephanus Byzantinus, pag. 686.
(2) Éd. Foès de morbis acutis.
(3) Cœl. Aurel. diut., lib. ii, c. 13, pag. 415.

les pythagoriciens, il plaçait le siége de l'âme
dans le sang. Disciple de Chrysippe, Erasistrate
marcha dans la même voie (1). Cette opinion
fut partagée par son ami, Strabon de Béryte, et
par Apollonius de Pergame. Aristote enseigna
que la saignée ne convenait point aux personnes
chargées d'embonpoint. Deux cents ans avant
notre ère, Archagatus et Sérapion, fondateurs
de la secte empirique, et après eux leurs disciples, adoptèrent les émissions sanguines, mais
ne saignèrent pas jusqu'à défaillance comme
l'avait conseillé Hippocrate. Asclépiade de Bithy-
nie recommande d'avoir égard aux climats; car
la saignée, utile sur les bords de l'Hellespont,
peut, dit-il, être nuisible à Athènes ou à Rome (2).

Thémison, fondateur de la secte méthodique,
employa la saignée pour combattre les maladies
aiguës. Celse, qui vécut comme Thémison au
premier siècle de l'ère chrétienne, saignait indistinctement à tout âge. Il suffisait que la
fièvre fût forte, que le corps fût rouge, que les
veines fussent tuméfiées. La veine devait être
fermée dès que le sang paraissait beau et vermeil. Il ne saignait pas jusqu'à défaillance; il

(1) Galenus, de venæ sect. adv. Erasistr., pag. 5.
(2) Cœl. Aurel. acut., lib. iii, cap. 9, pag. 216.

préférait des saignées peu copieuses, mais répétées. Lorsque le malade ne lui paraissait pas
assez fort pour que l'on ouvrît une veine, il avait
recours aux saignées locales. Archigène d'Apa-
mée, disciple d'Athénée d'Attalie, qui fonda la
secte pneumatique, conseilla la saignée dans les
inflammations. Arétée de Cappadoce, l'un des
meilleurs observateurs depuis Hippocrate, saignait dans les maladies des reins (1). Il préférait
des saignées répétées aux saignées trop copieuses.

En l'année 165, Galien vient exercer la médecine à Rome et enseigne l'humorisme. Dans
les maladies aiguës, il saignait jusqu'à défaillance; dans certains cas, il préférait de petites
saignées réitérées le même jour ou les jours
suivants. Il prenait de grandes précautions suivant les climats, les saisons, l'âge, la force, la
constitution des malades. Une saignée ordinaire
était de dix-huit onces, la moindre était de sept
à huit. Il ouvrait la veine du côté où se trouvait
le mal, saignait quelquefois les vieillards, et
rarement les enfants au-dessous de quatorze
ans. Cœlius Aurelianus, de la secte méthodique, conseilla la saignée pour tous les âges ; il
y eut recours dans les maladies de poitrine; il

____

(1) Cur. acut., lib. 1, cap. 10, pag. 89.

employa les saignées locales contre la goutte.
Oribaze, élève de Zénon de Chypre, vécut dans
le iv⁰ siècle, sous le règne de l'empereur Aurélien. Il s'écartait peu des préceptes de Galien,
et saignait du côté malade. Dans les inflammations aiguës, il cherchait à opérer la révulsion;
dans les chroniques, il saignait directement vers
les points malades (1). Quelques auteurs nous
assurent qu'Oribaze était contemporain d'Anthyllus, et ses écrits tendent à prouver, au contraire, que celui-ci a vécu avant Galien (2). Les
règles qu'Anthyllus nous a transmises sur la
saignée méritent d'être citées; nous verrons
quels progrès nous avons faits : « La saignée
du front, dit-il, se pratique en deux endroits ;
au milieu du front sur la veine qui descend
verticalement; au haut du front vers le point
où cette veine se divise; les veines qui rampent
sur les angles des yeux, auprès des sourcils,
doivent être ouvertes au-dessus de ces angles.
Derrière l'oreille, la saignée se pratique sur la
veine opposée à la partie dure de cet organe.
Sous la langue, lorsqu'on n'ouvre pas les deux

(1) Synopsis, lib. vi, pag. 213.

(2) Histoire de la chirurgie, par Dujardin et Peyrhile. — Par
Leclerc. — Histoire de la médecine, par Tourtelle.

veines, on doit préférer la plus grosse. Au bras, c'est la médiane que l'on saigne; à la main, on pique la veine placée entre le doigt du milieu et l'annulaire; au jarret, celle qui est le plus exactement dans sa partie moyenne; aux malléoles, la veine interne. » Anthyllus conseille enfin de ne pas trop serrer les ligatures, d'ouvrir de préférence la veine céphalique, de ne pas déplacer la peau qui reviendrait ensuite sur l'ouverture de la veine, de mouvoir la main pendant la saignée; pour celles de la main et du pied, il employait l'immersion de ces membres dans l'eau chaude; il incisait transversalement lorsqu'il ne devait faire qu'une saignée, obliquement lorsqu'il voulait tirer de nouveau du sang par la même ouverture, longitudinalement lorsqu'il voulait que la même saignée fournît du sang pendant plusieurs jours. Si la première incision n'était pas assez large pour livrer passage au sang, il l'agrandissait en piquant au même point (1).

Au VIe siècle, Aëtius copia Oribaze; Alexandre de Tralles employa les saignées générales et locales; il ouvrait les jugulaires externes dans l'angine, les saphènes dans l'aménorrhée, etc.

(1) Oribaz. med. collect., cap. xii.

Paul d'Égine pratiquait la saignée au voisinage
du lieu malade; il la conseillait pour faire tomber les calculs de l'uretère dans la vessie (1).
Dans le xᵉ siècle, Rhasès, médecin de l'hôpital
de Bagdad, conseilla la saignée du bras dans
les maladies du foie, dans la variole. Il saignait
le malade suivant ses forces et non en raison de
son âge; il réitérait les saignées plutôt que de les
faire trop fortes; il pensait que l'on ne devait
pas saigner dans les climats très chauds ou très
froids autant que dans les climats tempérés (2);
il avait adopté les lois de la révulsion et de la
dérivation qui furent enseignées dès lors par
l'école de Salerne. Avicenne et Albucasis suivi-
rent cette pratique. Savonarola, professeur à
Ferrare, a prétendu que la saignée convenait
mieux aux Grecs qu'aux Arabes, parce que
ceux-ci étaient plus faibles (3). L'école de Montpellier, fondée au commencement du xiiiᵉ siècle, suivit les principes de l'école de Salerne.
Le collége de chirurgie de Paris, institué
en 1271, s'en écarta peu (4).

(1) Lib. iii, pag. 105.
(2) Lib. xviii, cap. 4, f. 375 b.
(3) Practica canonica de febribus, tom. vi, c. 8.
(4) Institut. med., lib. ii, sect. 5, c. 7, p. 406.

La doctrine d'Hippocrate eut de nombreux partisans pendant le xvi° siècle. Léonard Fuchs reprocha aux Arabes d'avoir négligé la saignée dans les maladies aiguës (1). Gonthier d'Andernach voulut que l'on saignât tour à tour aux pieds et aux bras. On en était venu à ne saigner que les veines éloignées des organes malades, et, dans la pleurésie même, on tirait le sang goutte à goutte par des saignées du pied. Ce fut alors que Pierre Brissot attaqua avec succès la doctrine des Arabes. A la même époque, Paracelse fonda cet étrange système que l'on nomma la cabale; il ne voulait pas que l'on tirât du sang sous le signe qui avait donné naissance à la maladie. Dans la peste, disait-il, il était pur et clair. Jean Fernel, célèbre et par sa pratique et par ses écrits, fit toujours choix de saignées différentes suivant les maladies qu'il eut à traiter. Dans les affections de la tête, il eut recours à l'artériotomie temporale, à l'ouverture des veines jugulaires ou saphènes; il saigna au bras dans les maladies de poitrine. Duret et Baillou marchèrent dans la même voie. Le service de santé des armées fut créé, en France, en 1597; l'usage des armes à feu devint presque général,

(1) V. Saignée du pied.

et les chirurgiens militaires comprirent bientôt
de quelle utilité étaient les émissions sanguines
dans le nouveau genre de blessures qu'ils
avaient à traiter. On avait peu saigné jusqu'alors, mais on ne tarda pas à donner dans
l'extrême (1). J. Heurnius, d'Utrecht, disciple
de Duret et de Ramus, tirait jusqu'à quatre livres de sang dans la première saignée qu'exi-
geait une pleurésie (2). Pasquier nous raconte
que Duret lui-même disait en plaisantant qu'il
n'était qu'un fort petit saigneur (3). L. Botal
d'Asti, médecin de Henri III, recommanda la
saignée dans toutes les maladies; il versait quelquefois jusqu'à six et huit livres de sang en
deux ou trois jours; il conseilla les saignées
préservatives et chez les enfants et chez les
vieillards (4). Il est probable qu'il conçut cette
méthode pendant ses campagnes militaires en
Espagne, pays où l'on saignait beaucoup alors.
Elle fut condamnée par la faculté de Paris, mais
Masuchelli dit qu'elle fut bientôt adoptée en Italie. Un avocat reprochait à Botal de trop affaiblir

(1) V. l'article sur l'abus de la saignée.
(2) Method. stud. med., lib. xii, cap. 4, p. 143.
(3) Lettres, vol. ii, p. 548.
(4) De sanguinis miss., c. 2, p. 114.

ses malades : plus on tire de l'eau d'un puits, répondit-il, plus la nouvelle source est pure; plus une nourrice est tétée par son enfant, et plus son lait est abondant. Si cette citation de Sprengel est véridique, Botal péchait au moins par le jugement. Ferdinand Valdès, médecin de Séville, conseilla la saignée chez les enfants pour la variole. Bernardin Caranès, de Barcelone, la vanta contre les fièvres putrides. En France, A. Gaudin fit de la saignée un usage tellement exclusif, qu'il fut combattu même par son ami Joubert (1). Argentier, professeur à Turin, enseigna les mêmes doctrines que Gaudin. J. Pons, médecin de Lyon, écrivit alors contre l'abus des saignées. François Courcelles, d'Amiens, publia un ouvrage contre les Botaliens. Ce fut à cette époque que Descartes et Bacon posèrent les bases de leurs systèmes philosophiques.

Le dix-septième siècle vit briller le plus grand hématophobe qui ait jamais existé. Van Helmont, gentilhomme brabançon, vint faire revivre les théories de l'animisme. La saignée, dit-il, est au moins inutile; elle nuit en diminuant la masse de l'esprit vital qui agit dans le sang,

(1) Op. , vol. ii. p. 139.

Guy Patin dit qu'il mourut d'une pleurésie pour laquelle il ne voulut pas être saigné (1). mais cette anecdote n'est pas confirmée par Mercurius, fils de Van Helmont. Sylvius de Leboë, fondateur de la doctrine chémiatrique, fut peu partisan de la saignée. Ses élèves, Portius et Volpi, déclamèrent contre cette opération. Claude de La Courvée s'éleva contre ses abus. Nicolas Le Pois, médecin de Charles III, duc de Lorraine, élève de Sylvius, saignait, mais avec circonspection.

Harvey avait donné, dès 1619, une bonne théorie de la circulation du sang. Les discussions sur les émissions sanguines reprirent avec une nouvelle opiniâtreté, et tournèrent peu au profit de la science, parce que chaque argumentateur mettait en avant des hypothèses plutôt que des faits. Plusieurs médecins, se basant sur la théorie d'Harvey, ne voulurent plus admettre qu'il fût important de recourir à une saignée plutôt qu'à une autre, pourvu que l'on tirât du sang; lorsqu'une évacuation sanguine était indiquée, peu importait le point où les veines étaient ouvertes. Peu d'années après, on essaya sur des hommes la transfusion du sang.

(1) Lettres, vol. 1, pag. 14.

Ce fut un grand sujet de controverse. Nous trouvons des préceptes pour cette opération dans la plupart des auteurs de chirurgie, dans Heister entre autres ; les insuccès la firent abandonner. Thomas Bartholin, Morton, Sydenham, Baglivi, éclairant leur pratique par l'observation, firent une juste application de la saignée. Stahl démontra que le sang obéit à des lois organiques, et non purement physiques. La saignée, dit-il, offre de grandes ressources dans toutes les congestions anomales. Il en avait toutefois restreint l'emploi. J. Carl, élève de Stahl, comme lui partisan de l'animisme, conseilla les saignées, mais blâma les saignées préservatives (1). La doctrine iatromathématique, que proclamèrent Sanctorius et Borelli, admettait la phlébotomie comme une opération utile et rarement nuisible.

Boerhaave, l'un des plus grands praticiens du xviiie siècle, fut grand partisan des émissions sanguines. Je ne sais pourquoi Tourtelle fait à son sujet la réflexion suivante : *Plures occidit lanceolâ quàm lanceâ.*

Hoffmann, abandonnant l'école chémiatrique pour fonder la doctrine mécanico-dynamique,

(1) Instruction médicale. Bâle, 1747.

préconisa la phlébotomie après en avoir été d'a-
bord le détracteur. Il la conseillait comme
moyen prophylactique, et dans tous les cas où
les mouvements du système vasculaire sont trop
violents. Bordeu nous a donné sur la saignée
des préceptes qui sont encore généralement suivis. Il fait observer que si la nature excite des
hémorrhagies dans diverses parties du corps,
suivant le lieu affecté dans une maladie, les
observateurs ont dû bientôt apprendre qu'il y
avait un choix à faire pour les vaisseaux dans
l'usage de la saignée. Il craignait de tirer trop
de sang à la fois. Il saignait fortement dans le
début des maladies, mais il s'arrêtait dès que
le pouls n'en présentait plus l'indication. Chirac
avait une opinion fondée sur l'anatomie pathologique. Il saignait parce que, dans certaines
maladies, à l'ouverture des cadavres, il avait
trouvé les vaisseaux pleins de sang. Bordeu nous
dit que, de son temps, les villes étaient partagées entre le médecin ami de la saignée, et le
médecin qui en était l'ennemi. Pour donner
une preuve de l'abus qui en était fait, il cite
l'immense fortune d'Izès, chirurgien, dont la
seule occupation était de faire des saignées. Il
y avait des praticiens qui, à l'exemple de Jus-

sieu, ne faisaient saigner que rarement. Ce sont toutes les discussions du dernier siècle qui ont enfanté la plupart des préjugés que nous retrouvons encore dans certaines classes de la société contre les émissions sanguines. Haller, Huxham, Morgagni, Sauvages, Stoll, Pringle, Cullen, Freind, imitèrent Bordeu, mais leur pratique présenta des différences dans quelques maladies.

Haller, en démontrant l'irritabilité des organes, et faisant des expériences sur le mouvement du sang, ne changea point les idées que l'on avait sur la saignée. A dater de 1791, le solidisme et l'humorisme partagèrent les esprits. Les partisans de l'irritabilité de Haller dûrent saigner plus que les humoristes. Brown, médecin écossais, qui établit sa doctrine en divisant les maladies en sthéniques et asthéniques, tint, pour la phlébotomie, le milieu entre les opinions précédentes. Ce fut à cette époque qu'un vétérinaire, J.-G. Wolfstein, voulut faire secte en décriant la saignée. Il la permettait cependant, comme Ménodote de Nicomédie, dans l'afflux de sang par suite de suppressions. Il regardait les fièvres et les inflammations comme des effets salutaires de la nature ; ses arguments étaient puisés dans Van Helmont (1). Dans le même temps Xavier Mezler écrivit sur la saignée une histoire peu estimée de Sprengel (2). A.-Fr. Marcus érigea en principe général les saignées peu copieuses, mais réitérées.

Nous voilà au commencement du xixe siècle, et les doctrines d'Hippocrate ont remplacé tous les systèmes qui n'étaient pas fondés sur des faits. Barthez, de l'école de Montpellier, publie son *Mémoire sur les fluxions;* il enseigne que le choix des saignées mérite une sérieuse attention, qu'il est certains cas où la saignée du pied est préférable à celle du bras, où celle de la jugulaire doit être préférée aux saignées locales, etc. Il admet les lois de la révulsion et de la dérivation. Ces préceptes sont suivis par Bosquillon, Pelletan, Portal, Pinel, Sabatier. M. Broussais publie son immortel ouvrage des *Phlegmasies chroniques.* Voulant ériger ses principes en doctrines, bientôt il n'a plus recours qu'aux saignées locales dont on a si étrangement abusé. Il est remarquable que M. Broussais ait rapporté l'idée de l'emploi exclusif des saignées locales du même pays où Botal avait puisé des principes si larges

(1) Saignée chez l'homme et les animaux. Vienne, 1791.
(2) Sprengel, tom. vi, pag. 452.

sur la saignée générale. Leroy (1), Vieussens (2)
et Fréteau (3), ont publié sur la saignée de
très bons ouvrages, et ont adopté la pratique
de Barthez. Faulchier (4) et M. Polinière (5)
ont écrit dans un sens diamétralement opposé.
Ces derniers auteurs ne parlent que de la saignée du bras, et des émissions sanguines locales.
Les premiers ont pour eux la majorité des praticiens. Quoi qu'il en soit, les opinions sont
partagées, *et adhuc sub judice lis est.* M. Janson,
de Lyon, renouvelant la doctrine d'Hippocrate,
a démontré l'avantage de saigner avec la lancette
le plus près possible des organes malades. Son
opinion trouve maintenant beaucoup de partisans. Dois-je dire que le système de Hahnemann,
qui dormait depuis 1805 pour se réveiller de
nos jours, a horreur de la saignée? Le médecin
homœopathe, en saignant ses malades, craindrait
de les tuer : il aime mieux les laisser mourir. Les
visions de Hahnemann ne sont pas au-dessous
de celles de Paracelse.

(1) Manuel de la saignée. Paris, 1807.
(2) De la saignée et de son usage. Paris, 1815.
(3) Traité, etc., des émissions sanguines. Paris, 1816.
(4) Indications de la saignée. Paris, 1810.
(5) Des émissions sanguines. Paris, 1827.

Le professeur Bouillaud a reconnu l'utilité des saignées réitérées à de courts intervalles ; il a formulé sa méthode sous le nom de *saignées coup sur coup*. Le matin il tire au bras douze à vingt onces de sang. Dans la journée, des ventouses scarifiées en tirent encore douze onces. Le soir une nouvelle saignée est faite au bras. Il recommence le lendemain si déjà la maladie n'a point été jugulée (1). J'ai souvent eu recours à ce traitement énergique, et, en général, mes malades s'en sont bien trouvés. La saignée, portée très loin chez des sujets sains et vigoureux, ne peut jamais être nuisible. D'après M. Bouillaud, lorsqu'on emploie les émissions sanguines coup sur coup, la guérison est la loi générale, et la mort n'est qu'une exception. La recherche de la vérité en médecine est hérissée de difficultés, et sa démonstration est souvent impossible : aussi M. Louis se plaint-il de ce que les observations dont on s'appuie ne sont pas toujours prises dans des circonstances analogues (2), et M. Castel nous prouve peut-être que nous n'avons pas

(1) Essai sur la philosophie médicale, etc. 1836, in-8. — Clinique médicale de l'hôpital de la Charité Paris, 1837, 5 vol. in-8.

(2) Recherches sur les effets de la saignée, 1835.

plus de succès que nos prédécesseurs(1). Quelques médecins sages, voulant concilier toutes les opinions, ont cherché à ramener l'éclectisme dont Sennert, professeur à Wittemberg dans le xviiᵉ siècle, avait été le chaleureux partisan. Il y a lieu de croire que ces principes réunissent maintenant une grande majorité. Ce ne sont pas les hypothèses qui guérissent, écrivait Baglivi, mais bien les remèdes dont l'expérience a confirmé les vertus. Les théories se succèdent, mais la pratique fondée sur l'expérience reste debout, et il n'y a de différence que dans le mode d'expliquer l'action des médicaments. Ainsi on saignait autrefois pour évacuer les principes viciés que contenait le sang; aujourd'hui on saigne pour prévenir ou combattre l'inflammation. L'humoriste et le solidiste reconnaissent également l'utilité de la saignée, et les hommes prudents en craignent l'abus. Le temps, ce grand jugeur, comme dit Montaigne, ramènera sans doute toutes les théories à leur juste valeur.

(1) Séance de l'Académie de médecine. 24 nov. 1835.

CHAPITRE II.

ARTICLE PREMIER.

DE LA LIGATURE.

Lorsqu'une veine est blessée, le sang s'échappe sans former un jet, et cesse spontanément de couler, à moins que le vaisseau ne soit d'un gros calibre. Pour obtenir dans un temps donné, et par un jet continu, une quantité de sang convenable, le phlébotomiste doit établir une compression entre le cœur et le point de la veine qu'il veut inciser. Il rend ainsi les vaisseaux plus saillants, et la sortie du sang devient plus rapide. Tel est le but de la ligature du bras pour la pratique de la saignée. On se sert ordinairement, à cet effet, d'une bande en étoffe de laine, de couleur rouge. Le tissu n'en doit être ni trop fin, ni trop serré, ni trop épais; sa largeur sera de douze ou quinze lignes, sa longueur d'environ trois pieds. Elle doit serrer suffisamment le bras pour suspendre la circulation dans les veines superficielles, mais non pas de manière à comprimer les artères et à faire tuméfier le membre.

La ligature s'applique ordinairement à trois travers de doigt au-dessus du pli du bras. Elle en peut être rapprochée suivant la disposition des veines. Au moment de son application, le bras du malade est étendu, et la paume de sa main est appliquée contre la poitrine du chirurgien ; la peau du bras ne doit pas être ramenée en haut ; ces précautions sont nécessaires pour que la situation des veines ne soit pas changée lorsqu'on sera obligé de desserrer la ligature. Le centre de celle-ci est placé sur le bras, et ses deux chefs viennent croiser sur le côté externe du côté opposé sans pincer la peau. Ces mêmes chefs sont ensuite arrêtés par un nœud coulant en rosette, dont l'anse se trouve à la partie supérieure et les deux bouts à la partie inférieure, disposés de telle sorte qu'on puisse facilement les délier. Avant son application, le bras doit être bien dégagé de tout embarras, de toute constriction. Il faut exiger que les femmes ôtent leurs manches pour peu qu'elles soient serrées. Si l'on est obligé de saigner à un bras sur lequel a été placé un cautère ou un vésicatoire, les liens en doivent être enlevés. Les femmes du peuple ont l'habitude de retrousser leurs manches fort haut lorsqu'elles se font saigner. Il arrive de là que le sang ne coule plus après un premier jet, ou qu'il existe de grandes difficultés pour l'arrêter, lorsque la quantité de sang prescrite a été tirée. Dans le premier cas le chirurgien peut croire que sa ligature est mal placée ou l'incision mal faite ; dans le second, qu'il existe quelque anomalie des veines, et la cause de tout cela réside uniquement dans la constriction opérée par les manches des vêtements de la malade. La ligature sera bien placée lorsqu'on verra les veines se gonfler, et que l'on sentira en même temps les battements de l'artère radiale.

ARTICLE II.

DES POELETTES.

On donne le nom de poêlette ou de palette (*patella excipula*) à des vases d'une capacité déterminée destinés à recevoir le sang pendant la phlébotomie. Les chirurgiens les ont adoptés afin de mesurer exactement le sang que fournit cette opération. Diverses substances peuvent servir à fabriquer les poêlettes, mais celles d'étain sont en général préférées. Elles ont la forme de petits plats, et sont rondes. Elles contiennent ordinairement quatre onces de sang. Celles que l'on employait au temps de Dionis n'en contenaient que trois onces. Nous avons dans les hôpitaux de grands vases dont l'intérieur est divisé en plusieurs segments. Chaque espace limité par un sillon contient quatre onces de sang. Comme il pourrait se commettre quelque erreur dans la pratique civile relativement à la capacité des palettes, les médecins doivent indiquer le nombre d'onces de sang à tirer dans une saignée, plutôt que le nombre de palettes. On a conseillé de placer tous ces petits vases dans un large plat. Lorsque je m'en sers, je n'en fais mettre qu'une seule dans une assiette; lorsqu'elle est pleine, on la remplace rapidement par une autre. Les chirurgiens qui ont l'habitude des saignées jugent à vue d'œil de la quantité de sang qu'ils tirent. Ils peuvent cependant se tromper, car on ne leur donne pas toujours des vases de la même forme et de la même capacité. Lorsque la quantité de sang est déterminée, et qu'il est important de ne pas s'écarter de la prescription, il est prudent de se servir de poêlettes. Les balances pèse-sang, et divers instruments que l'on a imaginés notamment en Allemagne et en Angleterre, pour déterminer le poids et la quantité du sang, n'ont point été admis dans la pratique médicale.

ARTICLE III.

DES LANCETTES.

La lancette (*lanceola*) est l'instrument dont les chirurgiens se servent aujourd'hui pour pratiquer la phlébotomie. Elle est composée de deux parties : la châsse ou manche, la lame ou le fer. La châsse est formée par deux plaques de corne, d'écaille, ou de toute autre substance bien polie, libres vers une de leurs extrémités, et réunies à l'autre par un clou. Vers ce point que l'on nomme le talon, elles comprennent entre elles le fer de l'instrument qui roule sur ce même clou. Leur longueur est ordinairement d'un tiers de plus que celle de la lame, et leur largeur est telle que cette lame, renfermée entre elles, ne puisse dépasser leurs bords. La lame est plate, très mince, tranchante sur les deux bords à partir du milieu de sa longueur jusqu'à sa pointe. Elle est longue ordinairement de dix-huit à vingt lignes. Sa largeur, vers le point

où elle s'engage entre les deux lames de la châsse,
est de quatre lignes environ. A partir de son
milieu elle va en diminuant jusqu'à la pointe.
Le clou qui maintient les deux parties de la
châsse, appliquées sur la lame, est ordinairement rivé et garni de deux œillets d'argent. Il
n'est serré que modérément, afin que la lame
puisse se mouvoir facilement entre les deux
portions de la châsse. La lame des lancettes
doit être d'un excellent acier, d'un grain serré
et bien trempé. M. Capron, coutelier, voulant
donner plus de solidité à sa pointe, laisse une
arête de chaque côté sur sa partie médiane,
dans le sens de sa longueur. Les lancettes dont
la trempe est bonne ne se brisent pas pendant
la saignée quoique leur pointe soit bien acérée.
Je viens de décrire celle qui est employée le plus
communément, mais nous en avons plusieurs
espèces :

1° La lancette dite à grain d'orge, dont la
lame est large, peu saillante, presque ovalaire,
convient pour ouvrir des veines volumineuses.
On l'a conseillée aux personnes peu exercées,
parce qu'après avoir piqué perpendiculairement le vaisseau avec cette lancette, il n'est pas
indispensable de faire un mouvement d'éléva-

tion. Les inconvénients sont bien au-dessus de ses avantages : sa large pointe fait à la peau une très large incision, tandis que la veine est à peine piquée. Souvent, malgré une grande ouverture à la peau, on a fait une saignée blanche. La veine peut être parfois si largement ouverte qu'il devient difficile d'arrêter le sang. La plaie faite à la peau suppure fréquemment. Il est surtout une circonstance qui doit la faire rejeter de la pratique civile, c'est que l'incision faite avec cet instrument est toujours plus douloureuse que celle qui provient de toute autre lancette.

2° La lancette dite à langue de serpent a une lame peu large, et sa pointe fort aiguë est d'une finesse extrême. Elle convient pour saigner les personnes très grasses, dont les vaisseaux sanguins sont petits et profonds. Mais son extrême ténuité ne permet pas toujours de donner aux incisions une largeur convenable. Elle expose à percer les veines d'outre en outre, et à léser les artères et les nerfs. Sa pointe peut se briser dans les tissus.

3° La lancette dite à grain d'avoine tient le milieu entre celles dont je viens de parler. Sa pointe, plus déliée que celle de la première, n'est pas aussi ténue ni aussi faible que celle de la seconde. Elle offre tous les avantages de la lancette à grain d'orge et de celle à langue de serpent, et n'en a point les inconvénients. Ainsi la blessure qu'elle fait à la veine est en rapport pour sa largeur avec celle qu'elle fait aux téguments. Il serait extraordinaire que sa pointe se brisât, à moins que l'instrument fût d'une mauvaise fabrication. Le chirurgien la manie avec facilité, et en dirige à son gré les mouvements.

4° La lancette espagnole, décrite par Perret, ne diffère des nôtres que par son talon. Le fer de la lame se prolonge en arrière, et lui donne plus de solidité. Elle s'applique très bien à la manière dont les Espagnols saignent. En général, je leur ai vu faire des incisions longitudinales en labourant les téguments et la veine de bas en haut. Ils n'exécutent pas comme nous un mouvement vertical de ponction puis d'élévation, et n'en sont pas moins fort habiles à faire cette opération. Plusieurs médecins ont voulu modifier la forme des lancettes. Je ne citerai que la modification apportée par MM. Rigaud et Malgaigne. Leur lancette ne coupe que d'un côté comme un bistouri. Elle peut offrir des avantages lorsqu'on ouvre une veine accolée à une artère.

Ce n'est que vers le xiii° siècle que l'on commença à faire usage des lancettes telles que nous les avons aujourd'hui, et le nom de leur inventeur est demeuré inconnu. Il est probable, comme le pense Montfalcon, que les premières saignées furent faites avec un instrument aigu quelconque. Chaque opérateur ouvrait les veines à sa manière. L'un plongeait un fer acéré dans les vaisseaux superficiels, l'autre les mettait à découvert par une incision. Hippocrate se servait de deux sortes de bistouris. Celse et Paul d'OEgine avaient des scalpels destinés à ouvrir les veines. La forme du phlébotome a beaucoup varié; nommé *scalpellus* par ces médecins, il reçut ensuite le nom de *fossorium*. Albucasis se servait d'un instrument analogue à la lancette allemande. Il était en usage chez les Gaulois, et on le retrouve encore en Franconie, en Bavière, en Saxe. C'est la flamme de nos vétérinaires. L'une de ses extrémités est un manche recourbé, l'autre présente une lame saillante, large de trois ou quatre lignes, se terminant en pointe très acérée. Pour s'en servir on applique le tranchant sur la veine, et on frappe avec le

doigt ou un petit bâton sur le côté opposé. La
flamme ou flammette allemande se compose
d'une petite boîte qui contient une lame qu'un
ressort fait partir. On applique cette lame sur
la veine que l'on veut ouvrir, et l'on détend le
ressort : cet instrument, qui peut convenir aux
hommes qui n'ont aucune notion d'anatomie,
présente de grands inconvénients, et un ana-
tomiste craindrait de s'en servir. Il perce directement la peau et la veine d'une manière inva-
riable. Si une artère est située immédiatement
sous la veine, il est rare qu'il n'y pénètre point.
Nous devons d'ailleurs rejeter les instruments
que la main de l'homme ne peut maîtriser. Les
veines petites et profondes sont rarement atteintes, et ce mode de saigner est plus douloureux que l'emploi de la lancette. Heister nous
a donné, dans ses œuvres de chirurgie, les
dessins de ces divers instruments.

Le phlébotomiste doit toujours avoir des
lancettes bien affilées; car si la pointe de son
instrument est émoussée, il parviendra avec
peine dans le vaisseau sanguin, et déchirera les
tissus au lieu de les couper franchement. Ses
lancettes doivent être tenues très proprement.
Les corps gras les oxident et n'en conservent

pas le tranchant. Les lancettes neuves doivent être lavées, et l'huile rance, qui tache souvent leur lame, doit être enlevée. Lorsqu'elles sont essuyées et bien sèches, on les place dans un étui que l'on nomme lancetier, et qui en contient ordinairement six. Pendant la saignée, le malade roule cet étui dans sa main afin de hâter la sortie du sang. Il est de ces étuis qui sont fabriqués avec beaucoup de luxe, et auxquels on ne pourrait comparer, sans doute, les petits bâtons que les chirurgiens, contemporains de Dionis, plaçaient dans les mains de leurs malades.

L'affilage des lancettes demande beaucoup de soins, et tous les couteliers n'y sont pas également habiles. On les passe communément sur plusieurs pierres dont les pores sont successivement plus serrés. Lorsque je veux m'assurer si la pointe est en bon état, je l'examine fixement en plaçant en regard un morceau de papier blanc ou une petite glace. Il se trouve quelquefois de ces instruments qui, malgré un repassage récent, ne peuvent faire qu'une saignée et la font mal; d'autres, au contraire, peuvent servir à un grand nombre lorsqu'on en a soin. Presque tous les accidents inflammatoires de la saignée proviennent de l'emploi de lancettes mal acérées, ou imprégnées de matières putrides, virulentes, etc. Lorsque j'ai saigné un malade atteint d'une maladie contagieuse, je ne me contente pas de bien laver ma lancette, je la fais repasser sur la pierre. Cette précaution m'a été suggérée par un fait qui mérite quelque attention. Me trouvant, en 1823, à l'hôpital temporaire de Saint-Jean-de-Luz, je saignai un militaire atteint de la petite vérole; à peu de jours de distance, je saignai avec la même lancette trois autres militaires placés dans des salles éloignées du varioleux; deux de ces hommes, qui ne paraissaient pas avoir été vaccinés, furent bientôt atteints de petite vérole; le troisième eut un phlegmon volumineux à la plaie de sa saignée; d'autres causes que ma lancette pouvaient avoir occasionné ces accidents, mais je n'ai jamais cru devoir faire de nouvelles expériences.

Pour ouvrir une lancette, il faut en prendre le talon dans une main, tandis que le pouce et l'indicateur de l'autre main font glisser l'un sur l'autre les bouts libres de la châsse; on les écarte d'abord, puis on les réunit en laissant la lame à découvert; celle-ci doit former avec sa châsse un angle presque droit. La lancette ne doit être ouverte qu'au moment de s'en servir, ou du moins le chirurgien ne doit la placer nulle part ailleurs que dans sa bouche en la saisissant par le manche ; car placée partout ailleurs sans être protégée par les lames de sa châsse, la pointe ne manquerait pas d'être brisée. Après la saignée, on fait rouler la lame sur une de ces plaques, et on peut la lancer à quelque distance sans que cet instrument ait à en souffrir.

Pour essayer si les lancettes sont bien affilées, on en pose doucement la pointe sur une peau fine préparée, de chevreuil ou d'agneau, connue sous le nom de canepin. Il est essentiel que cette peau soit bien tendue. On l'applique ordinairement sur la partie supérieure du lancetier qui sert à la loger. Si la lancette, abandonnée à son propre poids, pénètre sans secousse, sans craquement, si son incision est douce et nette, on peut être assuré qu'elle est en bon état. Après la saignée, cet instrument ne doit être lavé qu'appliqué successivement sur chaque plaque de la châsse. Les mêmes précautions doivent être prises pour l'essuyer. Le fer est appliqué sur une des lames d'écaille, le chirurgien a le pouce et l'indicateur d'une main appuyés fortement sur le clou du talon ; un linge fin et doux, et très propre, est passé à la fois sur la lame de la châsse et sur le fer ; l'autre plaque du manche est également essuyée et mise en rapport avec la portion du fer qui est sèche. Les autres côtés sont essuyés de la même manière, puis la lancette est fermée. Sans ces minutieuses précautions sa pointe serait presque constamment brisée. Le chirurgien doit toujours laver et sécher lui-même cet instrument, et n'y laisser toucher par personne.

ARTICLE IV.

DE L'INCISION DES VEINES.

Nous avons vu que les préceptes donnés pour l'incision des veines remontaient à Anthyllus. Ils sont encore les mêmes. On a discuté si elle devait être transversale, oblique, ou longitudinale. L'incision transversale a l'inconvénient d'amener l'oblitération du vaisseau, d'exposer, plus qu'aucune autre, à la phlébite, d'être très douloureuse, puisque les filets nerveux sous-cutanés se trouvent divisés en plus grand nombre. La division oblique participe à quelques uns de ces inconvénients : elle est presque aussi douloureuse que la précédente. L'incision longitudinale, faite parallèlement à l'axe du membre, doit être généralement préférée. L'incision oblique a toutefois des avantages sur elle lorsque la veine est peu volumineuse et roulante. Autrement je préfère l'incision longitudinale, parce qu'elle est moins douloureuse, et que la division de la peau se cicatrise plus promptement, suppure moins souvent; parce que la veine elle-même se cicatrise plus vite, et que le sang rencontre ordinairement moins d'obstacles à sa sortie. Lorsque la veine n'est pas dans la même direction que la peau, je prends un moyen terme, et j'ai recours à l'incision oblique, dans le cas, par exemple, où une seule médiane réunit la basilique et la céphalique. La profondeur de l'incision doit varier suivant l'embonpoint des malades. On ne saurait donner à ce sujet des règles bien fixes. Chez les personnes très grasses une incision de plusieurs lignes de profondeur peut être nécessaire, tandis que chez certains sujets les veines sont situées sous une peau très mince. Dans ces cas-là on est exposé à piquer la veine de part en part. En thèse générale, le sentiment d'une résistance vaincue et la sortie de quelques gouttes de sang font connaître que le vaisseau est ouvert.

Dionis, Boyer, M. Lisfranc, recommandent bien de saigner au-dessous des cicatrices. Ce conseil doit être suivi autant que possible, mais il est des circonstances fréquentes où l'on peut s'en écarter. J'ai rencontré souvent des malades que je ne pouvais saigner que dans un point couvert de cicatrices. Je m'assurais alors si la veine n'était pas oblitérée, et, si le sang y circulait librement, je l'ouvrais sans hésiter. Je ne pense pas que la saignée faite sur des cicatrices dispose aux phlébites.

L'ouverture des veines se fait ordinairement en deux temps. Le premier a reçu le nom de ponction; le second celui d'élévation. Dans le premier temps on porte la lancette plus ou moins rapidement dans la veine; dans le second temps on la retire en agrandissant l'ouverture avec son tranchant supérieur. La ponction s'exécute ordinairement en plongeant perpendiculairement dans le vaisseau l'instrument que l'on tient entre l'index et le pouce. La saignée est faite alors avec rapidité. Lorsque l'incision est pratiquée suivant cette direction, il est rare que le parallélisme des ouvertures de la peau et de la veine se détruisent; mais lorsque le vaisseau est superficiel, surtout chez les sujets maigres, il faut bien se garder d'enfoncer ainsi sa lancette suivant cette direction et avec rapidité; le chirurgien doit la diriger obliquement, dans une direction presque horizontale. Il pénètre doucement dans la veine en labourant pour ainsi dire la peau. Si le vaisseau est volumineux, si l'instrument y a été introduit d'aplomb, le temps d'élévation est à peine utile lorsqu'on s'est servi d'une lancette un peu large; mais si l'incision est faite obliquement, l'élévation est nécessaire. Elle ne se fait pas en pressant sur la lame de la lancette ou en lui faisant exécuter un mouvement de bascule, mais bien en la portant en avant, de sorte que son action ait lieu en sciant. On a peu d'égards alors pour le précepte général qui veut que l'opérateur, ayant fixé la paume de sa main sur l'avant-bras du malade, ne dirige sa lancette qu'avec les phalanges du pouce et de l'index. Toute la main peut agir dans les cas difficiles, et il vaut mieux sacrifier à la sûreté de l'opération qu'à l'élégance. En général les incisions larges son préférables aux petites; elles donnent moins souvent lieu aux thrombus et aux saignées blanches. Lors-

qu'on se sert de lancettes à grain d'avoine , et
que le temps d'élévation est fait d'une manière
convenable , l'incision de la veine est à peu près
de la même étendue que celle de la peau , et
une ouverture d'une ligne et demie suffit ordinairement. Si le chirurgien se sert d'une lancette large , à grain d'orge , il ne doit pas oublier
que pour que la plaie de la veine ait cette dimension , il faut que celle de la peau soit d'environ trois lignes , deux fois plus grande. Quelques chirurgiens ont l'habitude de porter bien
vite le pouce qui maintenait la veine sur l'incision elle-même, à l'instant de la saignée, afin
d'empêcher le sang de jaillir trop vivement et
de tacher les assistants. Cette mesure peut nuire
quelquefois à l'écoulement du sang, et donner
lieu à une ecchymose ; elle est inutile si l'on a
pris les précautions de bien garantir le lit du
malade avec un drap plié en plusieurs doubles ,
d'écarter le bras de la poitrine , etc.

ARTICLE V.

DU SANG.

Le sang est ce liquide qui, porté par l'impulsion du cœur et le système artériel, vers tous

nos organes, les nourrit et entretient leur action. Après avoir été élaboré par les réseaux capillaires, il est ramené par les veines vers les poumons, organes dans lesquels il acquiert une nouvelle vitalité, et est bientôt dirigé de nouveau par le cœur vers tous les points où il doit porter la vie.

Le sang artériel est rouge-vermeil, d'une odeur forte, est plus chaud et plus pesant que le sang veineux, se coagule plus promptement et contient moins de sérum que celui-ci. Il s'échappe d'une artère coupée par un jet saccadé, et est alors rutilant, spumeux. Le sang veineux a une couleur rouge-brun qui l'a fait distinguer en sang noir, tandis que l'on a désigné le sang artériel sous le nom de sang rouge. Il est moins odorant, moins coagulable, moins chaud que le sang artériel, contient plus de sérum. Il s'échappe des veines par un jet continu. Il a une odeur fade, une saveur légèrement salée, une chaleur égale à celle du corps humain ; il est visqueux, coagulable, plus pesant que l'eau distillée. On a fait varier la quantité de sang d'un homme adulte de dix à trente livres. La quantité de sang veineux est beaucoup plus considérable que celle de sang artériel. Abandonné à l'air il se divise en deux parties, l'une, solide, est le caillot ou cruor ; elle se compose de fibrine et de matière colorante. La seconde, liquide, est le sérum, qui se compose d'eau, d'albumine et de différents sels. Le sang des femmes contient plus de sérum que celui des hommes ; celui des enfants est également plus aqueux que celui des vieillards ; le sang des lymphatiques l'est aussi plus que celui des tempéraments sanguins. Examiné au microscope, le sang paraît formé d'un liquide séreux contenant en suspension de petits globules rouges. Sa consistance varie beaucoup. Lorsqu'il s'écoule lentement de la veine, et que le caillot qui se forme dans le vase est considérable, on dit alors qu'il est riche. En général, dans la pléthore, dans les maladies inflammatoires, chez les sujets robustes, chez ceux qui font usage d'une alimentation succulente, et prennent peu d'exercice, le sang est épais. Dans certaines maladies telles que le choléra, l'épaississement du sang est un effet purement physique. Sa fluidité se remarque au contraire, dans l'anémie ; elle est le résultat d'une mauvaise alimentation, d'une nutrition vicieuse. Dans les hémorrhagies abondantes, le sang finit

par être séreux, et les personnes étrangères
à la médecine disent alors qu'il se tourne en
eau.

Il peut varier de couleur chez les sujets déli-
cats, anémiques, lymphatiques. Il est à la fois
pâle et séreux chez les personnes mélancoliques,
hypocondriaques, hémorroïdaires, ou atteintes de maladies de langueur, d'affections du
cœur. Dans le scorbut, le choléra, les asphyxies,
les fièvres graves, il est foncé ou noir. Lorsque
la circulation est rapide, comme dans les fièvres
inflammatoires, il est clair et vermeil. Dans
quelques cas on l'a trouvé d'une couleur analogue à celle du lait, ce qui peut être dû à la
présence d'un corps gras dans le sang, ou à un
excès d'albumine. Christison en a réuni nombre d'exemples. Dans l'ictère bilieux le sang
présente une couleur jaune, ainsi que dans
l'endurcissement du tissu cellulaire, et après
la morsure de certains serpents venimeux. Enfin, M. Andral l'a vu, dans la fièvre typhoïde,
devenir successivement rosé, lie-de-vin, gri-
sâtre, noir, etc. La saveur du sang varie beaucoup; il peut être salé, amer, acerbe, etc.
M. Barruel a trouvé qu'en le traitant par
l'acide sulfurique, il exhalait l'odeur propre

aux animaux dont il provenait. Sa chaleur varie également. Dans la cyanose on l'a vu tomber de trente-deux degrés à vingt et un degrés. Il ne présentait que vingt degrés chez quelques cholériques, chez des pleurétiques. Bellingeri a constaté qu'il possédait une électricité propre. Des substances étrangères, des miasmes délétères, peuvent par voie d'absorption s'introduire dans le sang, en altérer la composition chimique, et donner lieu aux affections les plus graves, contagieuses ou non contagieuses.

Le sérum est abondant dans les maladies asthéniques. Il prend la couleur des substances qui s'y trouvent mélangées. Il est jaunâtre dans l'ictère, et après l'ingestion de la rhubarbe. Il est de couleur citrine dans les affections inflammatoires, trouble et blanchâtre dans la péritonite puerpérale. On l'a rencontré laiteux, huileux, gélatineux. Le caillot est moins dense en été qu'en hiver. Selon Lobstein, dans les fièvres inflammatoires il se couvre d'une écume à petites bulles persistantes. Si ces bulles tiennent à une cause extérieure, elles sont grosses et se dissipent promptement. Les vacuoles qui se forment dans le caillot indiquent un haut degré de coagulabilité. Il est mou, diffluent,

noirâtre dans les affections typhoïdes, le scorbut. Il se putréfie moins vite chez les enfants
que chez les vieillards. Il se décompose rapidement dans les maladies de mauvais caractère.
La surface du caillot rougit promptement à l'air,
ce qui ne s'observe pas dans le choléra.

La couche d'un aspect variable, et d'une
consistance épaisse d'une à plusieurs lignes,
que l'on remarque à la surface du caillot, et
que l'on a nommée couenne inflammatoire,
provient de ce que ce caillot s'est dépouillé de
sa matière colorante à sa superficie. La forme
et l'épaisseur de cette couenne peuvent être
modifiées par la grandeur de l'incision faite à
la veine, la manière dont le sang coule, la
forme et la température du vase, etc. Néanmoins elle est un signe caractéristique dans certaines maladies. On la voit dans la pléthore, la
grossesse, l'inflammation des parenchymes,
des séreuses, et surtout des articulations, dans
les fièvres intermittentes, la fièvre jaune, le
principe des hémorrhagies et des hydropisies
actives, le scorbut inflammatoire, la syphilis,
l'hydrophobie, etc. Dans les inflammations in-
tenses elle est épaisse, dense, opaque, d'un
blanc jaunâtre, lisse ou rugueuse, concave et

à bords relevés. Cette couenne inflammatoire n'est pas une indication précise d'une nouvelle saignée ; elle ne se présente pas constamment dans les maladies aiguës, et chez un malade épuisé par de nombreuses évacuations sanguines, la dernière peut encore présenter les mêmes caractères. Dans les maladies asthéniques, ou elle n'existe pas, ou elle est mince, molle, gélatineuse, verdâtre ou noirâtre.

CHAPITRE III.

DE L'ARTÉRIOTOMIE (1).

ARTICLE PREMIER.

Le nom d'artériotomie a été donné à la section des artères; en général on désigne ainsi la saignée que l'on pratique sur ces vaisseaux sanguins. L'usage de cette opération remonte à la plus haute antiquité; elle était connue avant Galien, avant Celse. Plusieurs auteurs la font remonter à Hippocrate. M. Double (2) pense que l'on doit l'attribuer à Arétée de Cappadoce (3), mais il est probable qu'elle fut tentée pour la première fois par les médecins alexandrins (4). Elle compta de nombreux partisans. Amb. Paré la pratiqua avec succès en France. En Italie elle fut préconisée par Panarole (5);

(1) Αρτηρια, artère; τεμνειν, couper.
(2) Journal de Sédillot, t. 18 , pag. 369.
(3) Aret. de cur. diut. affect. , lib. 1, cap. 2 — 3.
(4) V. Marc. Aurel. Severin. medic. effic. , lib. 1, part. 1, cap. 11. — Stoll, rat. medendi. Vendob. , 1780.
(5) Pentecost. 1, obs. 29, p. 55

à Naples, par Séverin ; à Padoue, par Lazaro-
nius (1). En Angleterre, elle fut recommandée
par Harvey (2), dans le Danemarck par Mothius (3), en Hollande par van Meekren (4).
En Allemagne, Wurtius (5), Gessner (6),
Schmidt (7), y eurent fréquemment recours.
Mais cette opération eut aussi beaucoup de détracteurs, et, de nos jours, elle est rarement employée. Une saignée de l'artère temporale qui
me fut faite en 1827, pour une ophthalmie très
grave, ayant eu un succès complet lorsque
déjà tous les autres moyens avaient échoué,
je dus en sentir toute l'importance, et depuis
cette époque j'en ai fait un grand nombre.

Je vais m'occuper dans cet article de la partie purement chirurgicale de l'artériotomie. Je
l'examinerai ensuite sous ses points de vue thérapeutiques. Il me sera facile peut-être de dé-

(1) Fr. Laz. Rhodi analect. in septil.
(2) Harvæus. exercit. anat. 2., p. 101.
(3) Paulus Mothius ex relatione Bartholini anat. reform. 1. 2,
de arteriis, p. 441.
(4) Joh. van Meekren, cap. 3, p. 163.
(5) Felix Wurzius annex. chirurgiæ, lib. de morbis puero-
rum, p. m. 703.
(6) Conrad Gessner, l. 3 epist., pag. 96,
(7) Joseph Schmidt speculum chirurg., l. 3 p. m. 311.

montrer que cette opération est injustement tombée en désuétude, et qu'il est une foule de cas où nulle évacuation sanguine ne saurait la remplacer.

A. Pour faire la saignée des artères temporales, les Égyptiens se servirent d'une lancette (1). Au sixième siècle de l'ère chrétienne, Aétius saignait au front et aux tempes également avec une lancette (2). Vidus Vidius employa un scalpel acéré des deux côtés (3). Paré eut un phlébotome particulier qui fut oublié après lui (4). Heister préféra un scalpel, parce que, disait-il, la pointe d'une lancette peut s'émousser sur le tissu des artères, beaucoup plus dense que celui des veines. J'ai vu M. Larrey se servir d'une forte lancette qui lui sert également à ouvrir des abcès. Un bistouri convexe sur le tranchant est l'instrument que les chirurgiens emploient ordinairement. Je me sers d'un bistouri, mais à lame courte, étroite et pointue.

B. Les anciens conseillaient de placer la tête du

(1) Prosp. Alpin. de med. ægypt. lib. ii, cap. xii.
(2) L. 2. serm. 3, cap. 91.
(3) Nottinger (Sam. Fred.) de arter. argentorati, 1747.
(4) Oper. tract. de mult. alliis affect., cap. iv. p, m. 664.

malade sur un plan inférieur à celui du reste du corps, afin de faire descendre le sang vers cette partie. Dionis faisait tenir la tête dans une position oblique. Le malade, dit-on dans un ouvrage moderne, sera couché, ou, mieux, assis sur une chaise basse, la tête renversée de côté, et fixée sur la poitrine d'un aide. D'abord il est nuisible à un malade qui est atteint d'une congestion cérébrale d'avoir la tête renversée. En second lieu, on ne peut tenir assis sur une chaise, dans la majorité des cas, un malade dont l'état exige une saignée artérielle, temporale ou auriculaire. Le malade sera donc dans la position la plus convenable, et pour lui, et pour l'opérateur, lorsqu'il sera couché, la tête un peu élevée sur un oreiller, et solidement maintenue par la main d'un aide.

C. Je ne sais pourquoi Barbette et Solingen plaçaient une ligature aux aisselles, ni pourquoi Séverin et Etmuller en plaçaient une au cou (1). Dionis a conseillé d'établir une compression au sommet des artères que l'on incise. Cette compression, faite par les doigts de l'opérateur, et mieux par ceux d'un aide, maintient l'artère, à la vérité, dans une position fixe, et l'empêche

(1) V. Nic. Graffar de arteriotomiâ.

d'échapper au tranchant de l'instrument, mais elle a le grand inconvénient de déprimer l'artère et de l'appliquer immédiatement sur la lame profonde de l'aponévrose temporale.

D. Doit-on relever les cheveux autour de la tête à l'aide d'une bande? doit-on raser les parties sur lesquelles on opère? C'est chose indispensable pour la saignée auriculaire, mais inutile pour la temporale, dans la plupart des cas.

E. Après la saignée, comment arrêtera-t-on le sang? Lavera-t-on la plaie avec des spiritueux? la couvrira-t-on d'un mastic ou d'un emplâtre? aura-t-on recours à des poudres astringentes, puis à l'emploi d'un corps dur comprimé sur l'incision par le bandage solaire ou nœud d'emballeur? Il serait fastidieux de répéter ici ce que divers chirurgiens ont écrit autrefois sur l'artériotomie. Ce ne sera donc qu'en décrivant les procédés modernes que je dirai quelques mots de ceux auxquels les anciens ont eu recours. Pour bien apprécier cette opération, il est nécessaire de connaître exactement l'anatomie des régions temporale et auriculaire. Nous allons examiner rapidement leurs rapports les plus importants.

ARTICLE II.

RÉGION TEMPORALE.

La base de la région temporale est formée par l'arcade zigomatique, qui s'étend du conduit auriculaire jusqu'à l'apophyse orbitaire externe du frontal. Au-dessous de la peau de cette région se trouve un tissu cellulo-graisseux, dans lequel sont les vaisseaux et nerfs superficiels. Le muscle auriculaire supérieur et l'aponévrose superficielle forment la troisième couche. Vient ensuite un tissu cellulaire très lâche, qui la sépare de la quatrième couche, constituée par l'aponévrose temporale. C'est entre cette aponévrose et le *fascia superficialis*, dans un intervalle triangulaire, que se trouve l'artère temporale moyenne, entourée d'un tissu adipeux plus ou moins abondant. Remarquons que cet espace triangulaire est beaucoup plus marqué lorsque, pendant la vie, l'artère soulève la feuille aponévrotique qui la recouvre, tandis qu'après la mort le vaisseau nous paraît accolé à l'aponévrose d'insertion du muscle temporal. Cette artère se divise en branche antérieure et en branche postérieure, à environ quinze lignes du

milieu de l'arcade zigomatique, et à deux pouces huit à dix lignes du conduit auriculaire.
Avant la division, elle constitue pour l'artério-
tomiste l'artère temporale proprement dite. La
veine qui se trouve sur l'artère jusqu'à la racine
du zigoma l'entre-croise un peu au-dessous de
cette apophyse, en se divisant en deux branches, dont l'une vient à la partie antérieure de
l'oreille, dans l'espace déjà décrit, tandis que
l'autre, antérieure, passe sous la lame profonde
de l'aponévrose temporale, et l'on suit les radicules dans les fibres musculaires. La cinquième
couche est formée par la lame épaisse de l'aponévrose, à laquelle adhère le muscle temporal.
Il est à noter qu'à un pouce environ de la partie
antérieure de l'oreille, les fibres de ce muscle
sont un peu obliques de haut en bas et d'avant
en arrière. Les artères de cette couche profonde
viennent de la maxillaire interne, s'anastomosent entre elles ainsi qu'avec les orbitaires. La
temporale postérieure a des rapports directs
avec l'ophthalmique; des rameaux de la profonde antérieure s'engagent dans l'orbite par
les trous de l'os malaire. Ces diverses anastomoses établissent une liaison intime entre les
systèmes artériels temporal et oculaire. L'artère

temporale se ramifie, en outre, avec l'auriculaire postérieure, fournit les auriculaires antérieures, les temporales postérieures qui se joignent à l'occipitale, ce qui établit des communications directes entre les vaisseaux des régions temporales auriculaires et ceux qui pénètrent dans l'encéphale. Les nerfs, assez nombreux à la couche superficielle, sont fournis principalement par le facial et le filet auriculaire du maxillaire inférieur.

De l'examen des rapports anatomiques précédents nous pouvons déduire les conséquences chirurgicales suivantes :

1° Il est possible de couper l'artère temporale sans atteindre la lame musculaire de l'aponévrose.

2° Incisée loin de l'apophyse zigomatique, et même au lieu de sa division, elle peut donner une grande quantité de sang.

3° La disposition du tissu adipeux qui l'environne ne saurait s'opposer à ce qu'elle donnât du sang, même après une rétraction assez notable.

4° On n'a point à s'inquiéter des veines qui l'avoisinent, et peu importe que ces veines soient divisées.

5° La division des fibres musculaires au lieu d'élection de la saignée temporale est telle qu'on peut inciser l'aponévrose sans que ces fibres soient coupées transversalement.

6° Les anastomoses artérielles rendent cette saignée déplétive à la fois pour les vaisseaux oculaires et auriculaires, et pour tout le système sanguin cérébral.

Dans le sillon qui sépare les régions mastoï-dienne et occipitale se trouvent des vaisseaux artériels et veineux, que l'on peut facilement ouvrir dans les cas où un prompt dégorgement des artères et des veines qui se rendent soit aux régions auriculaires, soit à l'encéphale, est jugé nécessaire. C'était particulièrement dans l'otite que la saignée de l'artère auriculaire était con-seillée ; il me paraît démontré que celle de la temporale est plus facile sous beaucoup de rap-ports ; que dans les maladies de l'oreille son effet est le même, et que, conséquemment, elle doit être préférée. Néanmoins j'indiquerai som-mairement la position des vaisseaux sanguins de la région mastoïdienne.

Région mastoïdo-auriculaire.

Au-dessous de la peau, nous avons un tissu cellulaire lâche, une aponévrose sous-jacente, les muscles auriculaires postérieur et occipital, les fibres d'insertion des sterno-mastoïdien, splénius, petit complexus, le trou mastoïdien, etc. Dans le sillon que forme le pavillon de l'oreille avec la région mastoïdienne se trouvent les vaisseaux et nerfs antérieurs de cette région. En arrière, à onze lignes environ de ce sillon, à dix-sept lignes de la base de l'apophyse mastoïde, immédiatement au-dessus de l'insertion des fibres du sterno-mastoïdien, et au-dessous des fibres musculaires de l'occipito-frontal, il existe un intervalle d'environ cinq lignes; c'est là que les vaisseaux sont le plus sous-cutanés et le moins entourés de tissu cellulaire.

L'enfoncement que l'on sent derrière l'apophyse mastoïde correspond à cet intervalle. Le rameau artériel qui sera coupé par une incision transversale n'appartiendra pas toujours à l'artère auriculaire; il sera souvent fourni par l'occipitale; mais comme il se dirigera toujours de bas en haut, qu'il vienne de l'une ou de l'autre artère, il sera toujours compris dans l'incision. La veine émissaire mastoïdienne pourra aussi être coupée en même temps que le rameau artériel, ce qui donnera lieu encore à une évacuation sanguine plus prompte.

ARTICLE III.

DES PROCÉDÉS EMPLOYÉS POUR LA SAIGNÉE DE L'ARTÈRE TEMPORALE.

M. A. Séverin en avait deux. Dans l'un il coupait l'artère transversalement par une incision. Dans le second, il ne piquait les artères que suivant leur longueur comme les veines. Dionis recommande de faire tenir la tête dans une position oblique, d'exercer une compression sur le sommet des artères, de laver à l'eau chaude le lieu d'élection, de choisir le rameau artériel le plus fort, de relever les cheveux par un tour de bande, puis de faire une incision ; enfin d'employer pour arrêter le sang, de l'alcool ou du mastic, un emplâtre ou une poudre astringente ; de maintenir un corps dur sur l'incision par un bandage, etc. Paul d'Ægine est le premier qui ait donné quelques détails sur le procédé opératoire (1). Il faisait la section de l'artère et cautérisait ensuite la plaie, ou bien il excisait le vaisseau. D'après Peyrilhe ce serait Anthyllus (2). Mariabetus, célèbre médecin de Boulogne, incisait l'artère avec un fer rouge. Aujourd'hui, le procédé qui paraît le plus généralement adopté consiste dans une forte incision transversale qui pénètre(3) jusqu'à l'artère et au delà. Enfin on a conseillé de faire un pli transversal à la peau, d'inciser ce pli suivant la direction de l'artère, de la découvrir, puis de l'ouvrir longitudinalement avec une lancette (4). Il est inutile de démontrer combien ce procédé est long et vicieux. Qu'il me suffise de dire que chez les cadavres de deux malades que l'on avait opérés ainsi, je trouvai l'artère temporale coupée en travers. Le premier procédé est fort douloureux et expose à ne pas ouvrir l'artère du premier coup de bistouri ou à couper en travers jusques sur l'os, les fibres du muscle temporal. Je n'ai vu dans aucun ouvrage l'artériotomie décrite avec les détails nécessaires. Je laisse à juger

(1) De re medicâ, lib. 1, cap. 12. — Lib. 6, cap. 4.
(2) Hist., pag. 524
(5) Malgaigne, Traité de médecine opératoire. 1857.
(4) Dictionnaire des sciences médicales, t. 49, pag. 350.

si le procédé auquel j'ai recours est le plus convenable.

ARTICLE IV.

Le malade est couché. Sa tête, légèrement élevée et placée sur la région temporale opposée
à celle que l'on va inciser, est maintenue sur un
oreiller par un aide. Cet oreiller a été garni d'une
forte alèze. J'ai fait préparer un vase pour recevoir le sang, un morceau de carton ou des cartes
à jouer pour servir de gouttières dans le cas où
le sang s'écoulerait en nappe ; des éponges, de
l'eau tiède, des compresses graduées, une
bande, etc. ; un petit bistouri à lame étroite,
pointue et courte, une petite aiguille courbe enfilée d'un fil ciré, des pinces, des ciseaux, sont
les seuls instruments qu'exige l'opération. Je
rase les cheveux de la région temporale s'ils sont
épais, ou si j'éprouve quelque difficulté à reconnaître la disposition de l'artère. Le plus ordinairement je les coupe avec des ciseaux. Si le
malade peut me comprendre, je lui recommande de serrer fortement les mâchoires l'une
contre l'autre. La contraction du muscle temporal rend alors l'artère temporale plus superficielle. Je m'assure avec les doigts de la position

de ce vaisseau, et j'ai cru remarquer qu'il était plus facile de la bien déterminer, lorsqu'on ne cherchait à voir ses battements qu'après s'en être assuré par le toucher. Après avoir ainsi reconnu le point où l'artère bat le plus fortement, je détermine l'étendue et la direction que mon incision devra avoir. Si je voulais le marquer, je le ferais avec de l'encre et non avec l'ongle qui donne au malade une sensation désagréable, et ne laisse qu'une trace infidèle. Toute marque est inutile pour le chirurgien qui a l'habitude de l'artériotomie. Le point où l'artère temporale doit être ouverte est situé à une quinzaine de lignes en avant du trou auriculaire, et à huit ou dix lignes de l'arcade zigomatique. J'ouvre de préférence la temporale gauche parceque la position sur le côté droit fatigue moins le malade, et qu'après la saignée il lui est plus facile de reposer.

Je place le doigt médius gauche en dehors de l'artère, deux ou trois lignes au-dessus du lieu que je veux inciser. L'index de la même main me sert, si cela est nécesaire, à m'assurer de nouveau et de sa position et de ses battements. Je saisis alors mon bistouri dans la deuxième position, ou plutôt je le tiens comme une lancette, à deux ou trois lignes du doigt qui maintient l'artère et à une ligne au-dessous d'elle ; par un mouvement de ponction, je porte la pointe du bistouri jusque sur la lame profonde de l'aponévrose temporale ; dans un second temps sa pointe est portée sous l'artère, obliquement d'avant en arrière et de bas en haut. Enfin dans un troisième temps, temps d'élévation, je coupe l'artère en travers, et divise à la fois les téguments.

Si le doigt médius était appliqué immédiatement sur le vaisseau, il tendrait à l'enfoncer dans les tissus sous-tégumentaires, tandis que placé au-dessus et en dehors de son trajet, il s'oppose à ce qu'il puisse dévier en dehors pendant l'incision, et a peut-être aussi pour résultat la dépression de l'aponévrose temporale profonde. Si je veux ouvrir la temporale droite, je me sers de la main gauche pour faire l'incision, ou, plaçant un doigt au-dessous du point que j'inciserai au lieu de le placer au-dessus, je puis me servir de la main droite.

Dans tous les cas, l'incision pourrait n'avoir que trois ou quatre lignes, mais il ne faut jamais craindre de la faire grande. Si l'artère ne paraît pas superficielle, on doit faire une ponc-

tion profonde, même de plusieurs lignes, car
la section de l'aponévrose ne saurait avoir de
grands inconvénients. L'incision commençant
au-dessous du trajet artériel se dirige ensuite
obliquement vers le cuir chevelu, de bas en
haut, comme je l'ai déjà dit; elle peut se diviser en trois temps : 1° ponction, 2° deuxième
temps dans lequel le bistouri va passer sous
l'artère, 3° élévation et incision. Ces trois temps
se confondent en un seul, qui est aussi rapide
que la saignée d'une veine du bras.

Lorsque l'artère a été ouverte, le malade
tourne sa tête, et la laisse appuyée sur l'occiput.
Un bourdonnet de charpie est placé dans l'o-
reille, afin d'empêcher le sang d'y entrer. Ce
liquide est reçu dans un vase, et des mouvements de mastication sont recommandés pour
en faciliter la sortie. S'il sort en nappe, et non
par jet saccadé, il faut le diriger dans le vase à
l'aide d'une carte pliée en gouttière, placée au-
dessous de l'incision. On pourrait se servir d'une
gouttière en cuir ou en fer-blanc. Lorsqu'un
caillot volumineux empêche le sang de couler,
il faut enlever ce caillot avec une éponge imbibée d'eau tiède ou avec le doigt.

Lorsque la saignée est jugée suffisante, je

place un doigt sur l'incision, et lave la région temporale, qui est ordinairement couverte de sang. Je réunis la plaie avec une ou deux petites bandelettes agglutinatives. Une petite compresse carrée, épaisse d'environ quatre lignes, est mise sur elle, et maintenue assez solidement par quelques tours de bande. Cette légère compression suffit ordinairement pour fermer la saignée. Je n'emploie jamais le nœud d'emballeur, dont la permanence devient un véritable supplice. Si le simple bandage que je viens d'indiquer, bandage que je laisse appliqué pendant plusieurs jours, ne suffit pas ; si j'ai à craindre que le malade l'enlève, ou qu'il tombe pendant un transport sur un brancard, je fais deux points de suture avec une aiguille courbe. Comme l'incision est oblique, ces deux points de suture se trouvent comprendre les extrémités de l'artère. Dans tous les cas, elles empêchent le sang de couler. Lorsque les malades ont été assez dociles, j'ai pu faire la ligature ou la torsion des bouts artériels.

CHAPITRE IV.

DE L'ARTÉRIOTOMIE CONSIDÉRÉE DANS SES EFFETS

MÉDICAUX.

ARTICLE PREMIER.

Dès son origine, l'artériotomie eut des détracteurs. Érasistrate la combattit parce qu'il
pensait que les esprits vitaux s'échappaient avec
le sang artériel; et, plus tard, Galien crut devoir prendre la peine de réfuter cette erreur.
Vint ensuite Gaspard Taliacotius, qui s'éleva
avec force contre cette opération, pleine, disait-
il, de dangers et de cruauté (1). Roffincius dit
avoir vu en Italie plusieurs personnes mourir à
la suite d'anévrismes qui en avaient été le résultat (2). Peccetus (3) et Philotus Elianus ont écrit
contre cette opération (4). Il n'est pas étonnant
d'ailleurs que l'on ait blâmé autrefois la saignée

(1) Vide Nic. Graffar, de arteriot., in-4°, Ienæ, 1705.
(2) Graffar, idem.
(3) Chirurg., tom. 1, lib. vi.
(4) De morb. capitis tract. 15, cap. 10.

artérielle, à cause de l'abus qu'on en faisait. N'avait-on pas conseillé de la pratiquer sur presque tous les points du corps? Une semblable méthode devait souvent être mortelle dans un temps où l'on ne savait pas se rendre maître des hémorrhagies. Les Égyptiens (1) coupaient parfois, dans les affections des viscères, les arcades palmaires superficielles et profondes. Depuis long-temps on a reconnu que les saignées des artères temporales et auriculaires étaient les seules rationnelles.

Les maladies contre lesquelles on employa l'artériotomie sont nombreuses, et beaucoup d'auteurs disent en avoir obtenu de grands succès. Paul d'Ægine (2), Séverin, Heister, ont guéri des céphalées opiniâtres en ouvrant une artère temporale. Beker (3) et Heister ont réussi en l'employant dans l'hémicranie idiopathique. Barbette (4) et Botal (5) ont recommandé la section d'une artère auriculaire dans l'otalgie. Le premier exemple de cette opération se trouve

(1) Vide Prosp. Alpin.
(2) Pauli Ægineti op., lib. vi, cap. 5.
(3) Nicol. Guillelm. Beker, obs. 72. Ephem. germ.
(4) Barbette, Chirurg., lib. iii, cap. ix.
(5) Botall., lib. de curat. per. S. M., cap. 41.

dans Arétée. Séverin, Barbette, Heister et autres, ont vanté, contre l'épilepsie, la sai gnée des temporales. Elle a eu de grands succès dans l'apoplexie, suivant Donatus (1), Catherwood (2); d'après Paul d'Ægine, Heister, Forestus (3), Fontanus (4), Amb. Paré (5), Van-Swieten (6), Baillou (7), dans la maladie que ces auteurs nommaient vertige, frénésie. Séverin, Heister, Barbette, Guillemeau (8), Larrey (9), l'ont faite avec succès dans des cas d'ophthalmies graves. Galien (10) y a eu recours dans l'hépatite; Séverin, Barbette, Alibert (11), dans la manie, dans la démence. Je pourrai citer encore plusieurs auteurs modernes à la fin de mes observations particulières.

(1) Donatus, Hist. med. mirab., lib. ii, cap. 2.
(2) Catherwood, A new method of curing the apoplexy.
(3) Forestus Observ., lib. ix, obs. 15.
(4) Fontanus Medic. pratic., lib, i, cap. 16.
(5) Ambr. Paræi op., lib. de peste, cap. 26.
(6) Van Swieten, Comment. ¡ad Aph. Bœrhaavii, tom. ii, § 781.
(7) Lib. 1er des épid. et éph.
(8) Guillemeau, Chirurg., lib. vi.
(9) Larrey, Mémoires de chirurgie militaire.
(10) Galen. Therapeut., lib. xiv, cap. x.
(11) Alibert, Therap., tom. i, pag. 70.

ARTICLE II.

La formation d'une petite tumeur anévris-
male est le seul accident que l'artériotomie puisse
nous faire redouter. Je ne l'ai cependant pas
remarquée une seule fois chez les malades que
j'ai saignés. J'en ai vu un seul cas à Bourbonne-
les-Bains, chez un militaire très maigre. La compression la fit disparaître au bout d'une quinzaine de jours. Sam. Cooper dit avoir rencontré
quelquefois cet anévrisme (1). M. J. Cloquet
en a vu deux chez un malade auquel Béclard
avait ouvert une artère temporale en deux endroits (2). M. Larrey a vu souvent un anévrisme
enkisté qui disparaît par une compression iso-
lée. Il craint aussi la lésion imparfaite des filets
du nerf facial, lésion qui pourrait être suivie
de névralgie (3). L'idée d'un futur anévrisme
temporal, ou de cette névralgie dont on ne cite
aucun exemple, ne doit donc pas empêcher de
recourir aux saignées temporales lorsqu'elles
paraissent nécessaires. Les bons effets de l'arté-

(1) Dictionary of surgery.
(2) Dictionnaire de médecine, deuxième édition.
(3) Clinique des hôpitaux, etc., tom. 1, p. 559.

riotomie (1) sont, en effet, instantanés. Le malade qui souffrira de l'ophthalmie la plus violente, sentira ses douleurs se calmer à mesure que le sang coulera, et bientôt il pourra ouvrir les yeux (2). Cet effet subit se conçoit. Pendant que le rameau temporal nous donne du sang, tous les ramuscules qui se rendent dans l'orbite cessent d'en fournir. Il y a un temps d'arrêt pendant lequel les vaisseaux artériels et surtout veineux des régions oculaires doivent être pour ainsi dire privés de sang. La saignée artérielle est donc ici le meilleur déprimant direct (3). J'ai pris l'ophthalmie pour exemple; ce que j'en dis peut s'appliquer à toutes les affections qui dépendent d'une congestion sanguine du cerveau (4).

(1) Vogel (R. A.), Epistola de sectionis arteriæ temporalis subitaneo effectu. Gottingue, 1783, in-8.

(2) Butler (W.), An improved method of opening the temporal artery, etc., with cases and observations tending to illustrate the good effects of arteriotomy in various diseases of the head. London, 1783.

(3) Bégin, Thérap., t. I, p. 433. — Boisseau, Pyrétologie physiol., p. 320.

(4) Butler, Diss. medica et chirurg. de art. Edimbourg, 1761, in-8

ARTICLE III.

La cause de l'oubli dans lequel l'artériotomie est tombée me paraît due au peu d'habitude que les médecins ont de la faire, et à la crainte mal fondée d'accidents dont on cite à peine deux ou trois cas. D'un autre côté, ses effets n'ont pas été bien appréciés, et le docteur Andral père m'en a donné la meilleure raison, c'est que cette petite opération n'est pratiquée ordinairement que dans des cas désespérés ; lorsqu'elle est faite en temps opportun, ses succès sont presque constants (1). Personne ne pouvait mieux la juger que des hommes qui ont passé la plus grande partie de leur vie sur les champs de bataille et dans les hôpitaux militaires. M. Larrey y a consacré un article dans sa Clinique. M. Gama (2) s'exprime ainsi dans son traitement de l'encéphalite traumatique : « On doit surtout, lorsque le cas est pressant, ouvrir

(1) Lorry (Anna Car.) Præs. Sylv. Aut. Lemoine, an arteriomia aliquando instituenda? aff. Paris. 1748. — Kane, On the mode of performing arteriotomy. In the Edimburgh med. and surg. Journ. 1818, t. xiv, p. 540.

(2) Gama, Plaies de tête. 1830, pag. 427. — Gigault, Journal de Sédillot, tom. 18, p. 275.

l'artère temporale, dont la saignée trop négligée produit cependant des effets presque merveilleux. » Les observations que je cite me semblent démontrer que, dans certains cas, nulle saignée ne saurait remplacer celle des artères temporales ou auriculaires. Cependant, si elles prouvent que l'on a tort de laisser dans l'oubli cette opération parfois si salutaire, elles semblent prouver aussi qu'on l'a appliquée autrefois à un trop grand nombre de maladies. Ces mêmes observations me permettront, sans doute, de préciser les cas dans lesquels l'artériotomie est indiquée.

ARTICLE IV.

PREMIÈRE OBSERVATION. — *Plaie de tête. Commotion cérébrale.*

Le 23 avril 1835, vers sept heures du soir, je suis appelé à donner des soins au fils de M. Jéanin, rue du Faubourg-Saint-Honoré, n° 71. Cet enfant, âgé de cinq ans, avait été renversé par un cabriolet, et présentait l'état suivant : Une tumeur sanguine volumineuse vis-à-vis de la bosse frontale du côté droit; une énorme tuméfaction de la paupière droite, d'aspect livide; une dépression considérable de la tempe droite avec plaie contuse; écoulement de sang par l'oreille droite et par les narines; vomissements d'aliments mêlés de beaucoup de sang; pouls faible et très fréquent; chaleur à la tête. Les renseignements que l'on me donne me portent à croire qu'un cheval a frappé du pied la tempe droite de l'enfant, et qu'une roue de cabriolet est venue ensuite heurter contre sa tête. J'ouvre sur-le-champ l'artère temporale, et retire huit onces de sang. Le pouls donne 150 pulsations par minute; la respiration, qui était lente et suspirieuse, devient plus naturelle; l'enfant, qui jusque là n'a donné aucun signe de connaissance, parle, et semble bientôt devoir s'endormir.

Le 24, la tête est chaude, douloureuse; le pouls donne 144 pulsations; les vomissements sanguinolents continuent. Seize sangsues sont mises aux tempes dans la journée. Je prescris en outre de l'eau gommée, un demi-lavement huileux, des embrocations chaudes sur les jambes.

Le 25, pouls fréquent, chaleur, agitation; plus de vomissements, langue très blanche; trois sangsues sont appliquées à chaque tempe. Le blessé dort pendant plusieurs heures.

Le 26, l'état a peu varié; une forte douleur s'est manifestée à l'oreille droite; j'appelle en consultation M. Andral père; nous prescrivons une nouvelle application de sangsues et deux grains de calomel.

Le 27, le malade a dormi; le pouls donne 130 pulsations; il y a eu une selle copieuse; la douleur de l'oreille continue; je prescris trois grains de calomel.

Le 27, il s'écoule de l'oreille du pus mêlé d'un peu de sang; plus de douleur; l'enfant a bien dormi; il joue sur son lit et demande des aliments. Les mêmes accidents sont survenus à l'oreille gauche. L'œil droit reprend ses fonctions, mais la paupière gauche ne se meut que difficilement, et la pupille, largement dilatée, reste immobile. De petits vésicatoires volants ont été mis derrière les oreilles; un autre est entretenu à un bras. Aujourd'hui tous les accidents ont disparu, et il ne reste qu'une légère dépression de la tempe droite.

La nature des blessures de cet enfant pouvait faire craindre une mort immédiate : le cerveau avait été fortement comprimé, et quelque épanchement devait être le résultat de cette com-

pression. Les vomissements de sang, l'hémorrhagie par l'oreille et les fosses nasales, semblaient annoncer quelque fracture, quelque
rupture vers la base du crâne. Si ces derniers
accidents n'existaient pas, nous avions toujours
à redouter une encéphalite mortelle. Qu'aurait
produit une saignée du bras? peu de sang, car
les veines étaient à peine apparentes, le petit
blessé était sans mouvement, l'artère radiale
battait à peine, toute la vitalité était concentrée
vers la tête. La saignée d'une jugulaire était im-
praticable; tandis que des sangsues auraient
cherché à piquer, le malade pouvait mourir. Il
fallait un secours prompt, énergique. Je ne ba-
lance pas à croire que c'est la saignée artérielle
qui a rappelé cet enfant à la vie, et a le plus
contribué ensuite à prévenir des accidents funestes. Ce qui s'est passé vers l'œil gauche est
entièrement en faveur de l'entre-croisement des
nerfs. J'ai dû faire la saignée au côté droit, parce
qu'il était évident que les lobes droits du cerveau avaient été directement affectés.

DEUXIÈME OBSERVATION.

Le 9 mai 1832, M. Keane, jeune ministre an-
glican, monte un cheval vicieux, et va se pro-

mener au bois de Boulogne. Arrivé en face de
l'avenue de Marigny, ce cheval le renverse et
l'atteint d'un coup de pied à la région occipitale. M. Keane est rapporté sans mouvement à
la maison dite de Briques. Mon honorable confrère, le docteur Guiard, s'empresse de lui faire
une saignée du bras. Bientôt le pouls battait vivement, et une forte réaction vitale s'opérait;
mais de rares inspirations annonçaient qu'elle
ne serait que de courte durée. Appelé auprès
du blessé par M. le colonel de Marmier, qui
avait vu l'accident, j'ouvre une artère temporale en désespoir de cause. Le sang jaillit avec
force; quelques mouvements ont lieu; la respiration revient, le pouls est plus régulier; nous
avons encore quelque lueur d'espérance. Le
blessé est transporté à sa demeure, rue de la
Paix, n° 24; le professeur Dupuytren déclare
que le blessé ne passera pas la journée. Deux
couronnes de trépan furent appliquées pour
relever les portions d'os enfoncé. La substance
cérébrale était presque réduite en bouillie, et
la vie de M. Keane s'éteignit entièrement vers
neuf heures du soir, sans qu'il eût proféré une
parole.

Quoique le sujet de cette observation soit mort, il concourt néanmoins à démontrer l'excellent résultat de l'artériotomie. Si l'état dans lequel se trouvait le blessé eût tenu à un épanchement, soit dans la substance cérébrale, soit entre la dure-mère et l'arachnoïde, nous aurions pu le sauver. Il en eût été de même si les accidents eussent tenu à la compression produite par l'enfoncement de l'occipital. Dans les plaies de tête graves, je me hâterai donc d'ouvrir une artère temporale, déterminé à cette opération par l'autorité de Dupuytren. « C'était, disait-il, cette saignée qui avait prolongé la vie du blessé. Elle l'aurait sauvé, si la commotion n'eût pas entièrement détruit les dispositions moléculaires du cerveau.» Le succès que j'ai obtenu dans le cas suivant confirme cette opinion.

TROISIÈME OBSERVATION. — *Commotion cérébrale. État apoplectique.*

Je fus appelé au bazar de voitures, avenue de Neuilly, le 31 août 1832, afin de donner des soins à un domestique qui venait d'être renversé d'un tilburi. Le cheval avait pris le mors aux dents, une grosse pierre s'était trouvée sous une roue, et maître et domestique avaient été lancés à plusieurs pieds de leurs siéges. Le premier n'avait été blessé que légèrement ; le domestique, tombé sur la tête, avait été laissé pour mort. Lorsque j'arrivai au bazar, il était étendu sous un hangard depuis une demi-heure, et n'avait fait aucun mouvement. Le pouls était fort, les mâchoires étaient serrées, le visage était bleuâtre, et un peu d'écume s'échappait de la bouche. J'ouvris aussitôt l'artère temporale gauche. Le sang coulait en nappe depuis dix minutes lorsque le blessé fit des mouvements. Bientôt il nous parla. Je réunis l'incision par un point de suture ; nous fîmes venir un fiacre dans lequel il put monter seul pour se rendre à sa demeure, rue de Richelieu, n° 111.

Il était bien évident que ce blessé avait éprouvé une violente commotion du cerveau. Il s'opérait une forte réaction vitale, sous l'influence de laquelle se trouvaient nécessairement les organes de la circulation. Devais-je attendre pour faire une saignée que cet homme eût repris connaissance ? il serait mort pendant l'expectative, et si les auteurs ont conseillé, dans les commotions du cerveau, d'attendre que le malade eût repris ses sens pour recourir à une déplétion sanguine ; s'ils ont conseillé un traitement stimulant énergique, afin de rappeler la vie, ils n'ont voulu parler que des cas où le pouls est nul, où la respiration est insensible, où la vie paraît anéantie. Ne peut-il pas arriver toutefois que la cause de cet anéantissement subit, un épanchement sanguin par exemple, soit détruite immédiatement par une saignée locale aussi énergique que l'artériotomie ? Ne peut-il pas arriver que cette saignée rétablisse pour ainsi dire mécaniquement la circulation ? L'observation que je vais citer semble le démontrer.

QUATRIÈME OBSERVATION.

Le 7 janvier, 1835, vers cinq heures du matin, d'après une réquisition de M. Bruzelin, commissaire de police du quartier du Roule, je me rends au corps de garde de l'Élysée-Bourbon pour donner des soins à un homme inconnu qui venait d'y être apporté par un balayeur. Il avait été trouvé étendu dans la rue. Sa face était bleuâtre ; ses yeux étaient injectés et immobiles, ses mâchoires resserrées, ses membres froids et roides. De rares inspirations dilataient un peu sa poitrine ; les artères de l'avant-bras ne battaient point, les pulsations de la temporale étaient à peine perceptibles ; le tronc avait conservé quelque chaleur. Il n'y avait aucune trace évidente de violences externes, rien qui annonçât un état d'ivresse.

Mon inconnu était gisant sur le lit de camp. J'avais peu d'aide et craignais de temporiser. J'ouvre donc l'artère temporale gauche d'où le sang ne s'échappe d'abord qu'en bavant. Au bout de quelques minutes le jet devient saccadé et le malade s'agite. Enfin il ouvre les mâchoires et fait quelques efforts inutiles pour parler. Le pouls revient au bras, la chaleur reparaît. Il s'était écoulé environ dix onces de sang artériel, et le malade allait être transporté à l'hôpital. Un bandage pouvait se défaire, et le sang coulait de telle sorte que la vie eût pu etre compromise. Deux sutures immédiates me parurent nécessaires pour fermer la saignée. Le commissaire, homme aussi connu par sa philanthropie que par ses talents administratifs, l'a fait visiter et m'en a donné des nouvelles. Trois jours après cet accident il était parfaitement rétabli quoiqu'il fût un peu faible.

———

Cet homme avait-il éprouvé une congestion cérébrale qui l'avait renversé dans la rue ? était-ce la chute qui avait déterminé la congestion ?

Ces deux questions étaient presque impossibles à résoudre. J'ai su depuis qu'il était tombé accidentellement, et s'était frappé violemment la tête dans sa chute. Le froid avait-il stupéfié les centres nerveux? c'était chose possible. Dans la retraite de Moscou, M Larrey a observé que le froid déterminait une grande quantité de congestions cérébrales (1). La chaleur du lieu où le blessé avait été déposé ne le rappelait point à la vie; le système nerveux n'avait plus d'action. La saignée rétablit la circulation cérébrale, et le cerveau recouvre ses fonctions; des rayons de vie irradient de toutes parts; les artères des membres battent et la chaleur revient; certes, l'artériotomie a sauvé la vie de cet homme.

CINQUIÈME OBSERVATION. — *Congestion cérébrale. Convulsions.*

On vint me chercher vers quatre heures du matin, dans le mois de juin 1834, pour donner des soins à un commissionnaire demeurant rue Verte, n° 3. Il avait éprouvé, la veille, une vive contrariété. Vers minuit une congestion cérébrale avait eu lieu, et il avait été pris peu de temps après de violentes convulsions. Cet homme, d'une constitution sanguine et athlétique, pou-

(1) Campagnes, t. IV, pag. 127.

vait à peine être maintenu par quatre de ses camarades. Il était impossible de lui faire avaler aucun liquide. Une forte cuillère de bois mise entre ses dents fut réduite en pièces. Je ne voulais pas lui faire une saignée du bras, car les bras ne pouvaient être parfaitement maintenus, et cependant la saignée était urgente. J'ouvre sur-le-champ l'artère temporale droite, et tire environ douze onces de sang. L'état convulsif disparaît. Le malade ouvre les yeux ; mais se voyant couvert de sang, il croit qu'on l'assassine et est pris d'un accès de fureur. Je finis par le calmer. Deux points de suture sont nécessaires pour fermer la saignée. Il dort pendant plusieurs heures, et, le lendemain, il se promenait.

SIXIÈME OBSERVATION.

Madame Thierry, garde-malade, demeurant rue du Faubourg-Saint-Honoré, n° 80, est atteinte de convulsions le 4 avril 1832. Vers cinq heures du matin, une de ses amies vient me chercher, et je la trouve dans un délire effrayant ; elle veut se jeter par la fenêtre ; deux femmes qui sont auprès d'elle peuvent à peine la maintenir. Madame Thierry a cinquante ans, est d'un tempérament sanguin, nerveux ; elle a eu la veille une violente discussion. Sa face est violacée son pouls bat fortement, mais il me faudrait deux hommes, au moins, pour m'aider à la saigner à l'un de ses bras qu'elle contracte violemment. Je maintiens sa tête sur son oreiller avec ma main gauche, et une artère temporale est ouverte avant que la malade ait vu mon bistouri. La sortie d'environ trois palettes de sang calme de suite tous les accidents. L'incision de la tempe est réunie par un seul point de suture qui comprend le bout inférieur de l'artère, et bientôt la malade s'endort. Le 5 avril le pouls est encore fréquent, et j'ai recours aux purgatifs. Au bout de peu de temps la malade s'est rétablie et a repris ses occupations. Néanmoins, il reste encore dans ses idées, dans son regard, dans ses paroles, quelque chose qui dénote l'impression première que son cerveau a éprouvée.

SEPTIÈME OBSERVATION.

Dans le mois de juin 1832, un cordonnier travaillant en chambre, rue de Ponthieu, n° 11, vient me prier de donner des soins à sa fille âgée de dix ans. Je la trouve dans le même état que le sujet de l'observation précédente. Cette

jeune fille était tombée la veille. Sa tête avait
porté sur la corniche d'une cheminée, et depuis
l'accident elle n'avait cessé de se plaindre d'une
céphalalgie intense à laquelle avaient enfin succédé des convulsions. Une saignée à l'artère temporale gauche les calma sur-le-champ. Le lendemain, trois verres d'eau de Sedlitz procurèrent
des selles abondantes, et la guérison marcha
rapidement, la saignée ne fut maintenue que
par une compresse graduée et quelques tours
de bande.

Les convulsions que j'ai eues à traiter dans
les trois précédentes observations tenaient évi-
demment à une affection du cerveau. Chez les
deux premières, un épanchement sanguin pouvait déjà exister vers quelque point de cet organe. La couleur violacée de la face, la dureté
du pouls, la prostration qui succédait aux mouvements convulsifs, annonçaient un état apoplectique. Chez la jeune fille, l'encéphalite était
peut-être dans son début. L'état du commissionnaire était tel qu'il m'était presque impossible de le saigner au bras. La même circonstance se présentait pour madame Thierry, et
cependant il ne m'était pas permis de tempori-

ser. En pareil cas, la saignée du bras peut être suivie d'accidents graves, tandis qu'après la section de l'artère la malade s'agitait en vain. La peau ne pouvait ici venir s'appliquer sur l'ouverture du vaisseau. Le sang coulait toujours, et nous avons eu une déplétion sanguine considérable et rapide. Je suis convaincu que sans cette saignée madame Thierry serait morte ou aliénée.

HUITIÈME OBSERVATION. — *Apoplexie.*

Le 8 juillet 1833, je me trouvais chez M. le comte A. de Vigny, dont la mère était malade, rue des Écuries-d'Artois, n° 3. Madame de Vigny vient me prier de donner de prompts secours à un Anglais nommé Beker, habitant le rez-de-chaussée. Cet homme, âgé de trente-cinq ans, d'une constitution sanguine, robuste, d'un caractère irascible, était atteint d'une hémiplégie depuis plusieurs années. Il se traînait néanmoins le long d'une chaise, lorsqu'une nouvelle attaque d'apoplexie le fait tomber sur le parquet, la tête la première. Le visage était rouge, tuméfié; les yeux étaient saillants et les mâchoires serrées. Aux artères radiales le pouls était nul; la respiration se faisait à peine. J'applique une bande à un des bras pour faire une saignée, mais les veines ne paraissaient pas ; les battements des artères temporales ne sont pas perceptibles. Néanmoins, j'ouvre celle du côté droit par une large incision transversale. J'agissais ainsi malgré la femme et la sœur du malade, excellentes personnes, qui ne voulaient pas qu'on le fît souffrir. Le sang jaillit bientôt, et au bout d'une dizaine de minutes Beker fait des mouvements, et se trouve fort étonné d'être étendu au milieu d'une mare de sang : il s'en était écoulé au moins vingt onces. Je lie les deux bouts de l'artère temporale, et le malade est remis dans son lit. Au bout de trois ou quatre jours il était remis de cet accident, et le bras droit, auparavant paralysé, avait recouvré une partie de ses mouvements.

Il devait exister chez M. Beker un épanchement considérable ; c'était une apoplexie foudroyante. Cet homme, sur qui un homœopathe expérimentait, avait besoin d'être saigné depuis long-temps. Je ne pouvais le saigner aux bras, non plus qu'aux veines jugulaires ; il était fort pesant, étendu sur son parquet, et je n'avais aucun aide. Un prompt dégorgement des vaisseaux sanguins cérébraux était urgent, et l'artériotomie était la seule ressource sans laquelle le malade serait mort immédiatement. Il est remarquable qu'il avait une altération du cerveau fort ancienne, et cependant il est revenu à la vie. Ne m'est-il pas permis de croire que s'il eût été ainsi saigné lors de sa première attaque d'apoplexie, les accidents qui l'ont suivie n'auraient pas eu lieu? Je dois noter que j'ai saigné cet homme à la tête malgré sa famille, qui trouvait l'opération fort étrange. S'il fût mort, ma responsabilité eût été fort engagée; mais devons-nous songer à des considérations personnelles lorsqu'il s'agit de la vie d'un de nos semblables? Que serait alors la médecine?

ARTICLE V.

NEUVIÈME OBSERVATION. — *Monomanie. Aliénation mentale.*

M..... approche de la cinquantaine, est d'un tempérament bilioso-nerveux. Sa jeunesse a été orageuse; mais, las des vanités de ce monde, il s'est retiré à la campagne. Là il vivait depuis long-temps dans le célibat lorsque, par malheur, une jeune fille lui plaît. Il achète ses faveurs par des promesses magnifiques, et se livre avec elle à des prouesses qui feraient reculer les plus valeureux chevaliers. Le lendemain du jour fatal, il est pris d'un horrible mal de tête. Quatre, cinq jours se passent sans amélioration. M..... ne dort pas ; il parcourt ses appartements en criant qu'il est mort. On l'engage à se distraire par une promenade à cheval, et il galope pendant plusieurs heures. Chose bizarre! en rentrant chez lui, il annonce qu'*il est estropié*, qu'il n'a plus d'organes sexuels. Un mouvement continu des muscles thoraciques et abdominaux se déclare. On le saigne en vain. Ses yeux sont étincelants ; parfois il rugit comme une bête féroce ; son pouls, toujours naturel, varie peu de 68 à 72 pulsations. Le front n'est pas chaud, la vue est faible, le visage est très pâle, et l'haleine infecte : c'est celle du fou bien caractérisée. Il existe une constipation opiniâtre, contre laquelle quatre gouttes d'huile de croton tiglium n'ont qu'une légère action. Il y a peu de sommeil. Si par hasard le malade est un peu moins haletant ; si, pour me servir de ses expressions, *Dieu donne un peu de calme à sa créature*, il s'empresse de se livrer à des plaisirs solitaires, sans érection positive. Il mange avec voracité, dort d'un profond sommeil après son dîner, pendant deux ou trois heures, mais soutient en s'éveillant qu'il n'a pas dormi, qu'il n'a fait que *perdre connaissance.*

Ses médecins, le soignant depuis un an sans aucun succès, l'engagent à venir à Paris. On l'y amène malgré lui, et il demeure successivement dans trois maisons de santé, d'où son inconstance l'éloigne. Il s'établit enfin dans une maison bourgeoise, où un grand nombre de médecins de la capitale l'ont vu. Toutes les ressources de la médecine ont à peu près échoué contre sa maladie; car, parti de Paris avec une amélioration notable, il est bientôt retombé dans son état primitif. L'application continue de glace sur la tête le calmait quelquefois. Il aimait le jeu, et si quelqu'un faisait sa partie tout symptôme d'aliénation avait cessé; c'était même un homme aimable malgré son aspect repoussant. Le jeu fini, il criait de nouveau qu'il était estropié, et vociférait contre les médecins, qui, *malgré leur science, ne pouvaient pas lui rendre ses organes sexuels.* Il voulait rester toujours au lit, et ce n'est que lorsqu'on avait réussi à le distraire, que l'on obtenait qu'il se levât. Il se promenait en voiture, et voulait toujours aller fort vite; il ne criait point alors, parce que, disait-il, *ses mouvements s'identi-fiaient avec celui de la voiture.* Cause-t-il de po-litique, de musique, d'affaires d'intérêt, il étonne par sa sagacité nouvelle les personnes qui l'avaient connu avant sa maladie, mais bien-tôt il retombe dans ce qu'il appelle *ses tortures.* Pour économiser un blanchissage, car il est fort avare, il resterait dans la malpropreté, si on ne s'y opposait pas. Parfait égoïste, s'il voit un autre malade : Ce que vous avez, lui dit-il, n'est rien en comparaison de ce que je souffre ; *c'est moi qui dois exciter l'attention de tout le genre humain, et lui faire verser des larmes.* D'autres fois, versant des larmes en abondance, il disait à tout ce qui l'entourait d'avoir pitié du pauvre martyr. Ces épanchements étaient ordi-nairement suivis d'un accès de fureur. Il voulait absolument des drogues ; souvent on l'a trompé par des pilules inertes, mais souvent il a pris des médicaments qui auraient tué tout autre qu'un aliéné. Pendant quinze jours, il a pris, matin et soir, une demi-once de pilules de Mé-glin. Un dimanche, il se jette sur une boîte renfermant des pilules qui contenaient chacune un demi-grain de cyanure de potassium, et en avale une trentaine. Il parlait souvent de suicide ; mais, sauf cet abus de médicaments dont il ignorait peut-être l'action , il n'y a eu aucune tentative sérieuse. Un médecin parle à cet homme d'une saignée artérielle, et il veut qu'on y ait recours sur-le-champ. Ce moyen pouvait être utile. J'ouvre l'artère temporale gauche, et tire deux livres de sang. On avait conseillé de saigner jusqu'à la syncope, mais je n'osai pas continuer. Faible le lendemain , il était trois jours après le même qu'avant la saignée. Au bout de quinze jours , douze onces de sang furent encore tirées à la temporale droite , sans aucun résultat satisfaisant.

En détaillant cette observation, je n'ai fait que céder aux vœux du malade , qui m'a bien souvent supplié de parler de lui dans les journaux de médecine. On me pardonnera sa longueur, en raison de sa singularité. Après un séjour de onze mois à Paris, il était beaucoup mieux ; mais, peu de temps après son retour chez lui, sa monomanie douloureuse a empiré. Je crois qu'il serait guéri, si on eût pu le traiter malgré lui dans une maison d'aliénés ; mais il était trop fou pour être traité en homme raisonnable, et pas assez fou pour être renfermé.

Pendant onze mois, je ne l'ai vu qu'un seul jour bien : un compatriote avait réussi à le distraire; nous nous félicitions; hélas! le lendemain il criait encore qu'il avait perdu ses parties génitales.

Existait-il chez M..... une altération matérielle du cerveau? Des tubercules, par exemple, s'étaient-il développés? Avons-nous ici une lésion du trisplanchnique? Les causes de ce trouble physique et moral seraient-elles appréciables par nos sens? Il est possible qu'une apoplexie, une inflammation, en soient la cause première. Dans cette hypothèse, j'ai lieu de croire que si, dès les premiers jours, on eût eu recours à l'artériotomie, notre malade ne serait point devenu monomane. Mais une altération matérielle du cerveau aurait dû faire de grands progrès depuis trois ans! Comme chez la plupart des aliénés, on ne trouvera rien dans son cerveau, peut-être. La corde avait été tellement tendue, qu'elle s'était relâchée, et ne pouvait plus vibrer. C'était un de ces états que l'anatomie pathologique nous donnera plus tard les moyens d'apprécier. Il n'est pas probable qu'il y eût une névrose des nerfs spermatiques. Deux ou trois auteurs, dont Siébold, en ont cité quelques cas. Mais les parties sexuelles étaient dans un état de flaccidité notable. Les examens les plus attentifs n'ont rien fait découvrir. Il est évident que M..... est monomane, est fou. Il existe encore, et son état est amélioré. Il est possible que l'ouvrage de Lallemand sur les pertes séminales nous explique les causes de sa maladie. Quant aux altérations que ses organes peuvent présenter, j'ai lieu de croire qu'après sa mort son médecin ordinaire nous les fera connaître, s'il en existe d'appréciables. La saignée, en général, a peu de succès chez les aliénés; le plus souvent, elle les irrite. Dans deux autres cas d'aliénation mentale encore plus prononcée, l'artériotomie ne m'a été d'aucun avantage. Nous ne serons pas plus heureux chez les épileptiques.

DIXIÈME OBSERVATION. — Épilepsie.

Je donne des soins depuis quatre ans à madame N..., rue des Saussaies, n° 5; elle a trente-trois ans, est d'une constitution sanguine mais faible. Née d'une mère épileptique, elle était sujette à des attaques de nerfs dès son enfance. Après un premier accouchement, ce furent de vraies attaques d'épilepsie. Elles ne se montrèrent d'abord que rarement et sans cause connue, car cette dame est d'un naturel excellent, et a un intérieur heureux. Il y a six ans environ, son mari fut obligé de faire une longue absence. Après son départ la malade devint mélancolique, les accès furent fréquents. En 1832, elle fut accablée par la perte de sa fille, âgée de huit ans. Cette jeune fille mourut d'une encéphalite. Tout le côté droit était chez elle plus faible que le côté gauche, et le système veineux sous-cutané du même côté était tellement superficiel que sa peau paraissait entièrement bleuâtre. A dater de cette époque, les accès se sont renouvelés deux ou trois fois par mois. Très souvent elle a des absences; alors ses yeux se tournent vers le ciel, sa tête se renverse en arrière, ses bras s'agitent en tout sens Ces mouvements épileptiformes se renouvellent jusqu'à dix fois par jour, et même pendant le sommeil. Madame N... a toujours été bien réglée. Les approches de la menstruation influent peu sur l'état épileptique. Toutes les médications tentées jusqu'à ce jour ont été inutiles. Dans le mois de juin 1833, la malade fut atteinte d'une violente céphalalgie. Je fis une saignée de l'artère temporale, et la douleur de tête se dissipa, mais l'épilepsie ne fut en aucune façon modifiée.

J'ai trois autres observations d'artériotomie chez des épileptiques. L'une chez un porteur d'eau, l'autre chez un tailleur, la troisième chez un chasseur du 17ᵉ régiment. Elle ne donna aucun résultat favorable, ne recula même pas la distance des accès. M. Alibert (1) dit cependant avoir guéri deux épileptiques par l'emploi réitéré de cette salutaire opération. Je n'en fus point surpris, car ce n'est point un afflux du sang qui cause les attaques d'épilepsie. Nulle altération pathologique n'a pu encore être bien précisée ; celles que l'on a pu rencontrer n'ont presque jamais été les mêmes. C'est une lésion nerveuse, jusqu'à ce jour insaisissable.

ONZIÈME OBSERVATION. — *Éclampsie.*

Dans le mois de septembre 1834, le docteur Brosson vint accoucher madame Julien, rue d'Anjou-Saint-Honoré, nᵒ 1. Cette femme, arrivée à la fin de sa grossesse, éprouve quelques contrariétés. Les douleurs de l'enfantement se

(1) Thérap., t. 1, pag. 699.

déclarent et elle est prise de convulsions. Son médecin la saigne; les convulsions continuent, et elle tombe sans connaissance. L'éclampsie durait depuis trente-six heures lorsque M. Brosson me prie de lui prêter un forceps et termine l'accouchement. Fatigué et obligé de retourner chez lui, il me prie de donner des soins à la malade. Je la trouve avec le visage rouge, gonflé, un pouls dur et fréquent, une respiration stertoreuse. Sa bouche laisse échapper une salive écumeuse, ses membres inférieurs sont froids, ses artères carotides battent avec force. Toutes les dix minutes les muscles sont dans un état convulsif, et on est obligé de maintenir madame Julien dans son lit. Je fais une saignée du bras, j'ai recours à de nombreux révulsifs de la peau. Au bout d'une quinzaine d'heures la position était la même. J'ouvre une artère temporale en présence du docteur Bouchez, interne de l'hôpital Beaujon, et tire huit onces de sang. Après cette saignée le pouls continua à s'affaiblir de plus en plus. La malade était morte le lendemain matin sans avoir repris connaissance.

Madame Julien m'a offert un cas d'éclampsie
bien caractérisée, telle que l'admet M. Baudelocque (1). Devais-je en reconnaître la cause
dans une congestion cérébrale? C'est l'opinion
de Désormeaux (2). Ne pouvons-nous pas cependant admettre un trouble violent de l'innervation sans état apoplectique? La douleur ne
peut-elle pas stupéfier le système nerveux? L'é-
clampsie n'est-elle pas un véritable tétanos?
Quoique cette affection me paraisse devoir être
rangée dans la classe des névroses, je conçois
qu'elle puisse avoir parfois pour cause une
congestion cérébrale. Dans tous les cas, comme
les saignées sont indiquées dans l'éclampsie, l'artériotomie me paraît devoir être utile, et j'y
aurai recours contre cette maladie, lorsqu'un
état apoplectique me paraîtra y avoir donné
lieu. N'oublions pas que dans les névroses :
1° les saignées abondantes ne font souvent qu'irriter le système nerveux et les organes de la circulation; 2° les saignées poussées à l'excès peuvent faire tomber les centres nerveux dans un
état de prolapsus d'où ils ne se relèvent point.

(1) A.-C. Baudelocque, Thèse de Paris, 1822.
(2) Dict. de médecine, t. vii, pag. 295.

En 1826, un maréchal-des-logis de dragons, atteint d'une névralgie faciale, entre à l'hôpital militaire de Lille dans le service du docteur Vaidy. Les douleurs s'emparaient souvent de toute la tête et étaient telles que le malade jetait les hauts cris. Les antispasmodiques et les purgatifs ayant échoué, une saignée temporale est prescrite. Le chirurgien chargé de la faire veut ouvrir l'artère longitudinalement. Il fait une incision parallèle au vaisseau, assez profonde; point de sang. Il cherche en vain l'artère avec un stylet. Elle est enfin ouverte par une incision dirigée au hasard dans le tissu cellulaire. Elle avait été coupée en travers, et les fibres du muscle temporal avaient été inutilement divisées. Le militaire, fatigué de l'opération, dormit et se crut soulagé; mais les douleurs reparurent le lendemain, et il fallut avoir recours à une autre médication.

Le chirurgien qui fit cette petite opération fut obligé de couper l'artère transversalement, malgré lui. Que d'ennui il se fût évité, que de douleurs épargnées au malade, s'il eût passé un bistouri sous l'artère et l'eût ainsi coupée rapide ment au lieu d'avoir recours à un procédé vicieux. J'ai employé l'artériotomie chez un brigadier de gendarmerie de Dijon. Il était atteint d'un tic douloureux depuis plusieurs années. Cette saignée ne donna aucune amélioration; il guérit après trois mois de traitement et ce succès parut dû à l'acupuncture et aux narcotiques appliqués sur les tempes. Le camphre placé entre les dents pendant les accès, en calmait la violence. Dans un autre cas de névralgie faciale, j'ai vu également pratiquer, sans bon résultat, la saignée artérielle.

TREIZIÈME OBSERVATION. — *Érysipèles de la face et du cuir chevelu.*

Le docteur Blandin est appelé chez un malade pour ouvrir un abcès à la région temporale. C'était un homme d'une quarantaine d'années, atteient d'un érysipèle de la face qui avait envahi les téguments du crâne, et dont tout annonçait la fin prochaine. L'injection des yeux, une agitation extrême, un délire continu, annonçaient une vive congestion du cerveau, une encéphalite. Loin de craindre de couper l'artère temporale comme le médecin ordinaire du malade semblait le redouter, M. Blandin ouvre l'abcès par une incision transversale et coupe

l'artère en même temps ; du pus s'échappe,
puis du sang arériel. Après avoir retiré plusieurs
onces, le docteur Blandin lie le vaisseau, et applique un bandage peu serré. Une heure s'était
à peine écoulée que le délire avait cessé. Dès
lors les symptômes de la maladie s'amendèrent
graduellement, et cet homme, dont on avait
désespéré, entra bientôt en convalescence.

Ce fait est remarquable parce que le malade
dont il s'agit avait subi un traitement ration-
nel et énergique, sans que l'érysipèle et les
symptômes cérébraux, auxquels il avait donné
lieu, eussent cédé. L'abcès temporal était survenu à la suite de nombreuses applications de
sangsues. Sans la présence d'esprit du médecin
qui profita de l'ouverture de cet abcès pour
déprimer encore le système sanguin cérébral,
le malade fût mort. Nulle évacuation sanguine
n'eût remplacé ici la saignée artérielle. Le baron Larrey emploie fréquemment cette petite
opération dans les érysipèles graves de la face et
du crâne. Lorsque j'étais dans son service à
l'hôpital du Gros-Caillou, je l'ai vu souvent,
en pareil cas, recourir à l'artériotomie avec le
plus grand succès.

ARTICLE VI.

QUATORZIÈME OBSERVATION. — *Ophthalmie.*

Je fus appelé, le 16 janvier 1833, auprès de
madame Charpentier, blanchisseuse, rue du
Faubourg-Saint-Honoré, n° 1. Cette femme était
atteinte d'une ophthalmie violente. L'œil gauche
portait une cataracte que les soins du docteur
Gondret n'avaient pu prévenir. Une céphalalgie insupportable se joignait aux douleurs lanci-
nantes que la malade éprouvait dans les yeux.
Pendant trois jours les saignées générales et locales, les purgatifs, les narcotiques, etc.,
n'amenèrent aucune amélioration. Le 19 janvier, je fis une saignée de l'artère temporale
droite. Le soir, la douleur avait beaucoup diminué; quelque sjours après, l'inflamation était
dissipée, et l'œil droit voyait aussi bien que
précédemment.

QUINZIÈME OBSERVATION.

M. Robertson, demeurant rue de Duras, n° 9,
me consulta, le 6 août 1832, pour une ophthalmie très grave. Cet homme avait depuis quelque temps une taie sur un œil. Je fis une saignée

du bras, une forte application de sangsues à la partie interne des paupières ; je conseillai des lavements purgatifs, des pédiluves sinapisés, etc. Le peu de succès du traitement que j'employai jusqu'au 11 août, m'engagea à ouvrir une artère temporale. La saignée fut forte, et, dès le lendemain, il y eut une amélioration notable. Quelques jours après, je fis instiller dans les yeux du laudanum de Rousseau, afin de diminuer l'irritabilité de la conjonctive. L'ophthalmie n'a pas reparu depuis cette époque.

SEIZIÈME OBSERVATION.

Un jour du mois de juin 1827, je faisais, au Val-de-Grâce, des opérations sur un cadavre déjà en putréfaction. De la sérosité est projetée dans mes yeux, et je ne puis les laver avec de l'eau fraîche que quelques instants après. Dès le lendemain, ils étaient rouges et douloureux. Deux saignées du bras et de nombreuses sangsues mises aux tempes ne produisirent aucun soulagement. En vain les purgatifs et les narcotiques furent-ils employés ! J'étais gisant sur un lit, rue d'Ulm, n° 8, en proie à des douleurs intolérables. C'est une chose bien cruelle que la crainte de perdre la vue ! Rien ne me soula-

geait ; je me serais soumis à tout ce qui m'aurait
été proposé. Je priai un de mes amis de me
faire une saignée artérielle à une tempe. Nous
prîmes le côté gauche, qui était le plus douloureux. Mon ami employa le procédé indiqué dans
les auteurs. L'incision fut bien supportable,
mais l'artère n'était pas ouverte. La longue recherche dans un tissu cellulaire sillonné de nerfs
me donna les souffrances d'une grande opération ; enfin une seconde incision la coupa. Au
bout d'un quart d'heure je revenais à la vie, la
douleur qui me perçait le crâne avait subitement disparu ; j'entr'ouvrais les yeux, et voyais
encore. Au bout de trois ou quatre jours,
l'ophthalmie avait cédé totalement ; il ne me
restait plus que de la faiblesse dans la vue.

J'ai donc appris de quelle utilité pouvait
être l'artériotomie dans l'inflammation des
yeux. J'ai appris aussi par une triste expérience
combien étaient vicieux les procédés opératoires
adoptés jusqu'à ce jour pour cette saignée. Je
pourrais citer plusieurs observations constatant
encore les grands avantages de cette petite
opération dans les affections du globe de l'œil,
et, entre autres, celle d'un maçon, nommé Ré-

jou, demeurant rue du Marché, n° 9, qui avait reçu un éclat de pierre sur l'œil gauche, et chez lequel des accidents formidables se dissipèrent immédiatement après la saignée; celle d'un militaire qui se présenta à l'hôpital du Gros-Caillou avec une ophthalmie des plus graves, dont la marche fut enrayée sur-le-champ par une semblable saignée que lui fit un de mes amis, le docteur Chomet, maintenant chirurgien de l'hôpital de Bordeaux. Je n'ai à noter qu'un seul cas d'insuccès. En 1830, j'ouvris une artère temporale à un fruitier, nommé Laurent, rue des Saussaies, n° 18. Cet homme avait mal aux yeux depuis long-temps, et après la saignée il demeura exposé aux mêmes causes. Remarquons enfin que les saignées des artères temporales furent le plus puissant moyen qui arrêta l'ophthalmie dont furent atteints en Égypte un si grand nombre de nos soldats (1).

ARTICLE VII.

DIX-HUITIÈME OBSERVATION. — *Fièvres graves.*

Au mois de juillet 1828, je faisais l'office d'interne dans les salles du docteur Damiron,

(1) Desgenettes, Armée d'Orient. Note de Savaresi, p. 96.

médecin du Val-de-Grâce ; des saignées de l'artère temporale furent prescrites à deux malades atteints de fièvres typhoïdes, lesquels se plaignaient d'une céphalée opiniâtre. C'étaient deux militaires qui avaient déjà été soumis à de nombreuses évacuations sanguines. Je tirai à chacun quatre à cinq onces de sang. Ces deux saignées, qui avaient été ordonnées en désespoir de cause, n'eurent aucun bon résultat : les malades moururent le lendemain. L'autopsie me démontra que je n'avais point intéressé les fibres des muscles temporaux. Le cerveau ne présenta rien de particulier. Chez les deux cadavres, de graves désordres se rencontrèrent dans les voies digestives. Ce n'était point une congestion cérébrale qui avait amené ces céphalées. En vain aurais-je empêché le sang d'affluer vers le cerveau, c'était l'inflammation du tube digestif, c'était l'affection des follicules de Peyer et de Brunner qui y donnaient lieu. Les désordres intestinaux réagissaient sur les centres nerveux, et le cerveau ne souffrait que par sympathie.

DIX-NEUVIÈME ET VINGTIÈME OBSERVATION.

Le 21 avril 1832, époque où le choléra régnait épidémiquement à Paris, je fus appelé à

donner des soins à M. Bresson, rue du Marché,
n° 14. Cet homme avait la langue blanche et
froide, le pouls très plein et lent. Son urine
était bourbeuse; il se plaignait d'une douleur
de tête atroce. On avait récemment essayé l'artériotomie dans des cas de choléra; cette maladie n'était pas parfaitement caractérisée, mais
elle pouvait débuter ainsi, et je saignai mon
malade à une artère temporale. Une heure
après, la céphalée avait disparu; le lendemain,
cet homme put sortir, et il reprit promptement
ses occupations habituelles. Peu de jours après,
il m'envoya chercher pour sa femme, qui était
atteinte des mêmes symptômes, et qui demanda
à subir la même opération que son mari, parce
que, disait-elle, c'était cette saignée qui l'avait
sauvé. Je lui fis, en effet, une saignée artérielle, qui eut tout le bon résultat qu'elle en
attendait.

La douleur de tête dont ces deux malades se
plaignaient durait depuis plusieurs jours. Je l'ai
souvent remarquée dans le début du choléra,
et j'ai lieu de croire que dans les deux cas précédents elle en a arrêté la marche. J'ai ouvert
l'artère temporale chez plusieurs cholériques

dans l'état de cyanose; le peu de sang qui s'é-
coulait était de même nature que celui des
veines; c'était chose fort inutile que cette saignée en pareil cas. Il est deux circonstances où
elle peut être très avantageuse dans le choléra
asiatique : 1° pendant la période d'incubation,
lorsqu'il existe un afflux de sang vers le cerveau ; 2° dans la période de réaction, lorsqu'on
a lieu de craindre une forte congestion cérébrale.

VINGT ET UNIÈME OBSERVATION. — Encéphalite.

Un Anglais, nommé Boyer, ouvrier relieur,
âgé de vingt-cinq ans, d'une constitution sanguine, demeurant rue du Faubourg-Saint Ho-
noré, n° 122, me fit appeler, le 31 décembre 1832. Cet homme, adonné à tous les genres
d'intempérance, avait été pris d'une fièvre
violente, avec des symptômes cérébraux, après
avoir bu quelques bouteilles de vin et un litre
d'eau-de-vie. Une abondante infusion de thé
n'avait pu le guérir, et quarante-huit heures
après le début d'une gastro-céphalite il récla-
mait mes soins. Une première saignée du bras
n'amène aucune amélioration, une seconde pas
davantage.

Le 2 janvier, je fais appliquer des sangsues derrière les oreilles, et prescris douze grains de calomel, d'après le désir très prononcé du malade.

Le 3, malgré des évacuations alvines copieuses, l'encéphalite marche toujours; un délire furieux agitait Boyer : il se croyait sur mer, dans un combat naval; on avait peine à le contenir. Des ventouses scarifiées à la nuque furent de nul effet; le pouls était fort et fréquent. J'ouvris une artère temporale.

Le 5, le professeur Bouillaud conseille de lui donner du laudanum à haute dose. Je débute par un gros de laudanum de Sydenham dans une potion de quatre onces : une cuillerée toutes les heures. Le malade s'endormit à la cinquième cuillerée, et le 6 janvier le délire avait cessé complétement.

Dans ce cas, la saignée artérielle n'enraya nullement l'encéphalite; c'est que les évacuations sanguines avaient été assez abondantes, et agissaient dès lors au bénéfice de l'irritation nerveuse. Les saignées générales et locales, suffisamment abondantes et convenablement répétées, sont, sans contredit, le moyen le plus effi-

cace que l'on puisse employer contre l'encépha-
lite(1); et l'artériotomie tient ici le premier rang;
mais il arrive souvent qu'après des saignées
copieuses les accidents qui accompagnent cette
maladie persistent. Si le malade meurt, l'autopsie montre la substance cérébrale souvent
plus blanche que dans l'état normal; c'est que
l'anémie du cerveau peut amener les mêmes
troubles fonctionnels que l'hypérémie, que
l'inflammation. Ainsi donc, lorsque les saignées
n'ont amené aucune amélioration, l'opium pris
à haute dose peut calmer le délire le plus intense (2). Je suis convaincu, toutefois, que si
j'avais eu recours à l'artériotomie dès le début
de l'encéphalite de Boyer, cette affection eût été
promptement calmée.

ARTICLE VIII.

Dans le mois de septembre 1834, on vint me
prier de donner des soins au nommé Durieu,
demeurant impasse d'Any, n° 10, atteint d'une
otite aiguë. Ce malade avait été exposé à un

(1) Bouillaud, Encéphalite, pag. 315.
(2) Andral, Clinique, t. v, p. 304.

courant d'air; un érysipèle avait envahi la joue droite, et enfin l'oreille du même côté était devenue le siége principal de l'inflammation. Il jetait les hauts cris, et ne pouvait rester en place. Je lui propose de le saigner derrière l'oreille, et il y consent, tant il souffre. Les battements artériels n'étaient pas très perceptibles ; néanmoins, par une incision oblique, j'ouvre un petit rameau artériel ; je n'obtins guère que six onces de sang, et cependant le malade fut soulagé immédiatement ; la saignée n'avait pas été assez copieuse, et je fus obligé d'en faire une à un bras le lendemain.

VINGT-TROISIÈME OBSERVATION.

Un cocher de place demeurant rue du Rocher, n° 6, me consulta, au mois de novembre dernier, pour une otite aiguë du côté gauche. il voulait se soumettre à tout pourvu qu'il pût travailler le lendemain. Il supporta donc une saignée que je lui fis à la région mastoïdienne; le rameau artériel qui me parassait venir de l'occipitale, me donna environ dix onces de sang; l'incision fut réunie par un point de suture. La douleur de l'oreille cessa sur-le-champ. Je conseillai des injections émollientes, un lavement purgatif, etc., et le malade put sortir deux jours après, complétement guéri.

J'ai vu faire à l'hôpital du Gros-Caillou, dans un cas d'otite aiguë, une saignée de l'artère temporale qui eut tout le succès que nous en pouvions désirer. Il est probable que la saignée de l'auriculaire doit être plus utile dans le cas d'otalgie que la saignée temporale. Cependant cette dernière devrait être préférée pour les raisons suivantes :

1° Il n'est pas toujours facile de s'assurer de l'artère auriculaire, de sa position.

2° Pendant la cicatrisation de l'incision, les ganglions lymphatiques voisins peuvent se tuméfier.

3° La compression est moins facile aux régions mastoïdennes qu'aux tempes, et les mouvements de la tête tendent à séparer les bords de l'incision.

4° Si l'artère auriculaire communique directement avec l'oreille, la temporale a le même avantage par ses anatomoses.

CONCLUSION.

Le travail précédent peut, je crois, se résumer ainsi :

1° L'artériotomie temporale est le meilleur déprimant direct, dans toutes les congestions sanguines du cerveau et des organes qui l'avoisinent.

2° Elle n'est point aussi douloureuse qu'on le croit généralement, et n'est suivie d'aucun accident.

3° Souvent cette saignée ne saurait être remplacée sans inconvénient par aucune autre, même par celle des veines jugulaires.

4° Elle peut être faite aussi rapidement que celle des veines du bras, et, dans certains cas, elle est beaucoup plus facile.

5° Elle est préférable à celle de l'auriculaire, même dans les cas d'otalgie.

6° Son action est toujours aussi rapide qu'heureuse, à moins qu'une grave altération pathologique ne rende tout secours inutile.

Enfin les effets de l'artériotomie seront suivis presque constamment du résultat le plus heureux :

1° Dans les plaies de tête, avec commotion et compression du cerveau ;

2° Dans l'apoplexie, où souvent la vie sera rendue dans certains cas contre lesquels toute autre saignée aurait échoué ;

3° Dans les convulsions provenant de conges
tions du cerveau ;

4° Dans l'ophthalmie, dans l'otalgie. Alors le
douleurs les plus atroces seront calmées pres
que immédiatement ;

5° Dans les érysipèles de la face et des tégu
ments du crâne, dans l'encéphalite aiguë.

6° Les effets de l'artériotomie seront généra
lement nuls dans la manie, la démence, l'épi
lepsie, l'éclampsie.

7° Il en sera de même dans les névroses, le
névralgies, les fièvres graves.

CHAPITRE V.

DE LA SAIGNÉE DES VEINES JUGULAIRES.

Je suis loin de vouloir faire adopter comme
méthode absolue dans les maladies de la tête,
la saignée des artères temporales et celle des
veines jugulaires. Loin de moi les idées systématiques! C'est au contraire l'esprit exclusif
que je combats. Pourquoi donc avoir abandonné des opérations qui ont si bien réussi à
nos prédécesseurs? La plupart des médecins
n'ont plus recours qu'à la phlébotomie du bras
et aux saignées capillaires. Et cependant nous
trouvons chez les anciens des observations de
guérisons presque merveilleuses obtenues par
l'emploi des saignées générales, qui dégorgent
immédiatement les organes congestionnés. Dès
le commencement de ma carrière médicale,
j'ai apprécié ces émissions sanguines rapides,
que je crains de voir tomber dans l'oubli. Je
dois dire, toutefois, que j'ai pu juger surtout
de leur mérite pendant le temps que j'ai été
attaché à l'hôpital de la garde royale. M. le baron

Larrey a publié dans ses ouvrages les succès
qu'il en a obtenus ; mais nulle dissertation, nul
traité spécial sur la phlébotomie des veines jugulaires, n'ont encore paru en France. Ce travail est le résultat de ma pratique particulière,
le résultat d'observations qui m'appartiennent.
Je m'estimerai heureux si, en rappelant à mes
confrères quelques idées des siècles passés, je
puis encore être utile au siècle où nous vivons.

ARTICLE PREMIER.

CONSIDÉRATIONS ANATOMIQUES SUR LA DISPOSITION DES VEINES JUGULAIRES.

Les artères carotides primitives livrent passage au sang qui va porter la vie au cou et à la
tête. Les veines qui le ramènent du centre du
cerveau et de sa superficie dans les sinus for-
més par les replis de la dure-mère, sont extrê-
mement ténues. Il n'est point de valvules qui
s'opposent au reflux du sang des sinus dans les
veines ; aussi les vaisseaux veineux destinés à
reporter vers le cœur ce sang, qu'un obstacle
très léger pourrait retenir vers la tête, devaient-
ils être larges et nombreux. A ces fonctions ont
été destinées les veines jugulaires internes,

externes et antérieures. De ces six veines, quatre
sont sous-cutanées, les jugulaires externes et
les jugulaires antérieures; toutes s'anastomosent
entre elles, et une seule pourrait suffire à la
circulation. Une communication constante
existe également entre l'appareil veineux intérieur de la tête et son appareil veineux extérieur.

Ces simples considérations sur la circulation
du cerveau et des organes qui l'avoisinent, nous
amènent directement à conclure que toutes les
fois qu'ils se trouveront dans un état de congestion sanguine, d'hypérémie, la saignée d'une
veine jugulaire sera suivie des meilleurs effets;
car, parmi les saignées, celle-là est la plus utile
qui enlève le plus rapidement à un organe
fluxionné la plus grande quantité de sang.

L'ouverture des veines jugulaires internes est
considérée comme un accident mortel. Les
veines antérieures n'existent pas toujours, ou
ne sont souvent que de petits rameaux qui ne
fourniraient que peu de sang (1). Les médecins n'ont donc adopté que la saignée des jugulaires externes que je vais décrire.

Ces veines sont ordinairement au nombre de

(1) Meckel, trad. de Jourdan et Breschet, tom. II, pag. 517.

deux. On en rencontre une seule sur chaque région latérale du cou. Quelquefois il s'en trouve deux; mais alors ce sont les branches d'origine qui se réunissent seulement à leur partie inférieure (1), formée par la réunion des veines temporale superficielle, auriculaire postérieure, et maxillaire interne. La jugulaire externe naît à la hauleur de l'angle de la mâchoire inférieure; cachée d'abord dans l'épaisseur de la parotide, elle communique bientôt par un rameau court et volumineux, ou par plusieurs branches, avec la jugulaire interne, au côté postérieur de laquelle elle se trouve placée. Elle descend ensuite en avant sur la région latérale du cou, croise à angle très aigu le muscle sterno-mastoïdien, devient plus superficielle à sa partie inférieure, et, s'infléchissant d'arrière en avant, elle vient s'ouvrir à la partie supérieure de la sous-clavière, plus en dehors que la jugulaire interne. Dans son trajet, elle reçoit les veines cervicales superficielles et trachélo-cutanées. La jugulaire externe varie de calibre suivant le nombre de rameaux veineux qu'elle reçoit, suivant la grosseur des autres

____

(1) Cruveilhier, Anat., tom. III, pag. 259. — J. Cloquet, in-4, pag. 438.

veines jugulaires. Il est important de savoir
qu'elle présente une dilatation au voisinage de
son entrée dans la sous-clavière. Les professions
qui exigent de grands efforts dé respiration, les
maladies qui gênent la circulation veineuse, la
font augmenter de volume. D'après M. Cruveilhier, elle offre deux valvules, l'une à sa partie
moyenne, l'autre auprès de sa terminaison;
mais ces valvules n'empêchent pas une injection
poussée du cœur d'arriver aux extrémités de
cette veine.

Dans son trajet, la jugulaire externe parcourt les
régions sterno-mastoïdienne et sus-claviculaire.
Dans la dyspnée, dit M. Blandin (1), on remarque sur la partie moyenne de la région sterno-
mastoïdienne une ligne qui la croise en diago-
nale de haut en bas et d'avant en arrière : c'est
le relief de la veine jugulaire externe, que la
compression à la partie inférieure rend également très apparente. Sa face externe répond au
muscle peaucier, à la peau. Sa face profonde
répond au muscle sterno-mastoïdien, qu'elle
croise obliquement, reposant en haut sur le
bord antérieur de ce muscle, et, en bas, sur sa
face externe. Elle est en rapport, dans la région

(1) Anat. topographique, pag. 233.

8

sus-claviculaire, avec le muscle scapulo-hyoïdien et scalène antérieur, et le plexus brachial, parties, dont elle est séparée par l'aponévrose cervicale. Les fibres du muscle peaucier, qui sont à peu près parallèles à la direction de la veine·dans la situation naturelle de la tête, deviennent obliques lorsque la tête est tournée fortement de côté. La disposition des nerfs cervicaux superficiels et des plexus doit être bien connue, car la jugulaire externe en est enlacée, surtout à sa partie moyenne ; les plus nombreux passent en arrière, et ne seront pas atteints si, dans la saignée, on suit des préceptes convenables. Trois ou quatre filets qui, venant des deuxième, troisième et quatrième paires cervicales, vont s'anastomoser avec la branche descendante de l'hypoglosse, passent au devant de cette veine ; l'un d'eux va s'anastomoser avec le laryngé inférieur du pneumo-gastrique. La lésion de ces nerfs pourrait entraîner des accidents ; on l'évitera toujours en ouvrant la veine à quelques lignes au-dessous de sa partie moyenne. L'incision rencontre d'abord une peau assez fine, puis un tissu cellulaire graisseux, plus ou moins dense, et le muscle peaucier. Vient ensuite un tissu cellulaire lâche, au

milieu duquel marche la jugulaire externe. Il
existe un grand nombre de filets nerveux derrière elle. Je n'ai rien à dire des couches profondes, car, fort éloignés de la veine externe,
et séparés d'elle, notamment par le muscle
sterno-mastoïdien, les gros vaisseaux sanguins
ne sauraient être atteints par une saignée faite
dans les circonstances ordinaires.

ARTICLE II.

La saignée des veines jugulaires remonte à
une époque fort éloignée. Suivant Freind, cette
opération fut pratiquée pour la première fois (1)
par Alexandre de Tralles, médecin qui vivait
au vi^e siècle, sous l'empereur Justinien. Paul
d'Ægine l'adopta également dans le cours du
viie siècle. Prosper Alpin et Marc-Aurèle Séverin
nous rapportent que cette saignée, qui était en
honneur chez les Arabes, fut enseignée par
ceux-ci aux Égyptiens, à l'époque de leur émi-
gration. Séverin cite Rhasès, Avicenne, Ali-Ben-
Abbas, Albucasis (2). Au commencement du
xviie siècle, G. Fabrice de Hilden écrivait qu'il

(1) Comment. ii, de Febribus.
(2) In medic. efficaci de Angiol., c. 16.

en obtenait des succès, mais qu'elle était peu usitée de son temps (1), et qu'elle demandait à être pratiquée par un chirurgien habile (2). Nous lisons dans les observations de Thomas Bartholin qu'il ouvrit cent fois les jugulaires avec d'heureux résultats (3). Cette saignée compta parmi ses partisans Willis, Lancisi, Sydenham, etc. Van-Horn l'a vue pratiquer avec succès par Séverin (4). En Allemagne, elle fut tirée de l'oubli dans les premières années du xviiie siècle, par Hoffmann (5). Peu de temps après, B.-L. Tralles écrivit le seul traité spécial qui existe sur cette saignée (6). Heister cite ce travail, et pense que cette opération est fort ancienne (7). Arnauld de Villeneuve l'avait enseignée en France vers le xiiie siècle, mais une crainte mal fondée l'y fit long-temps négliger. Dionis nous apprend que c'est une opération que l'on faisait faire dans la semaine des saignées aux aspirants qui voulaient passer

(1) Centuriæ iv, obs. 14.
(2) Liber de combust., c. 13.
(3) Centuria i, epist. 18.
(4) In microtechne, sect. ii, part. 1, § 36.
(5) Med. syst., tom. iv, sect. ii, cap. v, pag. 412.
(6) B.-L. Tralles. Vlatislaviæ et Leipsiæ, 1735.
(7) Tom. i, pag. 419, chir.

maîtres, à Paris; il ne paraît nullement en redouter les effets (1). La chirurgie militaire a su
en tirer de grands avantages. Cette saignée fut
d'un grand secours, ainsi que l'artériotomie,
contre l'ophthalmie qui attaqua notre armée
pendant la campagne d'Égypte (2). M. Larrey
est un des chirurgiens de notre époque qui l'a
employée le plus fréquemment. La saignée la
plus efficace qu'on puisse mettre en usage, dit-
il, pour désemplir les vaisseaux de la tête, est
celle des veines jugulaires (3). Je lis dans l'ouvrage de M. Bégin (4), qui en décrit très bien
le procédé opératoire, que cette saignée est ordinairement longue et peu brillante à exécuter,
mais qu'elle n'est jamais suivie d'accidents.
Boyer y avait recours quelquefois, et il nous
disait, dans ses leçons, en avoir obtenu d'heureux effets (5). Quoi qu'il en soit, tout ce que
nous lisons dans les auteurs tend à nous démontrer que cette opération n'a jamais été généralement adoptée. M. Andral père, dont la

(1) Édit. revue par Lafaye, pag. 470.
(2) V. Desgenettes. — Savaresi. Armée d'Orient.
(3) Clinique, tom. I, pag. 294.
(4) Chirurgie, pag. 60.
(5) Chir., tom. IX, pag. 288.

pratique éclairée remonte à une époque qui est déjà loin de nous, me dit qu'il ne l'a vu employer que très rarement. Elle n'a point été jugée digne de figurer dans les grands traités de médecine opératoire, et cependant n'est-ce pas une petite opération aussi difficile, aussi délicate, je dirai même plus utile, qu'un grand nombre de celles que l'on décrit minutieusement? Toutefois, comme si le siècle, faisant un retour sur le temps passé, était étonné d'avoir négligé des moyens dont nos pères tiraient un si bon parti, nous voyons maintenant les procédés opératoires les plus usités pour ces saignées décrits dans tous les Dictionnaires modernes de médecine et de chirurgie, et dans la plupart des ouvrages pratiques les plus récents (1). Jusqu'alors ils n'avaient été enseignés que d'une manière vague ; comme je ne trouve rien de précis dans les anciens auteurs, et que ceux des modernes qui s'en sont occupés y ont rarement sacrifié plus d'une ou deux pages, je vais faire quelques remarques pratiques sur les divers temps de cette opération.

(1) Roche et Sanson, tom. i. — Malgaigne, Méd. opér. 1836, etc.

ARTICLE III.

REMARQUES PRATIQUES SUR LES DIVERS TEMPS DE LA SAIGNÉE DES VEINES JUGULAIRES EXTERNES.

A. La position du malade pour cette petite opération doit varier nécessairement suivant l'affection dont il est atteint. Il peut être assis sur le bord de son lit, ou dans un fauteuil; mais, dans la plupart des cas, il est couché. Il suffit dans cette dernière circonstance, qui est la plus commune, de placer un oreiller sous les épaules, de faire pencher en arrière la tête soutenue par un aide, et de faire tourner fortement le visage du côté opposé à celui que l'on veut saigner.

B. La compression est ici un point très important. Ce n'est pas seulement pour faire développer les veines que l'on y a recours, mais bien aussi afin d'empêcher l'air de pénétrer dans le vaisseau avec les globules du sang, par l'ouverture que l'on va faire. Cette compression doit être établie sur la partie inférieure de la veine, auprès de son embouchure dans la sous-clavière, sur l'espace qui se trouve entre l'attache claviculaire du tendon du muscle sterno-mastoïdien, et le bord antérieur du tra-

pèze. Elle ne doit être cessée que lorsque les
bords de la petite plaie ont été rapprochés, car
il ne faut pas l'exposer bénévolement à cette
introduction de l'air tant redoutée par quelques
médecins théoriciens. Hollerius (1) employait
un appareil de compression qu'il serait superflu
de décrire. Il prouve seulement que de tout
temps il s'est rencontré des médecins qui ont
voulu remplacer les manœuvres les plus simples
par les machines les plus compliquées. Chabert,
chirurgien de Paris, inventa aussi un appareil
de compression qui mérita les éloges de l'Académie de chirurgie (2). Dionis et la plupart des
médecins qui l'avaient précédé comprimaient
ordinairement à l'aide d'un mouchoir roulé en
boudin dont le milieu était appliqué derrière
le cou, et dont les deux chefs étaient ramenés
et liés sur le devant de la poitrine; un aide tirait sur la partie inférieure de la ligature au
point où étaient noués les deux chefs, afin de
comprimer les parties latérales du cou. C'était
le moyen adopté par Heister (3). Lafaye conseille d'appliquer une compresse épaisse sur la

(1) In scholio de curandâ apopl.
(2) Mém. de l'Ac. de chirurgie, t. II, pag. LXIII.
(3) In chirurg., part. II, cap. 7.

veine; cette compresse est maintenue à l'aide
d'une bande qui embrasse le cou par deux ou
trois circulaires. La bande est peu serrée et vient
s'attacher vers la nuque par deux nœuds, l'un
simple, l'autre à rosette. Une autre bande ou
ligature est engagée au devant du cou dans ces
circulaires, et les deux chefs sont ramenés sur
la partie antérieure de la poitrine ; un aide tire
sur ces deux chefs de manière que les circulaires ne portent pas sur le devant du cou, ne
gênent point la trachée-artère, et n'agissent enfin que sur les parties latérales, principalement
vers le côté sur lequel la compresse a été appliquée. Cette ligature est certainement convenable, et je la retrouve dans Boyer et dans plusieurs
auteurs. Au lieu de tirer avec une seconde
bande sur la ligature circulaire du cou, un
aide peut saisir avec le doigt celle-ci au devant
du cou, et je crois qu'il lui sera bien plus facile
de diriger l'action compressive comme il l'en-
tendra, que s'il tirait sur une bande placée
comme l'indique Lafaye (1).

Il est encore une autre manière de comprimer les jugulaires. Lorsqu'une compresse a été
appliquée sur la veine qui doit être ouverte, le

____

(1) Bégin, pag. 59, chir.

milieu d'un mouchoir roulé en boudin est placé sur cette compresse carrée, et les deux chefs en sont ramenés sous l'aisselle du côté opposé. Ce mode de compression, préféré d'ailleurs par Boyer, paraît le meilleur parce qu'il ne comprime pas la veine opposée, ce qui est essentiel, puisque la compression des jugulaires en totalité donne à craindre la stase du sang dans les sinus de la dure-mère, et, par suite dans les veines cérébrales. Dans aucun cas, le malade ne doit être chargé de la faire lui-même en tirant sur sa ligature, comme l'indiquaient Dionis et autres. Cette recommandation n'a pas besoin d'être appuyée de raisonnements. Dans certains cas, au lieu de maintenir la compresse placée sur la jugulaire par une ligature, on aura recours aux doigts d'un aide intelligent. Le cachet que l'on emploie pour comprimer les artères est un excellent moyen. Enfin, si la veine est volumineuse, l'opérateur peut comprimer avec le pouce d'une main, tandis que l'autre main fait la saignée.

C. Quelques médecins avaient pensé qu'il valait mieux ouvrir la veine jugulaire externe droite quand on voulait tirer beaucoup de sang de l'intérieur de la tête. Ils croyaient, au contraire, que c'était la veine du côté gauche qui devait être ouverte lorsqu'on voulait déprimer le système sanguin de l'extérieur de cette partie du corps. Sur quoi se fondait leur opinion? c'est que les sinus latéraux de la dure-mère qui se continuent avec les jugulaires internes n'ont pas toujours la même grandeur, tandis que le sinus latéral droit, ordinairement plus grand que le gauche, verse dans la jugulaire droite une plus grande quantité de sang provenant du cerveau et de ses membranes : cette dispo-sition n'est pas asez constante pour qu'on puisse en tirer de pareilles conséquences. C'est la veine la plus apparente qui doit être attaquée par la lancette. Si la maladie occupe un seul côté de la tête, c'est ce côté qui doit être saigné. Il est bien rare que l'on ne puisse pas ouvrir les jugulaires externes, mais Meckel rapporte des cas où elles n'existaient pas, et Boyer en cite un autre, d'après Heister, dans lequel il fut impossible de les découvrir. Je n'ai pas rencontré de semblables exemples, mais j'ai remarqué que lorsque les veines antérieures sont un peu développées, les jugulaires externes sont d'un très petit volume. Dans ce cas la saignée ne fournira que peu de sang.

D. Le lieu d'élection n'a pas été bien déterminé. Nous voyons, dans l'ouvrage de Tralles, que Dinus, que Bonhius, que Prosper Alpin, ouvraient la veine à sa partie supérieure. L'un voulait une incision oblique, les deux autres la faisaient longitudinale. Dans des cours modernes de chirurgie on a enseigné que le point où l'ouverture devait être faite était celui qui réunit le tiers supérieur de la veine à son tiers moyen. Boyer, M. Larrey, n'ont rien précisé là-dessus dans leurs écrits. J'ai vu ce dernier inciser toujours immédiatement au-dessus du point de compression : c'est le procédé qui me paraît le plus convenable. En effet : la partie supérieure de la veine est à peine saillante ; jusqu'à sa partie moyenne elle est entourée de ganglions lymphatiques, de filets nerveux, et ce n'est pas un seul filet que l'on doit éviter, comme l'ont dit quelques auteurs, mais bien un grand nombre. D'un autre côté il serait imprudent de piquer la veine vers son renflement inférieur, car on s'exposerait alors non pas seulement à l'entrée de l'air dans le vaisseau, mais aussi à une hémorrhagie. J'ouvre ordinairement les veines jugulaires à un pouce au-dessous de la ligne qui les divise en deux parties égales, c'est-à-dire un

peu au-dessus du point de compression que j'ai
établi.

E. Lorsque la veine ne paraît pas bien immédiatement après la compression, il faut recommander au malade d'exécuter des mouvements de mastication, de retenir un instant sa
respiration, si la chose est possible, de faire
des efforts comme dans la défécation, afin
d'obliger le sang à rester plus long-temps dans
les veines de la tête et du cou. Le muscle peaucier n'existe pas toujours. Pour le reconnaître
je fais serrer fortement les mâchoires, et tourner la tête du côté opposé à celui que j'examine;
le peaucier se voit alors soulevé entre le trapèze
et le deltoïde. C'est la direction de ses fibres
qui doit indiquer le sens de l'incision pour la
phlébotomie du cou. Si l'incision est faite parallèlement à ses fibres, l'ouverture de la petite
plaie se ferme promptement, et ne laisse pas
couler le sang à cause de la tendance que les
fibres musculaires ont à se rapprocher (1); si
au contraire les fibres du premier sont divisées,
l'ouverture reste béante. Lorsque la tête est
tournée du côté opposé à celui que l'on saigne,
le muscle que l'on a en vue n'a plus ses fibres

(1) Velpeau, Anatomie des régions, tom. 1, pag. 244.

situées parallèlement à la veine; elle sont alors obliques. Néanmoins je fais toujours une incision oblique d'arrière en avant, de bas en haut. Le sang ne coulait pas bien lorsque je faisais des incisions longitudinales.

F. Je ne fais jamais une ouverture trop petite, dans la crainte que le sang ne s'infiltre au milieu du tissu cellulaire. Elle a toujours de trois à six lignes, suivant l'embonpoint du sujet. Les auteurs ont généralement recommandé pour cette saignée une lancette plus grande et plus forte que celles qui sont employées pour la saignée du bras. Parfois je me sers d'un petit bistouri convexe sur le tranchant, et d'une pince. Il est bien important de ne pas enfoncer la lancette trop perpendiculairement, car la pointe pourrait traverser les doubles parois de la veine, ce qui exposerait à un trombus dans le tissu cellulaire profond, à une collection purulente, à la lésion des filets nerveux, etc. Il est des sujets chez qui les jugulaires sont profondes, ou des individus fort maigres, qui, pour peu qu'ils s'agitent, peuvent faire varier l'incision, occasionner une piqûre trop profonde et des accidents. Je fais alors avec un bistouri une incision d'environ quatre lignes, oblique, au point indiqué. Si la veine est très saillante, si la peau est fine, j'entre du premier coup dans le vaisseau. Dans les cas contraires, mon incision n'attaque d'abord que la peau, le thoraco-facial, et le tissu cellulaire. La veine, mise à nu, est saisie avec une pince, et ouverte en long, dans l'étendue de deux lignes. Il est possible que ce procédé soit plus douloureux que celui où on emploie la lancette; mais, sous tous les rapports, il offre plus de certitude. Craint-on d'aller trop profondément? On peut encore faire un pli transversal à la peau, et le couper obliquement. Le milieu de l'incision présente la veine bleuâtre dont la saignée, ainsi faite, fournira toujours du sang.

G. Lorsque la jugulaire est gonflée et tendue, elle n'est pas très mobile, mais la peau qui la couvre se déplace avec une extrême facilité. Il est donc nécessaire de la maintenir à l'instant de l'incision. Il a été conseillé de placer le pouce sur le point de compression, tandis que l'index maintient la veine plus haut. La chose n'est pas toujours facile, et il me paraît préférable de la faire fixer en haut par les doigts d'un aide.

L'appareil nécessaire à la saignée du cou comprend un mouchoir roulé en boudin, deux bandes longues de deux à trois aunes, deux compresses carrées, petites et assez épaisses; un plumasseau de charpie; des alèzes, une lancette assez forte; un petit bistouri convexe sur le tranchant; une pince, des cartes ou une gouttière de métal; une cuvette, un stylet mousse, des bandelettes agglutinatives, une petite aiguille courbe, enfilée d'un fil ciré; une éponge, des serviettes, un vase contenant de l'eau tiède , un flacon de vinaigre , d'eau de Cologne ou d'alcali volatil ; une carafe d'eau froide, etc.

H. Il est rare que le sang s'écoule par jet continu ; le plus ordinairement ce jet s'arrête par intervalle, ou bien le sang s'écoule en bavant le long de la peau. Afin de hâter sa sortie, on recommande au malade de mâcher un bouchon, un linge ou tout autre corps étranger. Pour le recevoir, on se sert d'une carte pliée en gouttière , d'une lame de métal recourbée, ou de tout autre conduit. J'ai fait faire par M. Charrière, coutelier de la Faculté de médecine, une gouttière en fer-blanc, au bord de laquelle s'adapte, vers sa plus large dimension, un petit bourrelet de linge ou de crin. Ce bord peut s'appuyer sur la partie latérale du cou , au-dessous de l'ouverture de la veine, et en même temps qu'il s'oppose à l'écoulement du sang, le

long de la peau, il exerce une légère compression sur la veine, jusqu'à ce que la saignée ait
été jugée assez abondante. Lorsque le parallélisme des ouvertures de la peau et de la veine a
été détruit, on le rétablit à l'aide d'un stylet
mousse; les bords de la plaie sont écartés. Souvent le sang ne coule pas bien, quoique la saignée ait été bien faite, et cela peut tenir au peu
de volume de la veine, à la disposition des vaisseaux, à une syncope, etc.

I. Il peut arriver aussi que cette saignée présente des difficultés, quoique les veines soient
apparentes. Ces difficultés proviennent alors
uniquement des circonstances dans lesquelles
se trouve l'opérateur. Ainsi le malade peut être
agité et n'être maintenu qu'avec beaucoup de
peine; on peut se trouver dans un lieu mal
éclairé, le lit du malade peut être mal disposé,
le chirurgien peut n'avoir aucun aide convenable, la peau peut être ridée et glisser sous la
lancette ou le bistouri; la compression peut
être difficile, une peau mobile peut se promener
sur la veine, et le moindre changement dans la
compression ou dans les mouvements de la tête
détruit le parallélisme des ouvertures. C'est
pour cela que j'ai pensé que l'on pouvait se ser-

vir avec avantage d'un cachet analogue à celui
que l'on emploie pour comprimer les artères,
mais d'une forme longitudinale. J'ai rencontré
quelquefois les obstacles que je viens d'énumérer, et j'ai été obligé de renoncer à la saignée
des jugulaires, lorsque je n'avais aucun aide. Si
je tenais néanmoins à dégorger immédiatement
le système sanguin de la tête, j'avais recours à
l'artériotomie. Si la chose ne me paraissait pas
indispensable, je faisais une saignée du bras ou
du pied.

J. Lorsqu'une quantité de sang suffisante a
été obtenue, l'ouverture de la veine doit être
fermée avec soin. Les anciens avaient vu plusieurs fois des hémorrhagies en être la suite, et
ils les redoutaient. Dirai-je que pour les arrêter
Zacutus Lusitanus conseillait l'emplâtre de
Galien, composé d'aloès, d'encens, de blanc
d'œufs et de poils de lapin (1) ! J'ai toujours le
soin de réunir les bords de la petite plaie avec
une ou deux bandelettes de sparadrap agglutinatif. On applique ensuite une compresse carrée, assez épaisse, maintenue par une bande
circulaire dont on prévient le dérangement en
conduisant quelques tours sous l'aisselle oppo-

(1) In historiâ prax. admir., lib. i, obs. 79.

sée. Ce bandage est maintenu pendant quatre ou cinq jours ; il peut être remplacé avantageusement par un mouchoir plié en cravate, peu serré. Il arrive parfois que ces moyens ne suffisent point, soit que la saignée laisse échapper du sang, soit que l'on ait à craindre quelque mouvement violent de la part du malade. Avec une aiguille courbe et un fil simple, je fais alors un ou deux points de suture qui réunissent la plaie. Le premier doit être fait à sa partie supérieure, et sans comprendre la veine en aucune façon ; souvent il suffit. Le bandage qui maintient la compresse placée sur cette suture doit être légèrement compressif, pour empêcher l'infiltration du sang dans le tissu cellulaire. Ces sutures m'ont été nécessaires, et je croyais les avoir employées pour la première fois, lorsque je vis dans Paré que, pour un cas d'hémorrhagie, ce chirurgien avait cru devoir lier la veine, et l'avait fait avec succès (1). Cette suture entraîne toujours un peu d'irritation dans le tissu cellulaire voisin, quoique j'évite toujours de comprendre la moindre portion de la veine ; aussi la fais-je quelquefois par un simple nœud et une rosette, sur un petit rouleau de spara-

(1) Lib. 9, cap. 4.

drap. Je retire le fil dès le lendemain, si je m'aperçois que l'inflammation adhésive ait réuni les parties. Le bandage circulaire continue à être appliqué. Après ces diverses remarques sur la phlébotomie jugulaire, je vais la décrire rapidement.

ARTICLE IV.

PROCÉDÉ OPÉRATOIRE.

Le malade est placé sur un fauteuil, la tête maintenue par un aide, et tournée du côté opposé à celui que l'on va saigner, ou sur son lit, la tête penchée en arrière et tournée dans le même sens; des alèzes recouvrent les épaules. Le chirurgien établit la compression de la veine jugulaire, s'assure bien de sa position, de son volume, du battement des carotides, dans la crainte de rencontrer quelque anomalie. Un aide appuie deux doigts sur la partie supérieure de la veine afin de la fixer. L'opérateur place sa main gauche sur le point de compression; de la main droite il saisit sa lancette par le talon, la pointe dirigée en avant; il la plonge obliquement dans la veine, de bas en haut et d'avant en arrière, et la retire par un mouvement d'élévation, en faisant à la peau une incision d'environ quatre lignes. Le sang est dirigé sur-le-champ dans un vase à l'aide d'une gouttière de métal ou de carton. L'aide qui fixait la veine en haut ôte ses doigts aussitôt qu'elle est ouverte, et les place sur le point de compression. Si le sang ne vient qu'en bavant, le chirurgien facilite sa sortie à l'aide d'un stylet mousse, et lorsqu'il en a obtenu une quantité suffisante, il rapproche avec deux doigts les bords de la plaie. Tandis qu'il lave les parties voisines, la compression de la partie inférieure de la jugulaire est diminuée graduellement, et non brusquement. Enfin la plaie est réunie par une bandelette de sparadrap adhésif, ou par un point de suture, s'il y a lieu de craindre une hémorrhagie. On panse à plat, avec un léger plumasseau de charpie et une compresse épaisse; le tout est maintenu par un large mouchoir plié en cravate, peu serré autour du cou, ou quelques circulaires d'une bande dont un jet passe sous l'aisselle. J'ai supposé que la saignée était pratiquée sur la jugulaire du côté gauche. Si le chirurgien veut ouvrir la droite, et n'est pas ambidextre, il peut se servir de sa main droite, en dirigeant l'incision de haut en bas et d'arrière en avant.

S'il survient une syncope, il faut jeter de l'eau froide au visage du malade. L'aide qui fait la compression se gardera bien de l'abandonner. J'ai rarement vu ces syncopes survenir, parce que j'ai toujours pensé que la saignée des jugulaires ne devait point dépasser douze à quinze onces ; il vaut mieux y revenir, si le cas l'exige. Cependant Heister nous dit que les syncopes ne sont aussi fréquentes dans aucune autre saignée (1). Cette opinion ne dit rien contre cette opération, et je pourrais citer un nombre considérable de malades qui, saignés au bras, se trouvent mal avant même que le sang ne s'échappe de leur veine.

ARTICLE V.

DES ACCIDENTS QUI PEUVENT SURVENIR.

Les accidents qui peuvent suivre la saignée des jugulaires sont : 1° suivant quelques chirurgiens, l'introduction de l'air dans les cavités du cœur par la voie du vaisseau ouvert ; 2° un trombus, l'infiltration du tissu cellulaire, soit en raison de la laxité de ce tissu, soit parce que la veine serait percée de part en part ; 3° la pi-

(1) In chirurg., part. II, cap. 7.

qûre des filets nerveux cervicaux; 4° la formation d'un phlegmon, d'une collection purulente; 5° une phlébite ; 6° une hémorrhagie.

1° Si de l'air s'introduisait dans les cavités
du cœur, la mort serait subite. Les expériences
de physiologie, et les faits que l'on a observés
dans des opérations graves, pratiquées vers la
région du cou ou de la partie supérieure de la
poitrine, l'ont bien démontré. En vain ferait-
on des aspersions d'eau froide, des frictions
irritantes, des saignées; en vain chercherait-on
à agir sur le tube digestif; la phlébotomie du
cou n'a jamais présenté un semblable accident,
et je suis tenté de croire qu'il ne s'en présen-
tera jamais.

2° Lorsque, après cette saignée, il se forme un
trombus, il faut bien se garder de laisser couler le sang : un bandage légèrement compressif
doit être appliqué immédiatement sur la tumeur qui commence à se développer, et on
ouvre une autre veine.

3° Les deux cas dans lesquels Bosquillon rapporte avoir trouvé une lésion des filets nerveux
sont les seuls cités. On dut combattre par des
moyens généraux les accidents qui s'étaient
développés vers le cerveau. Si l'on pouvait s'a-

percevoir d'une semblable lésion, il serait bien, sans doute, d'ouvrir la plaie de la saignée, et de couper par travers les filets nerveux piqués ou déchirés.

4° Si les bords de la plaie suppurent, il faut panser simplement. S'il se forme un phlegmon, une collection de pus, il devient nécessaire d'avoir recours aux antiphlogistiques, à l'ouverture de l'abcès.

5° Je n'ai jamais vu de phlébite en pareil cas. Si cette maladie survenait, elle serait traitée d'après les principes connus, avec d'autant plus d'énergie, que l'inflammation étant ici très voisine du cœur, on aurait à craindre une infection purulente plus rapide. Il en serait de même pour l'érysipèle, etc.

6° Nous avons vu que l'hémorrhagie n'était point à craindre, et qu'il était facile d'ailleurs d'y remédier. Nous ne pouvons supposer d'autres accidents qui seraient tout-à-fait indépendants de la pratique ordinaire de cette saignée.

ARTICLE VI.

COUP D'OEIL SUR LES AVANTAGES, LES DIFFICULTÉS ET LES INCONVÉNIENTS DE LA PHLÉBOTOMIE DU COU.

« Quelques uns, disait Amb. Paré, débatent
» que le sang doigt estre tiré au plus loing pos-
» sible du lieu où il fait le mal : ceste opinion
» est fausse, car la saignée vuide et évacüe pre-
» mièrement le lieu le plus prochain (1). »

Cette opinion que Paré combattait est pourtant encore admise par quelques médecins, tant il est vrai qu'on abuse souvent d'un principe vrai pour en tirer de fausses conséquences. En effet, on a eu recours de tout temps aux saignées dérivatives ; mais il faut bien se garder de les confondre avec celles qu'exige un cas urgent, avec celles qui ont pour but une déplétion sanguine rapide. Une saignée faite sur un point éloigné ne saurait amener un prompt affaissement des faisceaux capillaires sanguins, dont la turgescence peut bientôt produire des désordres dans un organe hypérémié. Dans les congestions cérébrales, par exemple, n'est-il pas évident que parmi les saignées, celle-là sera la

(1) Huitième édit., pag. 651.

meilleure qui débarrassera le plus vite le cerveau du sang qui obstrue son système vasculaire? D'après les dispositions anatomiques des veines jugulaires, nous devons conclure que la saignée de la jugulaire externe désemplit directement les sinus méningiens, qu'elle débarrasse à l'instant même les vaisseaux profonds du cerveau. Elle est donc la plus utile, la plus sûre contre toutes les congestions sanguines de la tête pour lesquelles il faut agir promptement et énergiquement.

Mais quelles sont donc les difficultés qu'elle présente ? quels accidents avons-nous tant à craindre? Je suis porté à croire que les saignées des jugulaires et des artères temporales ne sont tombées en désuétude que parce que la plupart des médecins, ne les ayant jamais pratiquées pendant leurs études, craignent ensuite de se compromettre par quelque maladresse, quoique nous vivions dans un siècle pour ainsi dire anatomique. Il est bien vrai que, comme cela a lieu dans les moindres opérations, quelque difficulté peut se rencontrer lorsqu'on veut ouvrir une jugulaire ; mais à moins qu'il existe une disposition anormale , ou des circonstances toutes particulières, je ne saurais admettre l'impossibilité de faire cette saignée. En suivant les préceptes que j'établis pour le mode opératoire, on aura toujours du sang. Quant aux avantages que l'on en peut retirer, me demande-t-on des faits? je renvoie aux nombreux auteurs cités dans ce mémoire, à mes propres observations, aux cliniques de l'hôpital du Gros-Caillou, où j'ai fait et vu faire un grand nombre de ces saignées dans les services de MM. Larrey, Poirson, Regnault. Je n'ai jamais observé un seul accident. A quoi tenaient ceux que Bosquillon a vus survenir chez des enfants (1)? A la lésion des nerfs, à la piqûre de la paroi postérieure de la veine? Je n'en connais aucun autre exemple, et Botal, le héros de la saignée, blâme celle de la jugulaire sans citer un seul fait à l'appui de son opinion (2). A combien d'accidents divers, au contraire, la saignée du bras n'a-t-elle pas donné lieu? On a avancé que l'air peut s'introduire dans la jugulaire à l'instant de la saignée, se précipiter vers le cœur et causer instantanément la mort. J'insiste là-dessus, car c'est le plus grand reproche que l'on puisse faire à cette

(1) Diction. des sciences méd., vol. 26, pag. 489. J.-B. Monfalcon.

(2) De curat. per miss. sang, c. 40.

opération, et il n'est vraiment fondé que sur
une crainte puérile. Willis ne voyait pas pourquoi on ne saignerait pas cette jugulaire que
l'on ouvre si souvent chez les chevaux, puisque
l'on n'a à craindre, au lieu d'élection, ni la lésion
d'un nerf, ni celle d'une artère (1). C'est précisément en ouvrant ces veines chez les chevaux
que l'on a un exemple ou deux de cette funeste
introduction de l'air dans le cœur, mais encore
cela n'a-t-il eu lieu que pendant des expériences
physiologiques. La veine était mise à nu le
plus près du cœur possible et largement ouverte, et il a encore fallu des manœuvres particulières pour y pousser l'air. Je suis lié avec
quelques médecins vétérinaires instruits. Je citerai entre autres M. Batifoliez, vétérinaire des
écuries de la maison du roi. L'accident dont
nous parlons n'est pour eux qu'une supposition
de pure théorie. M. B. Wing, à Boston, n'a pu
tuer des lapins qu'en introduisant de l'air par
les jugulaires avec une forte seringue. Il a fallu
pour cela, ou une injection brusque d'un volume d'air égal à celui de deux ou trois gros de
liquide, ou une injection lente d'un volume
d'air équivalent à celui de six onces d'eau. No-

(1) Pharmaceut. ration., part. II, sect. II, cap. I.

tons bien que, sans l'emploi de la seringue, l'air n'allait pas se mêler au sang du cœur de ces animaux. Quoi qu'il en soit, l'analogie ne saurait être admise. Il n'existe pas un seul exemple d'accident semblable chez l'homme. L'opérateur prudent le redoutera bien moins encore s'il prend toutes les précautions que j'ai indiquées.

CHAPITRE VI.

Je vais parler maintenant des effets thérapeutiques de la saignée des jugulaires dans les maladies pour lesquelles elle a été employée le plus fréquemment. Je ne cite que des cas de guérison, et ce choix me paraît indiqué par la nature de mon sujet. Que l'on ne croie pas cependant que je donne cette saignée comme un moyen infaillible ; je veux dire seulement que, dans un grand nombre de cas, la phlébotomie du cou réussira là où celle du bras ou du pied auraient échoué. Je ne crains pas que l'on m'accuse de traiter un sujet déjà usé ; je ne crains pas que l'on me dise qu'il n'y a rien à faire qui n'ait été fait. La juste application des saignées en médecine n'a peut-être pas encore été faite entièrement et laisse quelque chose à désirer. La différence d'opinion des auteurs le prouve. Parmi d'assez nombreuses observations que j'ai recueillies dans les hôpitaux et dans ma pratique particulière, je citerai les suivantes.

ARTICLE PREMIER.

PREMIÈRE OBSERVATION. — *Apoplexie.*

Je fus appelé rue de la Voirie, n° 6, pour porter secours à un tambour de la première légion. Cet homme, en montant au haut d'une échelle pour pénétrer dans un grenier, avait été frappé d'une attaque d'apoplexie. Nous étions au mois de juin 1834. L'accident était arrivé depuis trois ou quatre heures, et le malade, placé sur un grabat, se débattait au milieu d'horribles convulsions. La langue était paralysée ainsi que le côté droit. J'ouvris sur-le-champ une veine du bras gauche, mais le sang venait à peine, et les accidents continuaient. Alors je fais maintenir le malade. Un des assistants comprime la veine jugulaire gauche avec un tampon de linge, et je l'ouvre à sa partie moyenne à l'aide d'un bistouri convexe sur le tranchant. Vingt onces de sang, au moins, s'écoulent rapidement, et le malade devient calme. Je l'envoie à l'hôpital Beaujon, après avoir réuni mon incision par un point de suture. Le docteur Bouchet, mon ami, alors interne, qui le reçut dans le service de M. Re-

nauldin, ne vit pas sans surprise ce point de
suture fait à la plaie du cou ; mais il s'en rendit
bientôt raison. Après quelques accidents, M....
sortit de l'hôpital, conservant un léger trouble
dans l'intelligence. Il avait fait les guerres de
l'empire, et avait reçu plusieurs blessures. Notre colonel, M. le marquis de Marmier, l'a fait
admettre aux Invalides.

Nulle maladie ne demande un secours aussi
prompt que l'hémorrhagie cérébrale. Nulle saignée autre que celle des jugulaires ne saurait
débarrasser aussi rapidement les vaisseaux engorgés de la tête. Dirai-je que *Galien, Oribaze,
Aëtius, Paul d'Ægine, Aurélien, Prosper Alpin,
A. Paré, Scultet, Fabrice de Hilden, Fienus,
Séverin*, la recommandent contre l'apoplexie
d'une manière toute spéciale. C'est à cette déplétion sanguine que J. Catherwood (1) adresse
la préférence dans son traité sur cette affection.
Voilà comment s'exprime Boerhaave en parlant
du traitement de l'apoplexie : « *Ergo fiat larga,
cita, missio sanguinis ex venis jugularibus; post
hanc enim, si morbus statu est solubilis, statim
levamen oriri solet.* » Lancisi dit avoir vu revenir

(1) New method of curing the apoplexy.

un homme réputé mort dès que l'une de ses jugulaires eut été ouverte (1). Cette saignée n'est pas seulement utile au moment même de l'accident, elle est également avantageuse lorsque déjà divers symptômes fâcheux se sont manifestés. L'observation suivante en fournira la preuve.

DEUXIÈME OBSERVATION.

Madame Chevin, rue Jean-Goujon, n° 6, me fit appeler, le 24 août 1836, pour lui donner des soins. Cette dame, âgée de 50 ans, née en Portugal, d'une constitution forte, mais fatiguée, avait été atteinte, l'avant-veille, d'une attaque d'apoplexie pour laquelle on lui avait fait une saignée du bras; tout le côté droit était paralysé; le pouls était fort et fréquent, la parole était difficile, le visage était rouge par intervalles, les yeux étaient vifs et saillants : je pratiquai sur-le-champ une saignée de la veine jugulaire droite, et tirai environ douze onces de sang L'agitation cessa aussitôt, et, au bout de quelques heures, la malade put mouvoir un peu les membres paralysés. L'ouverture de la saignée fut réunie par une petite bandelette de

(1) Lancisi, de Morte subitâ, lib. II, cap, 5.

sparadrap adhésif. Le lendemain, je crus devoir encore tirer du sang de la même veine, et il me suffit pour cela d'écarter les bords de la plaie avec la tête d'une grosse épingle. Elle fut ensuite réunie comme la veille. Le traitement prescrit en général contre la maladie dont madame Chevin était atteinte la rendit en peu de jours à son état de santé ordinaire, et elle avait repris ses occupations lorsque je la perdis de vue.

Si cette malade eût été saignée à une jugulaire à l'instant de son apoplexie, il est bien probable que la paralysie ne se serait pas manifestée. N'est-il pas étonnant que cette méthode soit maintenant abandonnée, tandis que presque tous les auteurs qui ont traité des maladies de la tête ont proposé d'y avoir recours sur-le-champ? Lazare Rivière (1) assure que presque tous les apoplectiques, qui étaient ainsi saignés de son temps, recouvraient ainsi leur santé antérieure. Enfin, Heurnius (2), Forestus (3),

(1) Prax. med., lib. 1, cap. 2.
(2) Med. syst., tom. iv, part. ii, de hæmorr. cerebri, p. 174.
(3) Lib. de morbis capitis.

J. Riolan (1), T. Sydenham (2), Goth. de Berger (3), Valsalva, M. Rochoux (4), Lieutaud (5), Montain (6), Portal (7), John Andrews (8), la conseillent dans leurs ouvrages comme une des premières indications à remplir dans l'hémorrhagie cérébrale. Vieusseux la préconise comme le moyen le plus efficace dans l'apoplexie sanguine. Il conseille de la faire du côté non paralysé (9). La plupart de nos auteurs contemporains considèrent, sans doute, la question comme résolue dans le même sens que leurs devanciers, puisqu'ils en parlent à peine. Je ne crois pas d'ailleurs devoir différencier ici certains cas d'affections encéphaliques contre lesquels la saignée ne convient point. Ces réflexions s'appliquent à l'apoplexie proprement dite, à l'hémorrhagie cérébrale, et non pas aux

(1) Meth. medendi de apoplexiâ.

(2) Operum, p. m. 750.

(3) Dissert. de apoplexiâ.

(4) Diction. de méd., *Apopl.*, pag. 551, article de M. Rochoux.

(5) Apoplexie, pag. 253.

(6) Traité de l'Apopl., 1811.

(7) Mém. sur la nat. et le trait. de l'apopl.

(8) Diss. on the apoplexy. Philadelph., 1793.

(9) Traité de la saignée, pag. 38.

altérations anciennes du cerveau. Voilà un exemple qui suffirait seul pour faire apprécier l'espèce de saignée que je recommande.

TROISIÈME OBSERVATION.

Un charretier des Batignolles, nommé Robin, âgé de quarante-cinq ans, passait dans la rue de Miroménil, le 14 juin 1832. Il tombe en face de la maison n° 34, et vite les voisins de crier au choléra. J'arrive auprès de cet homme; ses yeux étaient brillants, son visage était rouge et gonflé. Le pouls était plein et difficile à déprimer; la respiration était stertoreuse. Le malade était privé de tout sentiment et de tout mouvement. Nous l'étendîmes dans la cour, sur de la paille, à l'abri du soleil, et aidé du portier, je lui fis une forte saignée à la jugulaire droite. Elle n'était pas encore finie que déjà cet homme parlait. Quelques heures après il retourna à pied à son domicile. Qui pourrait douter que cette apoplexie, n'y eût-il que congestion cérébrale, que coup de sang, n'aurait pas été suivie d'accidents graves, si un secours aussi prompt et aussi énergique n'avait pas été administré? Deux observations m'ont encore démontré récemment quel avantage la saignée du cou a sur celle du bras. Le 4 juin 1836, par un temps orageux, un ancien cocher, âgé de cinquante-cinq ans, nommé Lemaire, demeurant rue du Faubourg-Saint-Honoré 112, a une attaque d'apoplexie et tombe dans la cour de l'hôtel. On le porte dans une mansarde, et je suis appelé auprès de lui. Obligé de renoncer à le saigner au cou, je lui fais une forte saignée du bras qui, quoiqu'elle soit renouvelée dans la nuit, ne calme pas les accidents. Trois jours après, cet homme est mort à l'hôpital Beaujon. M. Bujon, interne, en a fait l'autopsie, et m'a dit qu'il avait rencontré une méningite et une forte injection du cerveau.

Dans la même soirée du 4 juin, j'ai vu, rue du Rocher, n° 16, un ancien domestique nommé Armand qui se trouvait absolument dans les mêmes conditions que Lemaire. Je lui ai ouvert une jugulaire, et tiré environ une livre de sang; dès le lendemain tous les symptômes fâcheux qui s'étaient développés vers le cerveau, avaient disparu.

ARTICLE II.

QUATRIÈME OBSERVATION. — *Asphyxie par suspension.*

En 1826, M..., ancien négociant, âgé de cinquante ans, ayant éprouvé des revers de fortune,

vint à Paris dans l'espoir d'y obtenir une place.
Il loua une petite chambre rue Copeau, n° 14,
dans un hôtel où je demeurais. Cet homme
était triste et ne parlait à personne. Le 18 février, vers midi, la maîtresse de la maison entre
chez moi tout effarée en criant au secours;
une domestique voulant faire la chambre de cet
homme, et craignant d'en avoir égaré la clef,
avait poussé la porte dont la serrure tenait mal;
elle avait vu ce malheureux pendu à l'espagno-
lette d'une fenêtre donnant sur Sainte-Pélagie.
Le cou était retenu par un mouchoir de soie;
les jambes étaient ployées et touchaient le carreau; le visage était rouge et gonflé; les yeux
brillants semblaient sortir de leurs orbites; les
mâchoires étaient serrées l'une sur l'autre; une
évacuation spermatique avait eu lieu; le pouls et
la respiration étaient suspendus, mais il existait
encore quelques battements du cœur. Le lien qui
avait amené la suffocation est promptement enlevé; de l'eau froide est jetée au visage; une copieuse saignée d'une veine jugulaire est pratiquée. L'asphyxié reprend connaissance, et nous
reproche de l'avoir soustrait à la mort. Nous le
fîmes transporter à l'hôpital de la Pitié, où il
mit fin à la vie, qui, disait-il, lui était insuppor-

table, en se donnant un coup de couteau dans
la région du cœur.

L'individu qui a été le sujet de cette observation avait dû éprouver à la fois une asphyxie
par suffocation et une apoplexie; le lien qui
comprimait le cou était placé au-dessus du larynx, et arrêtait la circulation des gros vaisseaux. C'est surtout dans l'asphyxie des pendus
que la saignée des jugulaires est merveilleuse. Il
n'y a qu'un seul cas où elle doit être remise,
c'est lorsque la face est pâle, mais alors il existe
rarement des ressources. Après avoir échappé
miraculeusement, cet homme est allé se tuer
dans un hôpital. Ces exemples sont fréquents,
car lorsqu'une idée fixe pousse au suicide, elle
abandonne rarement celui qui a la lâcheté de
ne pas la combattre. La position dans laquelle
je trouvai ce malheureux mérite d'être notée.
Ses genoux touchaient le parquet. Comment,
de nos jours, a-t-on pu douter du suicide d'un
grand personnage parce que ses pieds reposaient
sur le sol? Les auteurs de médecine légale sont
pleins de semblables faits. Depuis cinq ans j'en
ai vu quatre exemples dans le seul quartier du

Roule. Une volonté forte met tout en défaut. Le nègre au désespoir ne s'asphyxie-t-il pas en retenant sa respiration? Dernièrement, à l'Hôtel-Dieu, un homme a la force de s'étrangler dans son lit en serrant violemment sa cravate. M. Bellenaud (1) donne l'observation d'un portier qui, s'étant pendu dans sa loge, fut secouru peu de temps après. Une saignée de la jugulaire dissipa la congestion cérébrale et ramena les battements du pouls. Le dixième jour, il était guéri.

ARTICLE III.

CINQUIÈME OBSERVATION. — *Asphyxie par submersion.*

J'étais employé temporairement à l'hôpital militaire de Saint-Jean-de-Luz, dans le mois de mai 1823. Un soldat, Jean Faigre, homme d'une forte constitution, ne sachant pas nager, tomba dans la mer, auprès du quai, par un mauvais temps, et n'en fut retiré qu'au bout d'une heure. Des marins l'apportèrent à notre hôpital, où on le crut mort. Il était froid et ne donnait aucun signe de vie. Les vêtements furent promptement enlevés. On lui avait déjà

(1) Journal de méd. , tom. xxi , pag. 176.

penché plusieurs fois la tête en bas, mais il n'a-
vait vomi ni eau ni mucosités. Nous le plaçâmes
sur un lit, la tête élevée, le corps enveloppé
d'une couverture de flanelle. Je séparai avec
une cuillère de bois les mâchoires qui étaient
serrées. Des frictions furent faites à la paume
des mains et à la plante des pieds. Une bassi-
noire bien chaude fut promenée sur le corps,
par-dessus la couverture. Des allumettes sou-
frées enflammées furent passées sous le nez. La
poitrine fut couverte de sachets pleins de cendre chaude. Enfin quelques morceaux d'agaric
enflammé furent placés sur les cuisses et sur la
région épigastrique. Un infirmier basque ayant
pincé le nez du noyé lui souffla fortement dans
la bouche; à l'instant un soupir sembla s'échapper de la poitrine; à mesure que l'infirmier
soufflait, je comprimais alternativement le thorax pour produire une respiration artificielle.
Il y avait une heure et demie que nous l'environ-
nions de nos soins lorsqu'il jeta un cri; bientôt
il remua ses membres; sa respiration devint
plus régulière, le pouls revint; le malade nous
parla et but quelques cuillerées de vin sucré.
J'avais quitté son lit depuis deux heures environ lorsqu'on vint me dire qu'il étouffait. Une

forte réaction s'était opérée; le pouls était dur et fréquent; le visage était rouge, tuméfié; les yeux étaient vifs; la respiration était saccadée, suspirieuse. Je m'empressai de lui faire une saignée de la veine jugulaire gauche, et tirai environ douze onces de sang. Ses pieds furent enveloppés dans un épais sinapisme. L'effet de cette médication fut immédiat; tout accident cessa, et, dès le surlendemain, le malade put se lever.

***

Cette observation est intéressante sous quelques rapports. Le malade était regardé comme mort lorsqu'il nous fut apporté, et nous n'obtînmes quelques signes de vie qu'après une heure et demie du traitement le plus énergique. Dans l'asphyxie par submersion, il ne faut jamais s'en laisser imposer par une mort apparente. Il peut arriver que la vie ne revienne entièrement qu'au bout de huit ou dix heures de soins (1). M. Orfila n'aprouve pas l'insufflation de l'air dans la bouche du noyé par la bouche d'un autre homme. Mais lorsqu'on n'a pas le tube laryngien de Chaussier, qui ne saurait se trouver partout, je crois, avec Fodéré, que le

(1) Orfila, Secours, etc., pag. 227,

moyen est excellent (1). C'est à dater de l'instant
de cette insufflation que le noyé a donné signe
de vie. La saignée de la jugulaire était nécessaire,
et nulle autre n'eût été aussi efficace. L'appareil
veineux cérébral était gorgé d'un sang noir dont
la stase produisait des symptômes de compression. Je dois dire ici toutefois que si les gens
ignorants ont la mauvaise habitude de tenir trop
long-temps les noyés la tête penchée; que s'ils
ont le tort de leur faire avaler des liquides,
quelques médecins, d'un autre côté, commet-
tent une faute grave en faisant une saignée sur-
le-champ. La saignée n'est utile chez les noyés
que lorsque la réaction vitale est trop vive.
Jamais on ne doit y avoir recours de prime
abord. M. Marc (2) en a signalé le danger, et
j'en possède deux tristes exemples que je m'ab-
stiendrai de citer. M. Fodéré nous dit cependant
que le temps pour pratiquer la saignée est lorsqu'on a déjà exécuté pendant quelques minutes
l'insufflation pulmonaire, et que le lieu est à
la veine jugulaire de préférence à toute autre
veine (3). Dans les mémoires de la Société

(1) Fodéré, art. *Noyés*, Dict. de médecine, pag. 414.
(2) Marc, Secours, etc., 237.
(3) Fodéré, Grand dict. de méd., tom. xxxvi, pag. 444.

d'Amsterdam en faveur des noyés, ou recommande cette saignée. Enfin Tissot s'exprimait ainsi : « Après l'emploi des excitants, si on a un chirurgien un peu adroit, il doit ouvrir une jugulaire, et laisser couler huit, dix, douze onces de sang, etc. (1). »

ARTICLE IV.

SIXIÈME OBSERVATION. — *Asphyxie par la vapeur du charbon.*

Mademoiselle..., âgée de 22 ans, modiste, demeurant avenue de Neuilly, d'une constitution sanguine et nerveuse, avait cru sur parole un jeune homme qui lui avait promis de l'épouser. Au bout de peu de mois elle en fut délaissée, et ne pouvant supporter cet abandon, elle résolut de mourir. Dans une matinée du mois de juillet 1831, elle calfeutra avec des bandes de papier la porte et les deux fenêtres de sa chambre ; trois réchauds remplis de charbon furent allumés auprès de son lit, sur lequel elle se coucha, après avoir bu une petite dose de teinture d'opium. Inquiété par l'odeur du charbon, un voisin finit par apercevoir ce qui se passe, par une vitre, et la porte est enfoncée

(1) Avis au peuple, chap. xviii.

sur-le-champ. On vient me chercher. A mon arrivée, l'asphyxiée était privée de tout sentiment, de tout mouvement; point de pouls, point de respiration; une glace approchée de sa bouche n'était pas ternie; le visage était pâle, les lèvres étaient livides; quelques mucosités s'échappaient de la bouche; les yeux étaient brillants et à demi entr'ouverts; les membres étaient flexibles, et offraient quelques taches bleuâtres; le corps conservait sa chaleur, et je voulus tenter de la ramener à la vie. La scène se passait au premier étage. Je fais porter cette pauvre fille dans la cour, et là, sur un lit de sangle, je lui fais des aspersions d'eau froide et sur le visage et sur divers points du corps; j'ai recours à des frictions irritantes, au chatouillement des narines avec les barbes d'une plume, à un lavement d'eau salée; une bande de linge, enduite de pommade ammoniacale, est appliquée le long de la colonne vertébrale. Ce dernier moyen paraît le plus actif. L'asphyxiée fait quelques mouvements. La respiration, d'abord très agitée, est bientôt moins suspirieuse, plus lente, plus facile. Le battement des artères reparaît. Les ablutions froides sont continuées encore pendant quelques minutes.

La malade vomit des aliments , et rend le lavement mêlé de matières noirâtres. Je la fais essuyer avec du linge chaud, et porter dans un lit que veut bien lui prêter une pauvre voisine. Je lui prescris une infusion de tilleul et un manuluve sinapisé. Elle était assez calme. Le soir , ses idées étaient en désordre; son visage était violacé ; elle jetait des cris confus , et roidissait ses membres. Il était urgent d'enlever la congestion cérébrale. Quinze ou seize onces de sang sont tirées de la jugulaire gauche , et tous les accidents sont apaisés. Depuis cette époque , le moral de mademoiselle .... s'est relevé. Je la vois quelquefois Elle m'a dit avoir souffert horriblement des convulsions que la vapeur du charbon lui avait données, malgré la potion narcotique qu'elle avait prise , et m'a affirmé qu'elle ne recommencerait plus.

Le meilleur moyen de rappeler à la vie les asphyxiés par la vapeur du charbon consiste à leur faire des affusions d'eau froide soit au visage , soit sur le corps. M. Marc recommande de ne les faire qu'au visage, tandis que des frictions irritantes sont faites sur d'autres points.

J'ignore depuis combien d'heures mademoiselle .... était asphyxiée, mais à moins que le corps ne soit complétement froid ou qu'il y ait un commencement de putréfaction, il faut agir, car on a pu sauver des personnes asphyxiées depuis un grand nombre d'heures, et il a fallu parfois plusieurs heures du traitement le plus énergique pour obtenir ce résultat. M. Malgaigne cite un cas où il a rappelé à la vie une femme asphyxiée depuis sept heures (1). Harmant, médecin de Stanislas à Nanci, paraît être le premier qui ait eu recours en pareil cas aux affusions froides (2). Mais revenons à la saignée dans l'asphyxie. On saignait autrefois l'asphyxié dès que l'on arrivait auprès de lui, et on courait souvent les risques de lui arracher ainsi un reste de vitalité. Dans ce genre d'asphyxie, lorsque la saignée est nécessaire, je préfère celle des jugulaires à toute autre, comme l'a conseillé Savary (3). Tous les auteurs ne sont pas d'accord là-dessus ; mais il est un point sur lequel ne diffèrent ni Harmant, ni M. Marc, ni M. Orfila, etc. , c'est que la saignée ne doit être

(1) Gazette méd., 1835, pag. 812.
(2) Mém. sur les effets du charbon allumé, 1775, p. 182.
(3) Grand dict. de médecine, tom. ii, pág. 591 , Sc. m.

faite que lorsque la vie est rétablie, lorsqu'il se manifeste une forte réaction vitale, ou lorsqu'une somnolence continue indique une grave congestion cérébrale. Voilà un fait qui vient encore à l'appui de l'opinion des auteurs que je viens de citer :

SEPTIÈME OBSERVATION.

Agn..., ouvrier cordonnier, âgé de vingt-sept ans, se renferme, vers six heures du matin, rue des Grésillons, n° 22, dans une petite mansarde, et allume des réchauds couverts de charbon. Ses parents l'en retirent au bout de quelques heures asphyxié, mais respirant encore. Un officier de santé le saigne abondamment au bras, au cou, à l'épigastre, à l'aide de sangsues et de ventouses. Quelques autres moyens sont ensuite essayés, mais la mort arrive définitivement. Appelé par le commissaire pour constater le décès, j'essaie en vain les affusions d'eau froide. La saignée, disposant à la syncope, rend l'asphyxie plus rapide et plus fâcheuse. Je ne crois pas qu'il soit hors de mon sujet de rapporter l'observation suivante :

HUITIÈME OBSERVATION.

Dun..., cocher, demeurant rue du Faubourg-du Roule, n° 76, rentre chez lui vers midi, le 5 mai 1836 ; il place une ligature autour de son bras gauche, et se donne un large coup de canif qui coupe la veine basilique. Du charbon était allumé sur plusieurs points de sa chambre. Le concierge, en sentant l'odeur, va frapper à sa porte, et, n'ayant pas de réponse, il l'ouvre de force. D... était étendu sur le carreau inondé de sang. Il pouvait y en avoir une livre. Un interne de l'hôpital Beaujon fut appelé, et donna à l'asphyxié les soins les mieux entendus. Tout fut inutile : il était mort.

———————

Il est une question sur laquelle l'opinion des médecins varie beaucoup. Éprouve-t-on de violentes douleurs pendant l'asphyxie par le charbon ? Des médecins ont cherché à en faire l'expérience sur eux-mêmes (1), mais on conçoit que cet essai n'a pu être poussé bien loin. Appelé souvent par M. le commissaire Bruzelin auprès de personnes asphyxiées, j'en ai vu quel-

____

(1) Mém. de M. Malgaigne, Gaz. méd., 1835, pag. 757.

11

ques unes revenir à la vie. Une dame de quarante ans et un jeune homme de vingt-cinq ans, dont je dois taire les noms, m'ont assuré que pendant plus de deux heures ils avaient éprouvé des angoisses inexprimables, et que, flottant entre le désir d'appeler du secours, la volonté de mourir, et la crainte de la honte qui s'attachait à leur acte insensé, ils avaient perdu la tête et étaient tombés en se dirigeant vers leurs fenêtres. Presque tous les cadavres d'asphyxiés que j'ai eus à examiner paraissaient avoir été agités par d'horribles convulsions. Souvent j'ai remarqué, lorsqu'on enfonçait leurs portes, que ces malheureux étaient couchés en travers. La douleur les avait chassés de leur lit ; ils voulaient ouvrir, mais la force leur avait manqué.

ARTICLE V.

NEUVIÈME OBSERVATION. — *Empoisonnement par l'opium.*

M..., valet de chambre, âgé de trente ans, d'une forte complexion, demeurant rue d'Anjou n° 18, avale une once de laudanum de Sydenham dans la nuit du 15 au 16 juin 1836. J'arrive auprès de lui à huit heures du matin, et le trouve dans l'état suivant : visage bleuâtre, yeux fixes, pupilles contractées; décubitus sur le dos, immobilité complète, peau froide, respiration très lente, pouls plein et dur. Quatre grains de tartre stibié avaient déjà été administrés par cuillerées sans résultat, ou plutôt le malade ne les avait pas pris. Je fais une large saignée au bras droit, et des affusions d'eau froide au visage. Bientôt cet homme fait quelques mouvements convulsifs, et prononce énergiquement les mots « horreur du jour. » Je prescris une limonade fortement acidulée, une infusion de café, des sinapismes et un lavement purgatif; des frictions sont faites sur les membres, et des applications froides sur la tête. Deux heures après ma première visite, je revois le malade; il est toujours dans le même assoupissement; lorsque j'en obtiens quelques paroles, il me dit que sa tête va s'entr'ouvrir. Le pouls est toujours lent et plein. Je fais une saignée à la jugulaire gauche et tire environ trois palettes de sang. La saignée n'est pas finie que déjà cet homme est revenu à lui, n'a plus mal à la tête, n'éprouve que de l'abattement; il dort pendant quelques heures, et le mieux persiste. Le 18, il a pu reprendre son service. Sa peau conserve une légère teinte ictérique.

La dose d'opium que M... avait prise était bien plus que suffisante pour l'empoisonner, et le poison avait été absorbé lorsque j'arrivai auprès de lui. Dès lors le tartre stibié était devenu inutile, sinon nuisible, car les vomissements ne pouvaient avoir d'autre effet que de congestionner encore la tête. La saignée était la première indication à remplir, et je crois que c'est celle de la jugulaire qui a sauvé mon malade. Dans l'empoisonnement par l'opium et les narcotiques en général, on pratiquera une saignée à la jugulaire immédiatement après l'expulsion de la substance vénéneuse, dit M. Orfila (1); on la répétera suivant le tempérament du malade.

ARTICLE VI.

DIXIÈME OBSERVATION. — *Angine.*

Charton, chasseur au premier régiment de la garde royale, entre à l'hôpital du Gros-Caillou, le 14 avril 1830, dans l'état suivant : La face est rouge, tuméfiée; les yeux sont brillants; la voix est rauque et les inspirations sont sifflantes. Le malade accuse une vive douleur au-devant du cou, surtout lorsqu'il veut avaler; elle est alors

(1) Toxicologie, tom. II, pag. 135.

déchirante. La langue est sèche, la peau est brûlante, et le pouls large et plein donne quatre-vingt-douze pulsations par minute; l'arrière-gorge est rouge; les amygdales sont énormes; par instants la suffocation paraît imminente. Le chevalier Regnault, médecin en chef, prescrit une saignée à une jugulaire, et j'ouvre immédiatement celle du côté gauche. A mesure que le sang coule, Charton dit éprouver du soulagement. J'en tire ainsi environ une livre; deux ventouses scarifiées sont appliquées ensuite autour du cou. Le lendemain, des symptômes d'embarras gastrique indiquèrent l'emploi d'un vomitif. Huit jours après son entrée à l'hôpital, ce militaire fut rendu à son service.

M. A. Séverin cite deux observations, l'une d'angine chez une femme, l'autre d'inflammation des fosses nasales chez un homme, qui cédèrent presque immédiatement à la saignée d'une jugulaire. Voilà comment il s'exprime : *« Dici non potest quam mirè levatos se senserint » utrique.»* Elle a été employée avec succès contre l'angine par Zacutus Lusitanus (1), Rivière (2),

(1) Prax. admir., lib. 1 , obs. 89.
(2) Prax., lib. vi , cap. 7.

Freind (1), Hoffmann (2), Bonet (3), Trallia-
nus (4). Lieutaud l'a conseillée également (5).
Vieusseux pense qu'il faut y recourir pour peu
que l'on ait à craindre la suffocation (6). Je suis
de ce dernier avis, et ce n'est que dans les cas
d'angine grave que j'emploierais cette saignée.
Lorsqu'une saignée du bras est suffisante, il est
inutile, en effet, de recourir à celle des jugulaires, mais je répète que, dans les cas graves,
c'est à celle-ci que l'on doit s'adresser. Si Charton n'eût pas été ainsi saigné, nul doute que sa
maladie ne fût devenue des plus fâcheuses. Les
militaires sont fort sujets aux maux de gorge.
Dans les hôpitaux où la phlébotomie du cou
était prescrite, je n'ai jamais vu un seul cas
d'angine gangréneuse.

ARTICLE VII.

ONZIÈME OBSERVATION. — *Folie. Démence furieuse.*

Robert, âgé de trente-sept ans, ancien cuisinier
fixé à Londres, a fait, il a plusieurs années, une

(1) Comment. II, de Febribus.
(2) Med. syst., tom. IV, c. de Anginâ.
(3) Med. septentr., lib. II, sect. VII, cap. 3.
(4) Lib. IV, cap. 1.
(5) Tom. II, pag. 220, médecine.
(6) Page 72.

chute violente sur la tête. Il est resté à la région pariétale droite une dépression considérable, et cet homme ne jouit pas toujours de sa raison. Il est venu voir sa mère qui demeure rue du Faubourg-Saint-Honoré, n° 71. Le 14 juin 1835, il est pris d'un accès de démence furieuse, et quatre ou cinq hommes ont de la peine à le maintenir. Je suis appelé dans la soirée : il existait une forte congestion cérébrale, et, certes, la saignée du cou était bien indiquée, car les veines étaient énormes. Par une prudente précaution, le malade est attaché, et j'ouvre la jugulaire droite par une incision de six ou huit lignes. Plusieurs fois la compression est abandonnée à cause des mouvements du malade qui cherche à frapper et à mordre. Je laisse couler le sang jusqu'à ce qu'il s'affaiblisse, et il s'en perd une quantité considérable sur le lit et sur le carreau. Robert revient à lui et a quelques instants de calme; mais ce calme est de courte durée, et le lendemain matin il faut le porter à Bicêtre.

La saignée que j'ai faite à cet homme m'a paru n'avoir aucun résultat avantageux. Appelé

chez une femme d'une trentaine d'années devenue folle à la suite de chagrins violents, je n'ai
pas été plus heureux. Une saignée de la jugulaire n'a pas mieux réussi à M. De....., auquel
j'avais déjà ouvert une artère temporale (1).
Une observation que j'ai lue dans l'ouvrage de
M. Lallemant me porte à croire que sa maladie provenait de pertes séminales (2). Willis (3),
Sydenham (4), disent en avoir eu de bons effets
contre la manie. Boerhaave, Tralles, Lieutaud,
la recommandent contre la mélancolie. Aucune
observation n'est venue me confirmer ces faits.
Je ne l'ai pas vue employer contre les névralgies. Nous voyons dans l'observation de Robert
que la compression a souvent été dérangée et
que l'air ne s'est pas introduit dans sa veine. La
pratique d'un médecin anglais, M. Reed, prouve
que cet accident n'est point à craindre. Il a sur
la saignée de la jugulaire externe des idées que
je ne saurais admettre, mais que je puis cependant citer. Dans l'asphyxie, dit-il, ce n'est pas
le cerveau qui est congestionné, mais bien la

(1) Chap. sur l'artériotomie.
(2) Lallemant. Des pertes séminales, 1836.
(3) De animâ brut., part. ii, cap. xii, Willis.
(4) Oper., sect. i, cap. v, pag. 125.

cavité droite du cœur. Il conseille la saignée du cou ; mais il veut qu'on fasse écouler le sang par l'ouverture inférieure de la veine, afin de dégager promptement le cœur. Peut-on donner un meilleur conseil pour donner accès à l'air dans cet organe (1) ?

ARTICLE VIII.

DOUZIÈME OBSERVATION. — *Épilepsie.*

Madame N.., épileptique depuis plusieurs années, âgée de trente-trois ans, pour laquelle j'ai eu recours sans succès à l'artériotomie temporale (2), m'envoya chercher, le 4 mai 1836. Elle se plaignait d'une douleur déchirante vers la tête, et tout son corps était agité par un tremblement nerveux. Une foule de traitements ayant échoué jusqu'alors, je la saignai à la jugulaire externe du côté gauche. La veine n'était pas très apparente. Je plaçai la malade sur une chaise dans une situation convenable, et, comme la peau du cou était très flasque, je me servis d'un bistouri. La saignée fut fermée par deux points de suture après une perte de sang de cinq

(1) Gaz. méd., 1836, pag. 377.
(2) Mém. sur l'artér., obs. 10.

palettes, sans que madame N... se fût trouvée mal. Dès le lendemain, un petit phlegmon s'était manifesté vers la jugulaire. Je retirai les fils et prescrivis des cataplasmes de riz cuit. Ce léger accident n'a eu aucune suite, et depuis cette époque, la malade se trouve beaucoup mieux, quoiqu'elle ne soit pas guérie.

Hoffmann (1), Tralles (2), Lieutaud (3), ont vanté la saignée des jugulaires contre l'épilepsie. Ils ont eu d'autant moins d'imitateurs, que les médecins ne sont pas tous fixés sur la valeur de la saignée contre cette maladie. Il ne serait vraiment pas possible d'ouvrir une jugulaire à un épileptique pendant l'accès, ou du moins il y aurait imprudence à le faire; mais lorsqu'une congestion cérébrale indique la saignée, comme dans le cas précédent, il me semble que celle du cou doit avoir des avantages. Madame N... a présenté cela de remarquable, qu'elle a perdu vingt onces de sang immédiatement, sans éprouver une syncope. Depuis cette saignée, ses mouvements d'absence sont moins fréquents;

(1) Dissert. de verâ mali epil. causâ, § 31.
(2) Pag. 191.
(3) Tom. 1, pag. 320.

aucun accès violent n'est encore revenu. De nouvelles expériences peuvent êtres tentées.

ARTICLE IX.

TREIZIÈME OBSERVATION. — *Ophthalmie.*

Joubert, grenadier de la garde, âgé de vingt-six ans, d'une constitution athlétique, entre au Gros-Caillou le 10 mai 1830. Après avoir été exposé à une poussière abondante provenant de démolitions, et au soleil, il avait été atteint d'une ophthalmie des plus violentes. Les yeux étaient rouges de sang; l'impression de la lumière causait des douleurs insupportables. Le malade éprouvait des élancements dans les tempes; il y avait une forte chaleur à la peau, de la fièvre, etc. Joubert entra le soir, et fut saigné sur-le-champ; mais les symptômes ne s'amendèrent pas. A sa visite, M. Larrey excise les portions de conjonctive qui forment un chémosis considérable, et prescrit une saignée du cou. J'ouvre la jugulaire gauche, et tire une livre de sang. On a recours à des manuluves sinapisés, à des lotions émollientes et narcotiques. Après la saignée, le malade se trouve beaucoup mieux; mais, le lendemain, un état d'exacerbation se manifeste. L'ouverture faite, la veille, à la jugulaire, nous fournit encore une abondante évacuation sanguine. Dès lors les douleurs ont disparu ; les collyres astringents, les purgatifs, ont complété la guérison, qui a eu lieu en dix jours.

———

Dans les cas d'ophthalmies graves, j'ai vu employer la saignée des veines jugulaires avec succès par des médecins militaires qui avaient fait la campagne d'Égypte. Les élèves, qui, comme moi, ont suivi leur pratique dans les hôpitaux, ont adopté leur méthode, car ils ont pu s'assurer que, dans les affections de la tête, les saignées du bras et du pied n'ont jamais le même résultat que celles qui attaquent directement les organes malades. A des époques déjà éloignées de nous, Hildanus (1), Hoffmann (2), Heister (3), Antoine (4), Charles de Styves (5), R. Morton (6), conseillèrent l'opé-

(1) Cent. iv, obs. 14.
(2) Dissert. de morb. ocul. , part. 5.
(3) Chirurgiæ , part. ii , cap. 6.
(4) Maladies de l'œil, part. iii.
(5) Maladies des yeux, par. ii , chap. vi , art. 2.
(6) OEuvres médic. , tom. iii , c. 4.

ration qui nous occupe dans diverses maladies des yeux. Après eux, un petit nombre d'auteurs seulement en ont fait mention. Callisen (1), Lieutaud (2), Hévin (3), Moore (Edward) (4), Vetch (John) (5), Brousseau (6), J. Cloquet (7), sont du nombre. Je ne puis citer d'ailleurs les opinions de tous les contemporains. Aucun d'eux, sans doute, ne nie les bons effets des saignées des jugulaires; mais ils n'y ont pas recours, parce que ces saignées sont tombées en désuétude, parce que peu d'élèves sont habitués à les faire. Lawrence va plus loin, il les rejette, parce que, dit-il, elles sont embarrassantes (8). Que si nous voulons nous appuyer de l'autorité de médecins qni ont pu établir des comparaisons entre les saignées diverses dans des épidémies ophthalmiques, nous

(1) Syst. chir., tom. 1, pag. 253.

(2) Médecine, tom. II, pag. 167.

(3) Pathologie, tom. 1, pag. 102.

(4) A treatise on ophthalmy and those diseases which are induced by inflammation of the eye. Birmingham.

(5) Account of the ophthalmia which has appeard in England since the return of the British army from Egypt. London.

(6) M. J. B., Essai sur l'Ophth.

(7) Dict. de méd., art. *Ophthalmie.*

(8) Mal. des yeux, trad. de Billard, pag. 109.

aurons en faveur de notre opinion Vetch, M. Larrey (1), Savaresi (2). Dans l'ophthalmie grave, les saignées des artères temporales et des veines jugulaires sont, dit ce dernier, les plus utiles. Une heure après, un changement notable se fait remarquer dans l'état de maladie. Le spasme et la douleur diminuent, et cessent de tourmenter. Ce sont des moyens sur lesquels on n'a pas assez insisté, peut-être, pour l'ophthalmie qui a affligé la Belgique. Qu'importe que cette maladie soit désignée sous le nom de catarrhale? Tant qu'il y a de la douleur, il existe de l'inflammation. Un traitement antiphlogistique, des saignées générales et locales, sont donc indispensables.

ARTICLE X.

QUATORZIÈME OBSERVATION. — *Encéphalite.*

Madame Guay, ouvrière en tapis, demeurant rue d'Aguesseau, n° 6, âgée de vingt-huit ans, d'une constitution sanguine, éprouvait depuis plusieurs jours des symptômes d'encéphalite,

(1) Mém. de chir. mil., tom. 1, pag. 204.
(2) Descrizione dell' oftalmia di Egitto, coll metodo curativo della Medesima.

lorsque, le 12 octobre 1834, elle fut prise d'un délire furieux. Je ne fus appelé auprès d'elle que le soir. Ses yeux étaient hagards, sa tête était brûlante, son visage était rouge et bouffi, le pouls était fort et fréquent, les jugulaires étaient énormes; le volume de ces veines me détermina à en ouvrir une, malgré l'agitation de la malade, qui fut maintenue dans son lit. Je fis au côté droit une incision de six lignes, et mis la jugulaire externe à nu. Une ouverture longitudinale d'environ trois lignes, faite à la veine, me donna une grande quantité de sang. La compression était faite par les doigts d'une garde-malade. Je ne fermai la veine par un point de suture que lorsque madame Guay fut à l'instant de tomber en syncope. Tous les symptômes fâcheux se calmèrent, et, le 18 octobre, elle avait repris son travail.

Je ne me rappelle pas avoir vu employer la saignée des jugulaires contre l'encéphalite ailleurs qu'au Gros-Caillou. J'aurais à citer encore ici les auteurs dont j'ai déjà parlé. Cette opération était cependant employée autrefois contre la simple céphalalgie. Willis (1), Pitcar-

(1) De animâ brutorum, part. 11, cap, 11.

nius (1), Hoffmann (2), Hagendorn (3), y ont eu recours avec succès. Lieutaud dit l'avoir employée souvent contre les maux de tête fébriles, et ce fut celle qui lui parut le plus efficace (4). L'encéphalite, qui comprend généralement l'inflammation du cerveau et des méninges, était désignée autrefois sous le nom de phrénésie. Je n'ai point à discuter la valeur des mots : je dirai seulement que, dans toutes les affections cérébrales, l'émission sanguine par les jugulaires paraissait autrefois d'une haute importance. Il est un point surtout sur lequel je ne saurais trop insister ; c'est que Boerhaave (5), Hoffmann (6), Bonet (7), Hidanus (8), ont vu le délire céder immédiatement à la saignée des jugulaires externes. L'observation précédente vient à l'appui de ce fait. Vieusseux (9) nous dit que, dans la phrénésie, ce sont sur-

(1) In elemen. med., lib. 1, cap. 7.
(2) Med. syst. , tom. iv, pag. 196.
(3) In obs. medico-pratic. , cent. iii, obs. 74.
(4) Tom. ii, pag. 155.
(5) Aphor. , pag. 781.
(6) Med. syst., tom. iv, de phren., pag. 412.
(7) In med. septentr. , lib. 1, sect. ix, cap. xi.
(8) Cent. iv, obs. 14.
(9) Traité de la saignée, pag. 52.

tout les saignées des jugulaires et des artères temporales qui offrent le plus de chances de succès. Elles seront également dirigées avec bonheur contre tous les symptômes cérébraux qui se développent dans des cas d'érysipèles de la face, du cuir chevelu, d'otalgies, de parotidites, etc. Le traitement est dès lors analogue à celui de l'encéphalite, et je n'en citerai aucune observation particulière. Depuis que ce Mémoire a été présenté à l'Académie royale de médecine, j'ai vu, avenue de Matignon, n° 8, un cas d'éclampsie chez une femme enceinte de huit mois céder à deux saignées des jugulaires. Deux enfants de cinq à six ans, en proie à des convulsions qui annonçaient une mort prochaine, ont été rappelés à la vie par le même moyen. J'ai dû insister spécialement sur les maladies contre lesquelles les saignées du cou ont toujours été recommandées sur celles où elles remplissent la première indication. Parmi les cas d'encéphalite traumatique contre lesquels je les ai vues réussir, je rapporterai le suivant.

QUINZIÈME OBSERVATION.

Le 12 juin 1830, un caporal du 1ᵉʳ régiment d'infanterie, nommé Durand, nous fut apporté dans un état comateux, qui faisait croire à une fin prochaine. Quelques jours auparavant, il avait reçu à la tête deux coups de sabre dont les plaies avaient été réunies, et étaient en grande partie cicatrisées. La veille de son entrée à l'hôpital, il avait été pris d'un délire furieux, auquel avait succédé assez promptement un état de stupeur. Les yeux étaient brillants et injectés, le visage était bouffi, le pouls était lourd, la tête était chaude. Le chirurgien en chef incisa largement la cicatrice qui était violacée, et il s'écoula une petite quantité de pus sanguinolent. Nous découvrîmes un sillon assez profond dans l'épaisseur du pariétal droit. Une saignée copieuse fut pratiquée à une jugulaire. Une heure après, le malade avait entièrement repris connaissance. Des ventouses scarifiées furent appliquées à la nuque et entre les épaules. La plaie pansée méthodiquement ne tarda pas à se cicatriser ; et le malade parfaitement guéri rejoignit son régiment dans les premiers jours de juillet.

CONCLUSIONS.

Le travail précédent me semble pouvoir être résumé par les conclusions suivantes :

1° La saignée des veines jugulaires externes n'offre pas plus de difficultés que les autres saignées ; et, dans les circonstances ordinaires, elle n'expose à aucun accident ;

2° Elle serait employée souvent dans la pratique médicale, si les jeunes médecins contractaient, dans les hôpitaux, l'habitude de la faire ;

3° Dans toute affection inflammatoire de la tête et du cou, cette opération a les meilleurs résultats. C'est elle qui dégage le plus rapidement le système veineux cérébral ;

4° Appliquée en temps opportun dans l'asphyxie par la vapeur du charbon, par la submersion, par la strangulation, et dans l'empoisonnement par les narcotiques, elle doit être préférée à tout autre saignée ;

5° C'est avec raison que les anciens l'ont surtout recommandée contre l'hémorragie cérébrale, l'apoplexie. Dans cette maladie, elle a encore un avantage immense sur les autres déplétions sanguines ;

6° Il en sera de même dans l'angine grave;

7° Elle doit être d'autant moins négligée dans l'encéphalite sporadique ou traumatique, que nulle autre saignée ne calme le délire avec autant de rapidité;

8° Elle peut être fort utile contre l'ophthalmie, et contre les maladies qui peuvent donner lieu à un prompt développement de symptômes cérébraux, telles que l'érysipèle de la face et du cuir chevelu, l'otite, la parotidite, etc.;

9° On peut l'essayer contre l'épilepsie;

10° Enfin, dans la manie, dans la démence furieuse, l'heureux résultat que l'on pourra obtenir de la saignée des veines jugulaires externes ne sera que momentané.

CHAPITRE VII.

ARTICLE PREMIER.

L'origine de la saignée du pied doit remonter à une époque fort éloignée. Il est probable que cette opération est aussi ancienne que la saignée du bras. Les médecins en ont fait un usage plus ou moins fréquent, suivant l'opinion qu'ils ont eue sur l'action des saignées en général. Après avoir été vantée outre mesure, et appuyée de raisonnements systématiques, elle fut surtout attaquée lorsque Harvey nous eut donné une bonne théorie de la circulation. Elle est peu employée de nos jours, et cet oubli est peut-être dû à des calculs théoriques, plutôt qu'à l'expérience d'une saine pratique. Hippocrate saignait le plus près possible de la partie malade; cependant il conseillait aussi de saigner aux malléoles dans les affections des parties supérieures, *afin d'attirer en bas la matière morbifique* (1). Celse recommanda aussi ces saignées du pied ; mais, plus exclusif qu'Hippocrate, il voulut que la saignée fût toujours pratiquée vers le point malade (2). Arétée de Cappadoce suivit les préceptes d'Hippocrate (3). Galien, dans son *Traité de la saignée*, veut que l'on ouvre les veines du pied dans les maladies qui ont leur siége au-dessus du diaphragme (4). Oribaze conseilla la saignée des saphènes dans le début des inflammations (5). Aétius adopta les mêmes principes (6). Les médecins arabes ayant pour méthode générale l'habitude de saigner loin du lieu malade, firent un fréquent usage de la saignée des membres inférieurs ; parmi eux je citerai Avicenne (7). Dans le treizième siècle surgit l'école de Montpellier, qui, sur ce point, partagea les idées de l'école de Salerne. Actuarius renouvelle la pratique d'Ori-

(1) De humoribus purgandis liber.

(2) De re medicâ, édit. de Didot, pag. 78.

(3) De acutorum ac diuturn. morborum causis, etc.

(4) De venæ sectione adversus Erasistratum.

(5) Synopseos, lib. 1, cap. 10.

(6) Operis medici tetrabib. 1, serm., cap. 12.

(7) Lib. 1, fenic. 4, cap. 20.

baze pour les émissions sanguines (1). Bernard
Gordon recommande d'ouvrir les veines du pied
dans les maladies de la tête (2). Nous arrivons
au seizième siècle, et de nombreuses discussions vont s'élever sur le choix des saignées.
Gonthier d'Andernach, voulant suivre à la fois
les préceptes d'Hippocrate et d'Oribaze, prélude
dans les inflammations par la saignée d'une saphène, et ouvre ensuite la basilique du côté opposé (3). Houllier, Fernel, Baillou, Rivière,
étaient partisans de la saignée du pied ; leur
pratique était fondée sur la théorie de la dérivation et de la révulsion.

Craignant toujours d'attirer une congestion
vers le point où ils saignaient, les médecins
n'ouvraient plus que des veines éloignées du
siége des maladies, et dans les pleurésies même
on faisait de faibles saignées du pied. En 1514,
Brissot, médecin à Paris, démontra par des
faits que la pleurésie devait être combattue
par de larges saignées du bras, et qu'une saignée pratiquée goutte à goutte sur des parties

(1) De method. med., lib. III, cap 1.
(2) De phlebotom., cap. 15.
(3) De medic. vet. et nov., comm. II, dial. 3, pag. 52—80.

éloignées, ne pouvait être révulsive (1). En vain
quelques hommes sages cherchèrent-ils à faire
prévaloir un système intermédiaire. Brissot,
persécuté par ses antagonistes, avait quitté la
France, et ces querelles s'étaient étendues jusque dans l'empire de Charles-Quint. Partisans
de la révulsion, les médecins de l'empereur
étaient sur le point d'obtenir qu'il défendît de
saigner selon le mode des Grecs, lorsque Charles III, duc de Savoie, mourut d'une pleurésie
après avoir été saigné d'après la méthode des
Arabes. Les partisans de Brissot devinrent alors
fort nombreux ; cependant un grand nombre
de médecins italiens et espagnols le combatti-
rent vivement. Denis, médecin du roi de Portugal, le poursuivit sans relâche. Une pleurésie
épidémique qui régna en Suisse en 1564, résista
à sa méthode, et Conrad Gessner rapporte que
la saignée du pied fut la seule avantageuse (2).
A la fin du dix-septième siècle, la doctrine des
Arabes tomba en discrédit, et la médecine hip-
pocratique reprit la première place (3). Néanmoins, Louis XIV étant tombé malade à Calais,

(1) Apologetica disceptatio de ven. sec. in pleuritide.
(2) Epist., in-4, Tigur. 1577, lib. 1, §.19, b.
(3) Sprengel, trad. Jourdan, tom. xii, p. 59.

avait été saigné deux fois au bras sans succès, lorsqu'un émétique et une large saignée du pied, prescrite par Guénaud, docteur régent, furent suivis d'une prompte guérison. L'envie ne manqua pas de poursuivre le médecin heureux. Hecquet écrivit pour démontrer que la saignée du bras eût été plus rationnelle (1). En 1721, Sylva publia son *Traité sur les avantages de la phlébotomie des saphènes*, et adopta exclusivement cette saignée que Hecquet avait voulu proscrire (2). A la même époque, Louis XV est attaqué à Metz d'une fièvre de mauvais caractère, et est sauvé, dit-on, par une saignée du pied. Chirac en était partisan, mais Quesnay, en 1730, chercha à réfuter l'ouvrage de Sylva (3).

Chevalier (4) et David (5) cherchent à ramener les esprits à des idées moins absolues. Marie-Antoinette, à la suite de son dernier accouchement, se trouva dans un état des plus

(1) Explication, etc., des effets de la saignée.

(2) De l'usage des différentes saignées, et principalement de celle du pied.

(3) Observations sur les effets de la saignée, etc.

(4) Réflexions critiques sur l'ouvrage de Sylva.

(5) Recherches sur la manière d'agir de la saignée, etc.

fâcheux ; une saignée du pied lui rendit alors la vie qu'elle devait perdre sous la hache révolutionnaire. Cette opération fut spécialement employée chez les femmes, et Dumoulin, célèbre praticien, y avait recours fréquemment. En 1791, Cabanis l'employa pour combattre la dernière maladie de Mirabeau. A cette époque, les affections du cœur n'avaient pas encore été bien étudiées. Cabanis fut blâmé par la plupart de ses confrères, quoiqu'il s'appuyât de l'autorité de Petit et de Vicq-d'Azir. Il crut devoir se disculper dans la note qu'il a laissée sur la mort du célèbre orateur (1). En 1806, Merlhiot (2), élève de Leroy, soutient une thèse en faveur de la saignée du pied. L'année suivante, Leroy lui-même publie un traité où il en fait les plus grands éloges (3). Fréteau, en 1816, écrit dans le même sens. Depuis ce temps-là, ce genre de saignée a été mis presque entièrement de côté. Elle est peu usitée en Allemagne et en Angleterre ; on y a recours plus souvent en Espagne et en Portugal. En Espagne même, où elle a été d'un usage exclusif jusqu'au dix-huitième siè-

(1) OEuvres de Cabanis, tom. II.
(2) Merlhiot, Dissertation sur les effets de la saignée.
(3) Alph. Leroy, Manuel de la saignée.

ele., elle sera bientôt oubliée pour celle du bras. Les Français saignent presque constamment au bras; quelques praticiens distingués ouvrent encore les saphènes dans un petit nombre de circonstances.

ARTICLE II.

DISPOSITIONS ANATOMIQUES DES VEINES SUPERFICIELLES DE LA JAMBE ET DU PIED.

Les veines superficielles que l'on ouvre ordinairement dans la phlébotomie du pied et de la jambe, sont au nombre de quatre. Le pied nous offre une veine dorsale interne et une veine dorsale externe. A la jambe, nous avons la saphène interne et la saphène externe.

1. *Dorsale interne du pied.*

Les veines collatérales des orteils se réunissent sur la région antérieure du métatarse, et forment une arcade assez irrégulière. De l'extrémité interne de cette arcade naît la veine dorsale interne du pied, à laquelle aboutissent les collatérales du gros orteil. Cette veine longe la face dorsale du premier métatarsien et de la région tarsienne, reçoit une branche profonde de la plantaire interne, et toutes les veines superficielles de la région plantaire interne. Elle vient ensuite, au-dessous de la malléole du tibia, se continuer avec la grande saphène.

2. *Grande saphène ou saphène interne.*

Celle-ci, plus volumineuse que la saphène externe, marche de bas en haut, au-devant de la malléole interne, sur la face interne du tibia, et le long de son bord postérieur, passe sur la partie postérieure de la tubérosité interne de cet os, et du condyle interne du fémur. Parvenue à l'ouverture que lui offre l'aponévrose, à huit ou dix lignes de l'arcade crurale, elle se recourbe immédiatement, et va s'ouvrir dans la veine fémorale. Dans son trajet, elle reçoit toutes les veines sous-cutanées de la cuisse, la plupart des veines sous-cutanées de la jambe, les veines superficielles de l'abdomen, les honteuses externes. Plusieurs rameaux la mettent en communication avec les vaisseaux veineux profonds, avec la saphène externe. Il en existe à la jambe et à la cuisse. A la jambe, la saphène interne communique avec les veines tibiales, antérieure et postérieure, et avec les articulaires du genou. La plus remarquable de ces anastomoses est celle qui a lieu entre la saphène et la tibiale antérieure, à deux pouces environ au-dessus et en devant de l'articulation tibio-tarsienne. Les anastomoses de la cuisse sont moins considérables.

Le nombre des valvules de la saphène interne varie de deux à six ; cette veine présente fort souvent des anomalies. Elle peut passer der-rière la malléole, être divisée en deux branches dès son origine, être remplacée par un réseau veineux ; séparée de la peau par une lame apo-névrotique très mince, elle se trouve en rapport de bas en haut avec la malléole interne, le tibia, les insertions tibiales du soléaire, les trois tendons qui forment la patte d'oie, le couturier et le premier adducteur. Elle est accompagnée par le nerf saphène interne depuis l'articulation du genou jusqu'à la malléole interne. Les filets nerveux se trouvent vers le côté postérieur et externe de la veine. Si la saphène interne passe derrière la malléole, elle est voisine alors de l'artère tibiale postérieure. Il faut bien se rap-peler que l'artère pédieuse se trouve située sur le dos du pied, entre le tendon de l'extenseur propre du gros orteil et le premier tendon de l'extenseur commun.

3. *Dorsale externe du pied.*

La veine dorsale externe, dont le volume et le trajet sont moins considérables que ceux de l'interne, part de l'extrémité externe de l'arcade veineuse dorsale, reçoit les rameaux veineux de la région plantaire externe, et remonte vers l'articulation péronéo-tibiale pour constituer un seul tronc qui prend le nom de saphène externe.

4. *Saphène externe ou petite saphène.*

Plus petite et plus courte que l'interne, la saphène externe se porte au-devant de l'articulation péronéo-tibiale, reçoit des rameaux de la veine plantaire externe; une branche calcanéenne externe vient embrasser la malléole du péroné, longe le côté externe du tendon d'Achille, se dirige vers la partie postérieure et moyenne de la jambe, marche ensuite directement en haut, croise le nerf sciatique poplité interne, et vient s'ouvrir dans la veine poplitée entre les insertions supérieures des muscles jumeaux.

La saphène externe communique avec les veines profondes derrière la malléole externe,

et sur le dos du pied; elle n'offre que deux valvules. Recouverte par le fascia superficiel et par
la peau, elle recouvre le nerf saphène externe
dont elle est séparée par une mince aponévrose.
Située d'abord en dedans de ce nerf, elle lui
devient bientôt externe; supérieurement, elle
est encore à son côté interne, en sorte que,
dans son trajet, elle le croise deux fois. Le tissu
cellulaire qui la sépare de la malléole est peu
abondant.

———

Il résulte de ces considérations anatomiques,
qu'en saignant la veine saphène interne, on déprime rapidement tout le système sanguin du
membre inférieur, et que les accidents que l'on
doit éviter sont :

1° La lésion des filets nerveux.

2° La déchirure du périoste dans lequel la
pointe de la lancette peut rester engagée.

3° Dans certains cas, la piqûre de l'artère tibiale postérieure derrière la malléole interne.

4° La lésion de l'artère pédieuse sur le dos
du pied.

5° Celle des tendons des muscles.

Les raisons anatomiques qui doivent faire

préférer la saignée des veines saphènes internes à celle des externes, sont les suivantes :

1° Les communications de la saphène interne avec les veines profondes sont plus nombreuses que celles de l'externe.

2° Elle est plus volumineuse que celle-ci.

3° La saphène externe est recouverte d'un plus grand nombre de filets nerveux que l'interne, et, dans certains points, ces nerfs pourraient être divisés par travers.

4° Elle est plus mobile que l'interne, et sa situation souvent transversale sur la malléole rend l'incision de la peau plus douloureuse.

5° Dans l'incision, la pointe de l'instrument s'engage plus fréquemment dans le périoste que lorsqu'on ouvre la grande saphène.

ARTICLE III.

PROCÉDÉ OPÉRATOIRE POUR LA SAIGNÉE DU PIED.

L'appareil nécessaire à cette opération se compose : d'un bande de toile longue d'une aune, large de deux travers de doigt, pour faire la ligature; d'un vase rempli d'eau chaude, convenable pour un bain de pieds; d'une lancette; d'un petit bistouri convexe sur le tran-

chant, d'une pince à disséquer, de deux compresses carrées, larges de deux pouces, pliées
sur elles-mêmes ; d'une bande roulée longue de
deux aunes, d'une poêlette ou d'un vase analogue pour recevoir le sang, de sparadrap agglutinatif, d'une alèze, de serviettes, de compresses, d'un flacon de vinaigre ou d'eau de
Cologne, etc.

Le malade est assis sur le bord de son lit ou
sur une chaise. Ses pieds sont placés dans le
vase plein d'eau chaude. Au bout de quelques
instants, le chirurgien les en retire l'un après
l'autre, et examine de quel côté les veines sont
le plus prononcées. Lorsqu'il a choisi le pied
qu'il veut saigner, il applique la ligature sur la
jambe, trois ou quatre pouces au-dessus des
malléoles, et la noue au côté externe; il fait plonger de nouveau l'autre membre dans l'eau
chaude, et l'autre pied est essuyé et couvert.
Dès que les veines sont suffisamment gonflées,
le chirurgien, assis en face du malade, fait retirer le pied de l'eau, le place sur un de ses genoux qui est couvert d'une alèze, et l'essuie avec
une serviette. S'il saigne le pied droit, il l'applique sur son genou gauche; il saisit la lancette
de sa main droite, entre le pouce et l'index, fait

quelques frictions de bas en haut sur la veine qu'il va ouvrir, la maintient à sa partie inférieure avec le pouce de la main gauche, plonge sa lancette au lieu d'élection, qui est ordinairement à un pouce au-dessus ou au-dessous de la malléole, ou vers le point le plus saillant, en opérant un léger mouvement oblique, d'arrière en avant et de bas en haut. Si le sang coule par jet, on le reçoit dans un vase; s'il coule en bavant, on plonge le pied dans l'eau chaude; en tenant l'ouverture de la veine à fleur d'eau il est facile de recevoir assez de sang dans une poêlette pour pouvoir juger de sa qualité. S'il ne coule encore que lentement, le pied est plongé dans l'eau jusqu'à la ligature; le malade doit exécuter avec son pied des mouvements de flexion et d'extension.

Lorsque la saignée est jugée suffisante, le pied est retiré de l'eau et essuyé; les bords de la plaie, déjà rapprochés par les doigts de l'opérateur, sont maintenus par une bandelette de sparadrap agglutinatif, pour peu que l'incision ait été large. Une compresse carrée, assez épaisse, est appliquée ensuite par-dessus, et maintenue à l'aide d'une bande roulée par un bandage en X, ou par celui qu'on a décrit sous le nom d'étrier.

ARTICLE IV.

REMARQUES PRATIQUES SUR LA SAIGNÉE DU PIED.

1° Le temps a consacré l'expression de saignée du pied, mais l'acception n'en est pas juste, car, dans le plus grand nombre des cas, la phlébotomie se pratique sur les saphènes, à la partie inférieure des jambes, et non pas sur les veines dorsales des pieds. Dionis (1) recommande de faire ces opérations le soir, parce que les veines du pied sont plus gonflées à cette époque du jour. Ce précepte n'est pas applicable aux malades qui sont obligés de garder le lit; mais comme la station et la locomotion activent la circulation des membres inférieurs, et rendent leurs veines apparentes, il est bien, lorsque la chose est possible, de faire marcher le malade pendant quelques instants. Il est rare que l'on ne soit pas obligé de faire placer les pieds dans l'eau chaude, et c'est le premier soin que doit avoir le chirurgien, parce que c'est le meilleur moyen de faire gonfler les vaisseaux veineux; on les en retire au bout d'une dizaine de minutes, pour examiner l'état de ces

_____

(1) Page 768.

vaisseaux. La préférence doit être donnée au pied sur lequel ils s'aperçoivent le mieux, à moins qu'il n'existe quelque motif de saigner un côté plutôt que l'autre. En général la saignée est plus facile sur le côté droit que sur le côté gauche. Dirai-je que Leroy conseillait de couvrir le pied d'une vessie pleine d'eau chaude pour amener une fièvre locale, de frictionner la peau que l'on va inciser avec de l'huile d'olives ou du beurre frais, ou de la couvrir d'un cataplasme de ciguë afin d'en diminuer la sensibilité?

2° On a conseillé de faire placer le malade sur une chaise pendant la saignée du pied, ou de le tenir assis sur le bord de son lit ; c'est à cette dernière position que je donne la préférence. Le malade doit avoir la partie postérieure du corps soutenue par des oreillers ; il est assez couvert pour n'avoir pas froid ; la couverture du lit peut rester appliquée sur les cuisses. Comme ces sortes de saignées se font surtout chez les femmes, elles exigent la plus grande décence. Le bain de pieds sera élevé sur un tabouret, sur une chaise basse, à hauteur convenable, de manière que les genoux ne soient pas aussi hauts que le bassin. Le chirurgien se placera sur une chaise basse en face du malade, et tiendra solidement sur son genou le pied qu'il veut saigner, car il s'expose à faire des piqûres inutiles s'il ne maintient pas bien et le pied et la veine. J'ai voulu saigner sans prendre cette précaution ; j'avais placé le pied de ma malade dans une position presque verticale ; je ne me suis pas bien trouvé de cet essai, et lorsque je fais une saignée du pied, je maintiens toujours la jambe sur un de mes genoux, dans une position presque horizontale ; la jambe droite sur mon genou gauche, la jambe gauche sur mon genou droit. Il est important, d'ailleurs, de placer le malade de manière que le jour vienne frapper sur sa jambe. Si son lit est placé dans l'obscurité, le chirurgien le fait rapprocher des fenêtres ; autrement, il se fait éclairer avec des chandelles dont la lumière est préférable à celle de la bougie, parce qu'elle est plus vive.

3° Lorsque le malade a marché et que les veines sont dans un état de turgescence, il peut arriver que le bain de pieds devienne inutile. Ces cas-là sont des exceptions, et, dans toutes les circonstances, un vase plein d'eau chaude doit être préparé pour y placer le pied si la veine cesse de donner du sang. Il arrive souvent, en effet, surtout chez les personnes grasses, que ce liquide cesse tout-à-coup de couler quoique le vaisseau ait été convenablement ouvert. La ligature ne doit être placée ordinairement que lorsque le pied a déjà trempé dans l'eau ; après son application, le membre est remis dans le vase d'eau chaude pendant quelques instants. Il ne faut pas que le dégré du pédiluve soit trop élevé, car des veines qui étaient apparentes peuvent disparaître. La chaleur de l'eau rougit la peau, le tissu cellulaire se gonfle, absorbe la sérosité du sang, et les vaisseaux sanguins ne se distinguent plus. Dionis et Boyer employaient des bandes de toile pour faire la ligature, parce que les étoffes de laine se distendent facilement lorsqu'elles sont mouillées. Celle que j'emploie pour la saignée du bras me sert aussi pour celle du pied ; j'ai le soin de faire deux ou trois circulaires autour de la jambe, un simple nœud coulant ou à rosettes suffit pour la maintenir ; ce nœud doit toujours être fait sur le côté opposé à celui que l'on saigne.

4° C'est à deux pouces environ au-dessus des malléoles que la ligature doit être appliquée. Placée au-dessus du genou ou dans le pli du jarret, comme l'indique Lafaye, elle est trop loin du lieu de l'incision. Les veines qui se trouvent entre la ligature et les malléoles sont alors en communication avec les vaisseaux profonds, et ne se tuméfient pas aussi promptement. Si l'on craint que la bande ne presse pas circulairement le bas de la jambe, et qu'elle se desserre lorsque le membre est mis dans l'eau chaude, il est facile de remédier à cet inconvénient. On applique des compresses graduées transversalement, à partir du tendon d'Achille jusque sur la crête du tibia. Elles sont maintenues à l'aide d'une bande roulée, qui, retenue par un nœud et une rosette, ne se desserre point. Lafaye parle d'un petit tourniquet en ivoire, analogue à celui de J.-L. Petit pour la compression des artères. Si les veines ne sont pas bien apparentes, le chirurgien peut placer une ligature à chaque jambe, et choisir ensuite le pied sur lequel elles sont le plus marquées. Les deux pieds sont donc placés provisoirement dans l'eau chaude; mais lorsque le choix de l'opérateur est fixé, il doit retirer l'autre pied du bain, l'essuyer et le couvrir.

5° Lorsque le chirurgien retire de l'eau le pied dont il va ouvrir une veine, il doit le bien essuyer. Il fait des frictions de bas en haut pour rendre le vaisseau plus volumineux, et il a bien soin de l'assujettir avec le pouce ; autrement il roulerait facilement sous sa lancette, et, s'il saignait une veine saphène, il pourrait bien n'inciser que des filets nerveux. En général, il a été conseillé de se servir d'une lancette plus forte que celles qui sont destinées à la saignée du bras. Cet avis est très raisonnable : pour peu que la jambe soit maigre, et que l'incision soit profonde, il peut arriver que la pointe d'une lancette ordinaire se brise, et reste enfoncée dans le périoste. Dans quelques cas où j'avais lieu de redouter un semblable accident, je n'ai pas balancé à me servir d'un bistouri. Leroy avait l'habitude d'enduire ses lancettes de corps gras pour enlever l'oxide de fer qui, disait-il, est un poison pour les nerfs. Je ne conseillerai pas une semblable précaution, mais je ferai remarquer que les accidents tiennent presque toujours à la malpropreté des instruments, et que les lancettes neuves elles-mêmes peuvent être dangereuses lorsqu'elles sont imprégnées d'huile rance.

6° Jamais l'opérateur ne doit ouvrir les veines saphènes ou dorsales des piéds avant de s'être assuré si l'artère tibiale postérieure ne passe pas

au-devant des malléoles ; si la pédieuse ne passe
pas au-devant du premier intervalle métatarsien , ou enfin s'il n'existe pas toute autre anomalie. Si la saignée est faite sur le pied, les
tendons des muscles seront évités avec le plus
grand soin. Le lieu d'élection est à six lignes environ au-dessus ou au-dessous de la malléole,
pour la saphène interne. Pour la dorsale du
pied, il est au niveau de l'articulation tarso-
métatarsienne. Si l'on saigne immédiatement
sur la malléole, la pointe de la lancette se brise
plus facilement dans le périoste, après avoir
traversé la veine de part en part. Au-dessous de
la malléole, il existe un plus grand nombre de
filets nerveux qu'au-dessus de cette saillie osseuse. Ordinairement je saigne à cinq ou six lignes au-dessus de la malléole interne. La position de la saphène externe est si variable, que
j'ai seulement à dire qu'elle doit être ouverte
dans son point le plus saillant, et seulement
lorsque la saignée des veines voisines n'est pas
praticable. Les lieux d'élection que j'ai indiqués
ne sauraient être rigoureusement admis. Avec
des précautions, on peut saigner sur tous les
points où paraissent les veines ; mais lorsqu'il
n'existe de vaisseaux sanguins que sur le pied,

et qu'ils sont peu développés, il est inutile de
les ouvrir; le sang qui jaillira d'abord cessera
bientôt de couler. Dans ce cas-là, il vaut mieux
saigner sur tout autre point du corps. Voulant
opiniâtrement faire une saignée du pied chez
une jeune fille atteinte d'aménorrhée, j'ai fait
jusqu'à quatre ouvertures sur différentes veines du pied, sans avoir une quantité de sang
suffisante. Il est rare d'ailleurs de trouver des
malades aussi patientes.

7° L'étendue et la direction de l'incision doivent varier suivant l'embonpoint du malade et
la grosseur des veines. Si celles-ci sont volumineuses, je fais une incision longitudinale, qui a
l'avantage de ne point exposer à la lésion des
filets nerveux. Si les veines sont petites, l'incision sera oblique d'arrière en avant et de bas en
haut. En suivant cette direction, on évite les
nerfs qui longent postérieurement la saphène
interne. L'incision de la saphène externe doit
être de bas en haut parallèle au vaisseau. Dans
aucun cas, les incisions ne doivent être transversales. Chez les femmes grasses, il faut suivre
les mêmes préceptes, et avoir soin d'assujettir
solidement les veines. Lorsque leurs veines sont
petites, je les ouvre obliquement par de larges

incisions, même de cinq à six lignes. Je dois dire que, dans l'incision longitudinale faite à la jambe, la plaie s'écarte, et le tissu cellulaire ne vient pas aussi facilement fermer l'ouverture de la veine, que lorsque la saignée a été faite oblique. J'évite toujours de couper la veine en travers, parce que les nerfs qui l'accompagnent seraient divisés du même coup, et que du sang s'épancherait dans le tissu cellulaire voisin. Chez les personnes maigres, dont les vaisseaux sont saillants, si je crains quelque accident, soit parce que la veine est adhérente au périoste, soit parce que la malade est peu docile, je fais une ouverture longitudinale avec un petit bistouri convexe sur le tranchant, et j'entre du premier coup dans la veine. L'emploi du bistouri peut également être utile lorsque la veine est profonde. L'opération, pour être sûre, se fait alors en deux temps : du premier coup, on arrive sur le vaisseau sans l'intéresser ; on le saisit avec une pince, et il est ouvert dans le point qui correspond au milieu de l'incision.

8º Le plus communément, le sang, qui était venu d'abord par un jet assez considérable, s'arrête tout-à-coup. Il faut alors que le malade remue les orteils, qu'il exécute avec le pied des

mouvements de flexion et d'extension, et enfin
que son membre soit replacé dans l'eau chaude.
Malgré ces précautions, il est possible que le
sang ne coule point encore. Si le pied est au fond
de l'eau, la colonne de liquide qui pèse sur
l'ouverture empêche le sang de jaillir en arcade.
Si ce fluide est visqueux, il se colle aux bords
de l'incision. Dans ce cas-là, le chirurgien doit
soulever le pied du malade soit avec sa main,
soit avec une serviette passée sous la plante du
pied, et dont il fait tenir les deux chefs. L'ouverture de la saignée est placée à fleur d'eau, et
les grumeaux que forme le sang sont enlevés
avec la main nue, ou avec un linge. L'impression
pénible que donne au malade l'idée d'être saigné, la peur, en un mot, peut empêcher le
sang de couler, comme pour la saignée du bras.
J'ai remarqué toutefois que l'ouverture des saphènes présentait rarement cet inconvénient.
Leroy cite un cas de congestion cérébrale chez
une dame, à la suite de couches. Il fit plusieurs
piqûres aux dorsales et aux saphènes sans obtenir du sang. Après la mort de la malade, ces
saignées coulèrent tout-à-coup. Il ajoute que
cette personne eût été sauvée probablement si
on l'eût saignée vers un point plus voisin de la

congestion, aux veines jugulaires, par exemple.

9° Tous les vases dans lesquels il est possible de faire baigner les pieds sont certainement convenables pour la saignée. Cependant il ne faut pas qu'ils soient trop profonds, ni trop rétrécis à leur base. On doit préférer ces vases en zinc ou en fer battu, connus sous le nom de bains de pieds. Il suffit ordinairement de les remplir à moitié environ de deux tiers de seau. L'ombre projetée par leurs parois empêche parfois de voir couler le sang : en approchant une chandelle de l'ouverture qui le fournit, à la surface de l'eau, ou en regardant de très près, on en voit saillir le jet. Il n'est pas bien facile de s'assurer de la quantité de sang que l'on tire. On en juge, dit Dionis, par le temps qu'il y a qu'il sort; par la couleur plus ou moins rouge de l'eau; par la teinture que conserve le coin d'une serviette que l'on y a trempé. Il est rare qu'une bonne saignée du pied dure moins de dix minutes. Sur la fin, de petits tourbillons blancs nagent autour de la jambe et s'y attachent. C'est la fibrine du sang qui s'est séparée des autres parties qui constituent ce liquide. Dès lors la saignée est suffisante, ou est du moins de trois poêlettes. Enfin, si, en prenant dans la main l'eau que l'on vient de remuer, on en laisse tomber sur le carreau, la saignée est assez copieuse lorsque la tache que cette eau produit est de couleur rouge ponceau. En plongeant la main au fond du seau, on peut encore juger de la force de la saignée par la quantité de fibrine coagulée qui se rencontre sous forme de filaments blanchâtres et glaireux. Le chirurgien, en outre, doit toujours tenir compte de l'état du pouls, de la pâleur de son malade, de sa constitution, etc. S'il a de l'habitude, il ne se trompera guère, à une once ou deux près.

10° Lorsque la saignée a été jugée suffisante, la ligature est enlevée. Boyer conseille de laisser encore le pied dans l'eau pendant un instant pour faire dégorger les vaisseaux. Il est ensuite retiré. L'opérateur applique son pouce sur la solution de continuité. Si du sang est collé sur la jambe, il l'essuie avec un linge mouillé. Si la peau est irritable, il l'essuie d'abord par pression avec du linge bien sec; il passe ensuite aux orteils, puis à la plante du pied, qui demande beaucoup de légèreté et d'attention à cause de son extrême irritabilité. Lorsque le pied est bien essuyé, les deux bords de la plaie sont légèrement rapprochés par l'index et le pouce. Si elle est un peu étendue, il ne faut pas négliger de la réunir par une petite bandelette de sparadrap agglutinatif; une compresse carrée est appliquée ensuite, et le tout est assujetti par le bandage suivant, connu sous le nom d'étrier. Le chef de la bande est placé sous le talon, et laissé pendant du côté opposé à la saignée; le corps de la bande est ensuite porté de bas en haut sur la compresse carrée, au-dessus des malléoles, derrière la jambe, vient croiser le premier jet, passe de nouveau sur le cou-de-pied, à son côté externe, formant ainsi un X, gagne la base du pied, et remonte de nouveau pour faire deux ou trois tours semblables. On termine en passant derrière le talon que la bande embrasse du côté de la compresse; le premier chef, laissé flottant, est relevé et noué au précédent sur le côté opposé à la saignée (1). Les nœuds que forme ce bandage, par la réunion des chefs de bande, sont gênants et sans aucune utilité; une forte compression serait même nuisible. Je préfère le simple 8 dont M. Gerdy (2) fait mention, et que je maintiens à l'aide d'une épingle. Avant de quitter le ma-

(1) Thillaye, Des bandages, pag. 227.
(2) Gerdy, Bandages, 251.

lade, le chirurgien doit lui recommander de rester au lit, ou assis ; et la jambe saignée, dans une position horizontale, au moins le premier jour.

L'appareil ne doit être enlevé que deux ou trois jours après son application.

ARTICLE V.

DES ACCIDENTS QUI PEUVENT ÊTRE LA SUITE DE LA SAIGNÉE DU PIED.

Ce n'est que lorsqu'il existe quelque anomalie dans le trajet des artères que la tibiale postérieure et la pédieuse peuvent être blessées. Je ne trouve aucun exemple de cette lésion par une saignée malheureuse ; cependant, si semblable accident arrivait, il faudrait recourir à la compression de ces vaisseaux. Le point d'appui se rencontre facilement sur le pied, et une compresse graduée, méthodiquement serrée à l'aide d'une bande, remplirait cette indication.

La piqûre des nerfs saphènes a dû être un accident fréquent lorsque la phlébotomie du pied avait la prééminence sur les autres saignées. Elle peut avoir les suites les plus fâcheuses. Saba-

tier (1) cite un jeune homme qui eut la veine et
le nerf saphènes internes blessés auprès du genou par un coup d'épée. L'hémorrhagie fut copieuse, et le blessé éprouva plus tard un léger
tremblement du membre. Sabatier voulait cau-
tériser le nerf saphène; mais plusieurs de ses
confrères ne furent pas du même avis. Pendant
six mois, la sensibilité de la jambe fut telle, que
ce jeune homme ne supportait qu'avec peine le
mouvement d'une voiture. Le même auteur
rapporte l'observation d'une dame chez laquelle
il vit survenir des symptômes terribles à la suite
d'une saignée du pied, dans laquelle le nerf
saphène avait été blessé. Des mouvements convulsifs cédèrent avec peine aux antispasmodiques. Sabatier proposa de faire une incision
pour couper entièrement le nerf saphène. Un
autre chirurgien avait proposé l'emploi de la
potasse caustique. La malade se refusa à ces
moyens; et ce ne fut qu'après cinq ou six ans
de souffrances qu'elle recouvra la santé. Leroy
dit avoir guéri, par de légers moxas, plusieurs
personnes chez qui la lésion des nerfs saphènes
avait eu lieu. Il plaçait un morceau de drap entre la peau et le cylindre de coton. Il cite entre

(1) Anatomie, tom. II, pag. 756.

14

autres une dame qui avait déjà fait usage, sans succès, des boues de Saint-Amand, pendant deux années de suite (1). Montfalcon cite un cas d'épilepsie auquel donna lieu la piqûre du nerf saphène interne chez un jeune homme. La section complète du nerf le guérit. Il ajoute d'ailleurs que la lésion de ces nerfs ne lui paraît pas aussi dangereuse que celle des nerfs du pli du bras ou du cou, et qu'il ne connaît aucun exemple qu'elle ait été mortelle (2).

La contiguité des filets nerveux et des veines est quelquefois telle, qu'on ne saurait ouvrir celles-ci sans blesser les autres. Des symptômes graves peuvent succéder à cette blessure. La douleur est extrême; le pied et la jambe se tuméfient; l'engorgement atteint la cuisse et les ganglions lymphatiques de l'aîne. Des mouvements convulsifs et le délire peuvent survenir. Leroy a écrit que les douleurs produites par la piqûre des nerfs étaient calmées par l'application d'une goutte d'huile volatile de térébenthine sur la plaie. On a renoncé maintenant à tous les moyens irritants qu'appliquaient les anciens. Les embrocations émollientes, les ca-

(1) Traité de la saignée, pag. 107.
(2) Dict. des sc. médic., tom. 41, pag. 383.

taplasmes opiacés calment ordinairement les
accidents. S'ils résistent à cette médication, on
a recours aux bains, aux narcotiques à l'intérieur, à l'instillation d'une goutte de teinture
d'opium dans la plaie, enfin, à la section des
nerfs blessés.

Ledran rapporte l'observation d'une dame
qui, après une saignée du pied, vit un suinte-
ment abondant s'écouler de la petite plaie pendant plusieurs jours. Ce célèbre chirurgien
pensa que cet écoulement était dû à la lésion
d'un vaisseau lymphatique : il n'existait ni douleur ni inflammation. La cautérisation avec le
nitrate d'argent amena une prompte guérison.

L'accident que je crois le plus fréquent est
l'inflammation du tissu cellulaire sous-jacent.
Ses causes les plus ordinaires sont la malpropreté des lancettes, leur mauvaise qualité, la
faiblesse de leur pointe qui se brise dans le périoste; de l'eau trop chaude ou malpropre, un
bandage trop serré; enfin, l'imprudence des
malades, qui marchent immédiatement après
avoir été saignés. Si les émollients et les antiphlogistiques ne dissipent pas promptement
l'état inflammatoire, il faut se rappeler qu'une
légère aponévrose, placée au-devant du tissu

cellulaire, l'empêche de se tuméfier, et en amène l'étranglement. Un foyer purulent peut se former, le tibia peut être dénudé au loin par la gangrène du périoste. Dès que quelques symptômes d'étranglement se manifestent, il ne faut pas balancer à débrider largement la plaie par une incision parallèle au membre malade.

CHAPITRE VIII.

ARTICLE PREMIER.

MALADIES DE L'ENCÉPHALE.

PREMIÈRE OBSERVATION.

M. Rousseau, ancien négociant, âgé de soixante-cinq ans, se promenait dans les Champs-Élysées le 16 septembre 1836. Il était tout entier aux travaux que l'on exécutait pour le placement de l'obélisque de Louqsor sur son piédestal, lorsqu'il entend subitement un craquement dans son oreille gauche, et tombe sans connaissance. Apporté dans son domicile, il revient à lui et est saigné au bras droit par un médecin qui l'avait rencontré par hasard. Deux jours après l'accident, je suis appelé auprès du malade, et je remarque les symptômes qui suivent : la langue tirée avec peine s'incline à droite, les mouve-ments du bras sont difficiles ; il y a de la somnolence ; les idées sont confuses, le visage est pâle, le pouls donne à la minute 76 pulsations seulement, mais il est plein et dur. J'ouvre largement la saphène du pied droit et tire environ une livre de sang ; le lendemain, les idées du malade sont parfaitement nettes. L'usage des purgatifs est prescrit pour amener une dérivation vers les intestins. Aujourd'hui, 26 octobre, il ne reste qu'un peu de faiblesse dans le bras gauche. M. Rousseau est d'ailleurs très bien rétabli.

Dans l'apoplexie, la saignée est, certes, le plus actif des agents thérapeutiques ; mais la guérison du malade dépend plutôt du moment où la saignée est faite, que de la quantité de sang qui est tirée. Une évacuation sanguine, même peu considérable, qui a lieu immédiatement après l'attaque, est bien plus efficace que quatre saignées faites plus tard. Tous les médecins qui ont admis les lois de la révulsion ont été partisans de la saignée du pied, lorsqu'ils ont eu à traiter l'apoplexie. Dans un ouvrage récent, le professeur Cruveilhier (1) la met au premier rang parmi les moyens à employer contre cette maladie. Je préfère dans l'apoplexie

(1) Dict. de médecine et de chirurgie pratiques.

grave les saignées directes : ainsi l'artériotomie,
l'ouverture des jugulaires, me paraissent plus
avantageuses; mais en pareille circonstance,
j'aurai toujours recours à la saignée du pied plutôt qu'à celle du bras. Chez les vieillards, la
phlébotomie des saphènes doit être préférée à
toute autre. Une saignée trop brusque, trop rapide, peut anéantir chez eux en un instant la
vitalité. Il est encore une circonstance digne de
notre attention : si le malade n'a point éprouvé
une hémorrhagie cérébrale partielle, si l'apoplexie est due à une hémorrhagie capillaire, à
un ramollissement rouge, les émissions sanguines ont rarement des effets bien avantageux
lorsqu'on les emploie seules ; les révulsifs intestinaux et cutanés doivent leur être adjoints.
Chez le vieillard qui fait le sujet de l'observation précédente, la saignée du bras n'avait eu
qu'un faible résultat. C'est la saignée du pied
qui a assuré sa guérison. Je vais citer une observation qui démontre combien elle peut être
utile dans l'irritation chronique du cerveau.

DEUXIÈME OBSERVATION.

Au mois d'avril 1835, M. de V... était officier dans le bataillon des guides au service de

don Carlos. La partie supérieure de sa tête fut sillonnée par une balle, pendant une affaire où Zumalacarregui battit le général Valdès. Cette blessure guérit rapidement, mais il demeura en proie à une céphalalgie opiniâtre qui s'exas‑pérait surtout le soir, et fut obligé de rentrer en France. M. de V... vint me consulter à la fin du mois de mars 1836 ; il me dit que l'on avait essayé plusieurs médications pour le guérir, mais qu'il n'en avait obtenu aucun soulage‑ment. Un chirurgien anglais avait proposé d'in‑ciser la cicatrice de la blessure, pensant que les douleurs tenaient à la lésion de filets nerveux. Le malade n'avait pas accepté ce moyen, parce que, disait-il, les douleurs qu'il ressentait avaient leur siége dans sa tête et non à l'ex‑térieur. Je lui proposai une saignée du pied qui fut faite le 2 avril. M. de V... se trouva mieux.

Le 18, la céphalalgie ayant reparu, je fis en‑core une forte saignée du pied ; j'avais eu re‑cours d'ailleurs à deux légers purgatifs, et un cautère avait été placé au bras gauche.

Le 19, il restait un sentiment de pesanteur dans la tête.

Le 20, il n'y avait plus aucune douleur. Je

vois quelquefois ce jeune officier. Il est grand
partisan de la saignée du pied.

———

La maladie dont M. de V... était atteint est
fréquente. Je crois que l'on n'y donne pas, en
général, une assez grande attention, et qu'elle
est ordinairement symptomatique. Les céphalalgies habituelles, suites de commotions du
cerveau, se terminent souvent par un ramollissement et par une mort imprévue. Dans ses
cours de chirurgie, M. Lisfranc nous citait un
jeune homme qui, dans une mêlée, à Constan-
tinople, reçut sur la tête un coup de crosse de
pistolet. Cette blessure fut négligée, et une douleur habituelle survint à la tête. Deux ans après
son retour en France, il mourut subitement.
On trouva une lésion cérébrale qui correspon-
dait au coup reçu antérieurement. La saignée
du pied est souvent fort utile dans les accidents
qui peuvent résulter de l'érysipèle du cuir chevelu. L'Estramadure, province d'Espagne, est
infestée d'animaux venimeux. La mère de M. le
colonel Amoros, fondateur de nos gymnases, se
trouvant à Badajos, fut piquée à la tête par une
énorme araignée. Il y survint un érysipèle des

plus rebelles ; cinq saignées du bras avaient été sans succès ; une sixième, faite à un pied, calma tous les symptômes. L'utilité des déplétions sanguines dans la méningite n'est point contestée. M. Foville (1) assure qu'elle cède toujours à l'emploi simultané des saignées et des affusions froides, lorsque cette maladie est ainsi traitée dès son début. Les médecins anglais adjoignent à la saignée l'usage du calomel, et leurs succès ont fait adopter cette méthode en France. Les observations de MM. Parent-Duchâtelet et Martinet ont porté ces deux médecins à préférer la saignée du pied dans les inflammations de l'encéphale (2). Nous allons voir qu'elle a aussi des avantages bien positifs dans l'hydrocéphale aiguë ou méningite des enfants.

TROISIÈME OBSERVATION.

M. Cerclet, demeurant avenue de Neuilly, n° 5, me fait appeler dans le mois de juin 1834, pour donner des soins à son fils âgé de sept ans. Des symptômes cérébraux graves s'étaient manifestés à la suite d'une irritation des voies di-

(1) Dict. de méd. et chir. prat. ; Méningite.
(2) Recherches sur l'inflammat. de l'arachnoïde, 1825.

gestives, et deux applications de sangsues avaient
été déjà faites derrière les oreilles, sans résultat
heureux. Je trouve cet enfant dans une agitation extrême : son visage est rouge, ses pupilles
sont dilatées, les yeux roulent rapidement dans
leurs orbites, le pouls offre environ 130 pulsations à la minute, mais il est fort et résistant.
Dans son délire le malade avait tenté plusieurs
fois de se jeter hors de son lit. Reconnaissant
l'urgence de tirer encore du sang, je fais une
saignée du pied, de six à huit onces environ,
sans beaucoup de difficulté, parce que la saphène
du côté droit est volumineuse. Pendant que le
sang coule je laisse les deux pieds dans l'eau
chaude et fais entretenir des applications réfri-
gérantes sur le front. Le lendemain il y avait
une grande amélioration dans l'état du malade, et la guérison a été complète huit jours
après.

La rapidité avec laquelle la phlébotomie d'une
saphène a calmé les symptômes cérébraux est
remarquable. J'ai fait plusieurs fois des saignées
du bras, dans de semblables circonstances, je
les ai même répétées, sans obtenir un aussi

prompt succès. Lorsque j'ai saigné au pied, l'évacuation sanguine a toujours été suivie, au moins, d'une amélioration momentanée. Chez les enfants, cette opération est plus convenable non seulement à cause de son action révulsive, mais aussi parce qu'elle n'expose pas à des accidents comme la saignée du bras. Je vais citer le travail de M. Senn, de Genève, ancien interne de M. Guersent à l'hôpital des Enfants. Lorsque les veines jugulaires sont distendues, dit-il, il faut les ouvrir largement; lorsque la congestion cérébrale est moins considérable, c'est la saignée du pied qui mérite la préférence. Non seulement elle agit comme déplétive, mais aussi comme dérivative, en activant la circulation vers les extrémités inférieures. Elle n'est pas toujours praticable chez les jeunes enfants; alors on fait placer les pieds dans l'eau chaude, et une saignée du bras est pratiquée s'il est possible. Lorsque le cas est pressant et que les veines ne paraissent pas, on a recours à l'artériotomie. M. Senn préfère d'ailleurs les applications de sangsues aux ventouses (1). Un exemple bien digne d'attention en faveur de l'efficacité de la saignée du pied dans les affections

(1) Senn. Méningite aiguë des enfants, 1825.

encéphaliques est le suivant que j'emprunte à
Vieusseux.

QUATRIÈME OBSERVATION.

Une jeune fille de douze à treize ans eut une
attaque de convulsions, un soir, comme elle
venait de s'endormir. Arrivé auprès d'elle, je
trouvai l'attaque passée; mais, sur ce que l'on
me raconta, et sur l'état de la malade, je jugeai
que ce pouvait être une épilepsie. Je prescrivis
une mixture antispasmodique. Le lendemain,
elle était tout-à-fait bien. Je n'ordonnai rien de
plus, parce qu'il m'est arrivé souvent de voir
de pareils accidents chez de jeunes filles, sans
aucune suite. Trois ou quatre mois après, une
seconde attaque vint aussi le soir; puis, à un
intervalle plus court, une troisième. Enfin, les
attaques se rapprochèrent tellement, qu'elles
finirent par venir toutes les nuits, et que l'on
fut obligé de matelasser les côtés du lit de la
malade, de crainte qu'elle ne se blessât dans les
convulsions. Pendant ce temps-là, les règles
parurent, et continuèrent à venir régulière-
ment, et en quantité suffisante, sans que cela
produisît le moindre effet sur le mal. Elle eut
très souvent les sangsues à l'anus et aux tempes;

souvent et long-temps des vésicatoires ; elle prit tous les antispasmodiques connus, long-temps et à haute dose ; fut demeurer un an loin de la ville, chez un empirique, qui passait pour guérir ces sortes de maux ; enfin, au bout de quatre ans, elle revint chez elle aussi malade que jamais ; elle ne faisait plus usage de remèdes lorsqu'ayant rencontre sa mère, par hasard, je lui conseillai, pour sa fille, une forte saignée du pied, sans espérer plus de ce moyen que des autres. Comme la malade était toujours haute en couleur, ce fut ce qui m'y fit penser. On pratiqua cette saignée. Dès lors, elle n'a plus eu d'attaques, et s'est fort bien portée. Il y a maintenant plus de vingt ans.

———

Sylva et David ont admis que les abcès du foie pouvaient être le résultat de la saignée du pied, dans les plaies de la tête. Ces abcès, sur lesquels Bertrandi, médecin de Turin, nous a donné un petit Mémoire, me paraissent dus plutôt à une commotion ou à une contusion des organes biliaires. Telle est aussi l'opinion de Leroy et de Fréteau. Pendant la saignée, le sang ne circule point en sens inverse de sa marche habituelle. Il peut y avoir tout au plus un temps d'arrêt dans la circulation veineuse. La fluxion vient de l'augmentation d'énergie de la part des artères. Je ne conseillerais pas la saignée du pied dans une maladie du foie, parce qu'elle pourrait y provoquer encore l'afflux du sang; mais il y a loin de l'afflux du sang momentané dans l'état sain, à la formation d'un abcès.

ARTICLE II.

MALADIES SYMPATHIQUES DE LA MENSTRUATION.

CINQUIÈME OBSERVATION.

Le 1ᵉʳ juillet 1836, je fus appelé pour donner des soins à mademoiselle Julie D....., demoiselle de comptoir, âgée de dix-neuf ans. Cette jeune fille, chez laquelle prédominent les systèmes sanguin et nerveux, est d'une faible constitution. Elle jouissait néanmoins d'une santé assez bonne lorsque, le 30 juin, pendant la période menstruelle, elle met ses mains dans l'eau froide pour laver des bouteilles. Dans la nuit, les règles se suppriment; il se déclare une fièvre violente, et la malade crache une grande quantité de sang. A ma première visite, je la trouve dans l'état suivant : peau sèche, brûlante ; visage rouge , gonflé ; dyspnée ; râle bronchique dans toute l'étendue des poumons ; crachats sanguinolents ; pouls donnant 120 pulsations. Je prescris une infusion de violettes, des cataplasmes sinapisés aux cuisses , un lavement chaud , dix sangsues à la partie supérieure et interne de chaque cuisse. Le lendemain matin , mademoiselle D..... est dans le même état d'anxiété. Il y a eu du délire pendant la nuit ; des douleurs sont survenues vers l'hypogastre. Je prescris une saignée du pied , et fais appliquer des cataplasmes émollients, opiacés , sur le ventre.

Le 4 juillet , les règles avaient reparu , et tous les accidents avaient cessé.

Cette hémoptysie n'était que le résultat de la déviation du flux périodique. Tous les efforts de la médecine devaient avoir pour but de diriger la fluxion vers l'utérus , et nous voyons, en effet , que les règles sont revenues dès que la saignée du pied a donné au sang une nouvelle impulsion vers cet organe. C'est surtout dans l'aménorrhée qui survient brusquement que l'ouverture des saphènes est nécessaire. Son utilité a été si généralement reconnue que, lors même que ce genre d'évacuation sanguine n'a plus été pratiqué chez les hommes, son usage a été conservé encore pour les femmes. Je crois à propos de citer ici deux observations recueillies à l'hôpital de la Charité. « Une cuisinière, âgée de trente ans, d'une faible constitution, bien réglée d'ailleurs, entra dans le service de M. Fouquier, le 17 janvier 1833. Elle était atteinte d'une hémoptysie sympathique d'une suppression des règles. Trois saignées du bras et deux applications de sangsues n'amenèrent aucun changement. Une saignée du pied fut enfin pratiquée, et la maladie disparut. » L'hémoptysie avait continué jusqu'à ce que cette saignée et une application de sangsues à la vulve eussent appelé le sang vers l'utérus. A la suite de cette observation, j'en lis une autre de péritonite, produite par la même cause. Le médecin n'eut pas recours à des saignées dérivatives, mais seulement à la phlébotomie du bras, et à des applications de sangsues sur l'abdomen. La malade ne sortit de l'hôpital qu'au bout d'un mois ; et sans être parfaitement

15

guérie (1). M. Guérin, qui cite ces deux observations, en conclut justement que l'on a tort de négliger les saignées dérivatives qu'il a toujours vues réussir. Lorsque l'aménorrhée est due à un état de faiblesse, les saignées générales sont contre-indiquées. On doit avoir recours alors à quelques petites saignées locales, à l'emploi des toniques, des emménagogues. L'acétate d'ammoniaque, employé de concert avec les émissions sanguines, favorise les menstrues, et calme les douleurs qui souvent les accompagnent. Lorsque la saignée générale est faite dans le but d'activer la menstruation, ce doit être deux ou trois jours avant son époque ordinaire. S'il existe de la pléthore, de l'irritation générale, si quelques symptômes morbides sont le résultat d'une suppression, il ne faut pas balancer à saigner aux pieds. Je vais rapporter un exemple de succès des plus concluants.

SIXIÈME OBSERVATION.

J'ai été appelé le 17 octobre 1836, auprès de mademoiselle F., âgée de dix-neuf ans, d'une forte constitution, demeurant rue de Valois, n° 3.

(1) Gaz. méd. 1835, pag. 322.

Je lui avais donné des soins, il y a trois ans, pour une suppression à la suite de laquelle cette jeune personne s'imaginait que tout ce qu'elle touchait était empoisonné par des sels de cuivre. Une saignée du bras me parut nécessaire, mais n'eut aucun succès. Malgré l'emploi de plusieurs emménagogues et de l'électricité appliquée par M. le docteur Descourtils, les règles ne parurent qu'au bout de huit mois, et, jusque là, la santé de la malade fut constamment dérangée. Sa nouvelle maladie se présentait avec de fortes coliques, des vomissements que ni l'eau de Seltz, ni la glace, ni les opiacés, ni les antispasmodiques, n'avaient pu calmer depuis vingt-quatre heures. Le pouls ne donnait que 76 pulsations; il n'y avait pas de céphalalgie, mais il existait du trouble dans les idées. Le 18, l'état n'avait pas changé, la nuit avait été fort mauvaise. Je fais au pied droit une saignée d'environ douze onces; au milieu du cours de cette saignée, la malade me dit qu'il lui semble qu'un courant s'établit dans son bas-ventre, ce sont là ses expressions. Le 18, vers le soir, les vomissements et les coliques avaient cessé. Dans la journée du 19 les règles paraissent, la tête est libre; la menstruation a eu lieu de nouveau le

15 novembre. Mademoiselle F. jouit d'une bonne santé.

Les anciens avaient une confiance extrême dans la phlébotomie du pied pour ramener les menstrues supprimées. Hippocrate et Galien y eurent recours. Avicenne s'exprime ainsi sur son utilité : *De illis præsertim quæ movent sanguinem ad menstrua est phlebotomia ex saphenâ*, etc. (1). Rhasès l'employait contre l'hémoptysie(2). Fernel en était partisan et recommandait de n'y pas avoir recours lorsqu'il y avait à craindre une trop forte fluxion vers les organes utérins ; il préférait alors la saignée du bras (3). Cette opinion fut celle de Pinel (4). Astruc la conseillait contre l'aménorrhée et l'hystérie (5). Lorsque le mal de tête et des palpitations du cœur pouvaient exiger une saignée générale chez une chlorotique, c'était toujours au pied qu'il saignait (6). Lieutaud suivait la même méthode pour ramener la mens-

(1) Lib. 3, fenic. 21, tract. 2, cap. 28.
(2) Lib. 4, cap. 2, fen. 76, d.
(3) Universa med., pag. 296.
(4) Nos. philos., tom. ii, pag. 657.
(5) Malad. des femmes, tom. iv, pag. 117.
(6) Tom. ii. pag. 51.

truation (1); c'était aussi celle de Désormeaux (2).
Fauchier, qui n'était point en sa faveur, nous dit
cependant que l'expérience a prouvé que la saignée faite aux extrémités inférieures est celle
qui a le plus de pouvoir pour décider les menstrues (3). Duret, Baillou, Bouvart, Van-Swiéten,
Lamure, Fouquet, Houllier, Stoll, Hoffmann,
Boerhaave, Leroy, Frétaud, et un grand nombre
de praticiens qu'il serait trop long de citer, ont
été amenés par leur pratique à suivre les préceptes de la révulsion et de la dérivation. Il est
vrai que quelques auteurs modernes disent
avoir des observations prouvant qu'il est indif-
férent de saigner au pied ou au bras. La majorité des médecins ne partage pas leur opinion.
Si la plupart des professeurs de l'école de Paris
n'admettent dans la saignée qu'une action déplétive, d'un autre côté l'école de Montpellier
ne pense pas ainsi. Quelques observations ne
sauraient en anéantir des milliers, car, en médecine, il n'est pas de règle générale sans quelques exceptions. Ainsi donc, jusqu'à ce que
nous soyons mieux éclairés, je penserai, comme

(1) Tom. ii, pag. 415, med. prat.
(2) Dict. de méd., article Aménorrhée.
(3) Des indicat. de la saignée.

Stahl, que la circulation obéit à des lois organiques et non point à des lois purement physiques. Passons à un exemple de suppression des lochies.

SEPTIÈME OBSERVATION.

Je fus appelé le 5 octobre 1836, par une sage-femme, auprès de madame Bertaud, rue du Rocher, n° 13. Cette dame, âgée de trente ans, d'un tempérament bilioso-sanguin, était accouchée depuis quatre jours; elle eut froid pendant la nuit du 3 octobre; une fièvre violente survint et les lochies se supprimèrent. Il y avait eu du délire pendant la nuit précédente; la peau était brûlante, le pouls était plein et fréquent, la langue était chaude et sèche, le ventre était douloureux. Madame Bertaud n'avait pas voulu se laisser appliquer des sangsues aux parties sexuelles. Je proposai une saignée du pied qui fut acceptée; je tirai environ vingt onces de sang à la saphène gauche; je conseillai des fomentations émollientes sur le ventre, des injections chaudes, des cataplasmes révulsifs sur les cuisses, une boisson légèrement diaphorétique. Les lochies reparurent dans la nuit, et tous les accidents se dissipèrent.

Astruc conseille la saignée du pied dans la suppression des vidanges; mais s'il existe une inflammation de matrice, il craint qu'elle n'y amène un afflux de sang trop considérable (1). Dans les maladies des seins, pendant que les lochies coulaient, si une saignée générale était nécessaire, il prescrivait celle du pied de peur que celle du bras ne les supprimât (2). C'était au contraire celle du bras qu'il adoptait pour les nourrices (3). Lieutaud pense que la phlébotomie des saphènes est indispensable contre la brusque suppression des lochies (4). Moriceau, Puzos, Smellie, Lamotte, Maygrier, Désormeaux, exerçaient d'après ces préceptes. De nos jours, un grand nombre d'accoucheurs distingués les suivent encore. Je pourrais citer deux exemples d'accidents survenus en pareille circonstance, à la suite de saignées du bras. Madame Petit, rue des Écuries d'Artois, n° 3, traitée pour une gastro-entérite intense trois jours après ses couches, est saignée au bras; elle a été couverte de pustules confluentes

(1) Tom. v, pag. 414.
(2) Malad. des femmes, tom. v, pag. 444.
(3) Tom. vi, pag. 45.
(4) Méd. prat., tom. ii, pag. 442.

analogues à celles de la lèpre, et n'a guéri qu'au bout de deux ans. Madame Gard, traitée pour une encéphalite, a conservé une toux convulsive et une ictère pendant quinze mois. Dans ces sortes de suppressions on fait beaucoup usage des applications locales de sangsues : c'est la saignée directe, saignée à laquelle j'ai toujours donné la préférence; mais lorsqu'il en faut venir à une déplétion générale, c'est celle du pied que l'on doit adopter. Lorsque l'inflammation de l'utérus est portée à un haut degré, lorsque les lochies ne coulent plus du tout, qu'il existe une forte chaleur, une vive douleur, etc., si la saignée locale ne suffit pas, il est évident que l'on doit recourir à celle du bras, car en saignant au pied, on produirait vers la matrice un afflux de sang encore plus violent. C'est d'après ce précepte que Sydenham nous avait donné un des premiers, que se conduit M. Lisfranc. La pratique de ce chirurgien distingué est suivie généralement, même par des médecins qui n'admettent pas notre théorie (1). M. Andral père m'a souvent répété que lorsque les femmes ont

(1) Bulletin clinique, 1ᵉʳ sept. 1836. Clinique de M. Lisfranc par M. Waille. — Gaz. méd. 1833 - 34. — Maladies de l'utérus, par le docteur Pauly. Clinique de la Pitié.

cessé d'être menstruées, il faut renoncer pour
elles à la saignée du pied et aux évacuations sanguines trop rapprochées des organes de la géné-
ration. Sabatier et Portal avaient fait la même
remarque. Parmi un grand nombre d'observations que je possède sur les avantages de cette
saignée dans la fièvre aiguë des filles pubères,
je rapporterai la suivante.

HUITIÈME OBSERVATION.

Mademoiselle V., âgée de quatorze ans, d'un
tempérament sanguin, d'une forte constitution,
éprouvait depuis quelque temps des malaises
vers la région hypogastrique et dans les membres abdominaux ; sa tête était souvent embar-
rassée, et parfois elle avait du délire pendant la
nuit ; une médication expectante avait été employée jusqu'au 14 mars 1834, époque à laquelle
je fus appelé auprès d'elle. C'était le soir, son
pouls était dur et accéléré, son visage était animé,
la malade était altérée, le ventre était un peu bal-
lonné; il y avait des borborygmes, de l'oppres-
sion. Mademoiselle V. avait, disait-elle, envie de
pleurer ; je me bornai à prescrire une boisson
légèrement sudorifique et un pédiluve.

Le 15, cet état était le même ; je pensai dès lors

que l'apparition des règles serait prochaine, mais comme le pouls était plein, je pratiquai une saignée de la saphène droite d'environ huit onces. Une assez vive agitation succéda à cette émission sanguine, mais le soir même les menstrues avaient paru. Il n'existait plus aucun symptôme morbide.

ARTICLE III.

SUPPRESSIONS DU FLUX HÉMORROÏDAL.

NEUVIÈME OBSERVATION.

M. de Ser... est d'une forte constitution, d'un tempérament sanguin. Arrivé à l'âge de quarante-six ans, il a été rarement malade. Depuis six ans environ il avait des hémorroïdes qui, presque tous les mois, laissaient échapper une assez grande quantité de sang. M. de S. est amateur passionné de la chasse. Après avoir fait une longue course dans des marais fangeux, par une pluie froide, il fut pris d'un catarrhe aigu. Quelques boissons adoucissantes, le repos, la diète, suffirent pour calmer momentanément cette maladie. Au bout de quatre mois la toux reparut, devint convulsive. L'expectoration était cependant abondante, mais le malade ne dormait pas; son cœur battait avec force; il était vivement agité. Nous employâmes enfin une saignée du bras, des sangsues à l'anus, des frictions stibiées sur la poitrine, la belladone en poudre à l'intérieur, un purgatif, etc. Je me décidai à faire une nouvelle saignée, mais au pied. Elle réussit au-delà de mes espérances, car le malade était guéri quatre jours après. Les hémorroïdes étaient tuméfiées, et il en fluait quelques gouttes de sang.

Il est quelques circonstances où la saignée générale est nécessaire chez les personnes atteintes d'hémorroïdes habituelles. Lorsque l'écoulement de sang est considérable, et que le pouls se soutient élevé ; lorsque la suppression brusque du flux hémorroïdal donne lieu à divers troubles dans l'économie. Dans le premier cas, la saignée du bras devient indispensable pour arrêter cette perte qui peut épuiser promptement le malade, ou occasionner quelque fâcheuse affection du rectum. Elle a le double avantage, nous dit M. Bégin, d'attirer le sang vers les parties supérieures du corps, et de diminuer l'excitation locale (1). Dans le second

(1) Dict. de méd. et chir. prat.

cas, lorsque le pouls est fort, et qu'il y a de la fièvre, la saignée du pied doit être préférée; elle a ici une grande supériorité sur celle du bras, parce qu'elle est dérivative (1); *saphena quæ est versùs partem inferiorem pedis, aperta, hemorroïdum orificia aperit* (2). Nous verrons d'ailleurs que, dans la suppression des hémorroïdes, comme dans celle des menstrues, les saignées capillaires doivent avoir la préférence toutes les fois que la saignée générale n'est pas parfaitement indiquée.

ARTICLE IV.

RÉTROCESSION DE LA GOUTTE.

DIXIÈME OBSERVATION.

Un ancien militaire, âgé de cinquante-huit ans, sujet à des attaques de goutte, éprouvait des douleurs assez vives aux deux pieds ; ayant aussi quelques symptômes d'embarras gastrique, il prend un purgatif salin, le 3 avril 1834. Le lendemain, il est saisi de coliques violentes et d'étouffements spasmodiques très fatigants. Après avoir employé inutilement les applica-

(1) De Montègre, Dict. des sciences méd.

(2) Galen., De anat. vivor. , cap. De anat. ven. manus, Spur., lib.

tions émollientes et les opiacés, je fais mettre vingt sangsues sur l'abdomen. Un calme momentané fait bientôt place à de nouvelles douleurs, que n'apaise point une médication fortement révulsive dirigée vers les membres inférieurs. Le pouls était fort (90 pulsations), la respiration était difficile, le visage était rouge; parfois les douleurs étaient atroces, et il semblait que le malade allait étouffer. Je fais une saignée du bras, le 6 avril; une application endermique d'acétate de morphine est faite sur le ventre; à l'intérieur, je donne la teinture de semences de colchique dans une solution de gomme, et des pilules d'extrait d'aconit. Le malade passe encore une nuit très mauvaise.

Le 7, l'agitation est extrême. Une saphène est ouverte, et donne quinze à dix-huit onces de sang. Dans la soirée, quelques élancements se manifestent vers les pieds, et pendant la nuit, les douleurs y reviennent. Le ventre et la poitrine sont débarrassés.

Le 18 avril, l'arthrite avait cédé à l'emploi du colchique, de l'extrait d'aconit et des cataplasmes opiacés.

———

Le sujet de l'observation précédente est, à la vérité, un homme robuste ; mais il avait perdu déjà beaucoup de sang, sans aucune rémission dans sa maladie, lorsque la saignée du pied a été pratiquée. Il ne serait pas raisonnable de nier que celle-ci ait eu un effet dérivatif. J'ai habité long-temps le département de la Charente-Inférieure, qui fourmille de goutteux. Les saignées du bras ont déterminé si fréquemment des accidents, que l'on a proscrit généralement la saignée. Je dois établir ici une distinction entre la goutte accompagnée d'une fièvre aiguë et la goutte chronique. Dans le premier cas, la saignée générale est souvent nécessaire, et c'est à la saignée du pied qu'il faut avoir recours. Si le malade est faible, les saignées locales capillaires sont seules convenables. Ce sont aussi les seules qui puissent être utiles dans la goutte chronique. On a retiré de grands avantages des applications de sangsues en petit nombre, réitérées à des intervalles rapprochés. Dans les rétrocessions de la goutte, la phlébotomie des membres inférieurs est la seule convenable lorsqu'il y a indication d'une déplétion sanguine générale; et cette indication existe non pas seulement lorsqu'il y a une fièvre violente, mais aussi

toutes les fois que les forces du malade le per-
mettent. Dominique Sala a vu une saignée du
bras transporter du pied au bras la douleur
goutteuse. Paumier a vu cette saignée produire
une métastase de la goutte. Dans la goutte inflammatoire, les anciens saignaient toujours
aux extrémités inférieures, dans la crainte de
la voir se porter sur quelque organe essentiel à
la vie. Aétius dit avoir délivré de toute douleur
un homme affecté d'une goutte fortement inflammatoire en le saignant à une jambe. Galien
a guéri des sciatiques par des saignées faites
également aux jambes. Sauvages a cité une observation de Lazerme qui dissipa une attaque
de goutte par une forte saignée du pied. Gilbert,
médecin anglais, et Vander-Heyde ont vu des
faits analogues. Barthez pense d'ailleurs qu'une
forte saignée peut être nuisible lorsque la goutte
est fixée, et que le choix du médecin doit se
porter généralement sur les saignées capillaires (1).

(1) Barthez, Malad. goutteuses.

ARTICLE V.

DOULEURS DANS LA RÉGION DU CŒUR.

ONZIÈME OBSERVATION.

Madame C....., âgée de vingt-six ans, d'une constitution éminemment nerveuse, est atteinte depuis long-temps d'une douleur dans la région précordiale. De fréquents maux de tête la fatiguent également. Ses menstrues sont régulières, mais peu abondantes. Douée de toutes les qualités physiques et morales qu'une femme peut posséder, elle a trouvé dans son intérieur le bonheur qu'il est humainement possible d'espérer. Néanmoins, elle est toujours souffrante ; la moindre émotion lui donne de violentes palpitations de cœur. Les docteurs Bouillaud et Guersent ont pensé qu'une affection rhumatismale pouvait être la cause de ces phénomènes morbides. Dans un voyage de pur agrément, Madame C. contracte une fièvre intermittente qui l'accompagne jusqu'à Paris. Tous les deux jours, depuis sept heures du soir jusqu'à quatre heures du matin, il survenait un violent accès de fièvre. Il restait ensuite un malaise général, une céphalalgie continuelle, des palpitations douloureuses, du dégoût pour les aliments. Le sulfate de quinine n'avait fait que reculer les accès de cette fièvre tierce. Une forte saignée est faite à un pied, et le sulfate de quinine est continué en lavement à la dose de huit grains pendant deux jours. Dès lors la fièvre a cessé; il n'y a plus de mal à la tête. Deux mois après, cette fièvre intermittente reparaît, et est dissipée par le même traitement. Depuis cinq mois, j'ai prescrit l'usage du sous-carbonate de fer. Aujourd'hui, 8 novembre 1836, les règles sont plus abondantes; les mouvements du cœur sont revenus à l'état normal.

La constitution de madame C. l'exposait à la fièvre intermittente. S'il est possible que cette maladie ait parfois son siége dans les viscères abdominaux, il n'en reste pas moins prouvé qu'elle est presque constamment le résultat d'une névrose. Lorsque, pendant les accès, il existe de la céphalalgie, la saignée du pied est toujours utile. Je ne la conseillerais point s'il existait une hypertrophie du foie ou de la rate. Souvent il est bien difficile d'assigner une cause aux palpitations du cœur. Nous sommes obligés d'en accuser la constitution nerveuse du malade, quoique cette affection ne soit due la plupart du temps qu'à une hypertrophie du cœur.

Lorsqu'un organe cesse de recevoir la quantité de sang qui lui est assignée dans l'état normal, il est rare qu'un autre organe n'acquière point un degré insolite de nutrition. C'est une remarque que l'on peut faire chez les amputés; c'est surtout ce qui arrive chez les jeunes femmes lorsque la fluxion menstruelle de l'utérus n'est pas suffisante. Les systèmes musculaire et graisseux peuvent prendre un développement considérable; le sang peut refluer vers les poumons. D'autres fois, c'est le cœur qui augmente de volume, et de là des troubles dans la nutrition de cet organe et dans la circulation. En rappelant le sang vers les extrémités inférieures ou vers l'utérus, nous détruisons la tendance de ce fluide à se porter dans des directions vicieuses. On peut prévenir ainsi l'inflammation chronique des poumons et la phthisie, l'hypertrophie du cœur et toutes ses conséquences. La saignée du pied réitérée aura ce résultat. Elle mérite donc la préférence lorsque, dans les circonstances mentionnées, une saignée générale devient nécessaire. Quelquefois il arrive que la déviation du sang menstruel occasionne des phénomènes morbides généraux, sans que l'on puisse localiser la maladie, phénomènes qui ne cèdent promptement qu'à la dérivation du sang vers les membres inférieurs. Je vais en rapporter un exemple.

DOUZIÈME OBSERVATION.

Une modiste, âgée de dix-neuf ans, mademoiselle D....., demeurant rue Saint-Nicolas, 77, était atteinte d'une fièvre continue depuis plusieurs jours, lorsqu'une de ses parentes me pria de lui donner des soins. Je me rendis chez elle le 26 février 1835. Déjà elle avait été saignée à un bras, elle avait pris un vomitif, etc., et son état n'avait fait qu'empirer à la suite de cette médication. La fièvre était violente; l'agitation était extrême; nul organe ne paraissait malade plutôt qu'un autre. Cette jeune fille, d'une forte constitution, était mal réglée depuis plusieurs mois.

Le 27 février, je pratiquai une forte saignée du pied. Le lendemain, la malade se trouva mieux, et je me bornai à prescrire des boissons rafraîchissantes, des lavements émollients, du bouillon de veau, etc. Je cessai mes visites le

4 mars; mademoiselle Dupont était entièrement
rétablie.

Dans le mois de septembre 1836, je suis appelé pour voir madame Ch....., rue Saint-Jean-
Baptiste, n° 2, âgée de trente-deux ans, d'un
tempérament sanguin et nerveux, douée d'une
assez forte constitution. Livrée à un travail sé-
dentaire, cette dame éprouve habituellement
des étouffements, des palpitations de cœur, une
petite toux dont l'état de la poitrine et de la
gorge ne rend pas raison, des bouffées de chaleur vers le visage, de la céphalalgie, des malaises pendant la nuit. Je conseille une saignée
du pied, et la fais moi-même peu de jours après.
Les veines sont assez apparentes; mais une première piqûre que je fais à la saphène interne du
côté gauche ne donne que peu de sang. Ce
vaisseau est profond, et le tissu cellulaire voisin
a bientôt fermé l'ouverture qui n'était pas assez
grande, sans doute. Après beaucoup d'instances,
je la décide à se laisser faire une autre ouverture sur le dos du pied, à l'endroit où la dorsale
devient saphène. Cette saignée donne au moins
quinze onces de sang. Depuis un an, madame

Ch..... a joui d'une bonne santé. La menstruation n'a pas été dérangée.

———————

Il arrive parfois que les femmes mal réglées
meurent phthisiques au bout d'un petit nombre d'années à dater du dérangement de la
menstruation, quoique l'affection tuberculeuse
ne fût point chez elles héréditaire. La malade
qui fait le sujet de la précédente observation
avait eu fréquemment des irritations du système
pulmonaire qui avaient inquiété un médecin
renommé dans Paris, M. Fiévée. Les bouffées
de chaleur, les étouffements qu'elle éprouvait,
tenaient à la même cause.

L'asthme convulsif, la toux convulsive, chez
les femmes, sont bien souvent le résultat de la
fausse direction des menstrues. La plupart du
temps, la chlorose et ce bruit de diable que
donnent les mouvements du cœur en sont aussi
les effets. Lorsque l'hystérie a son siége dans le
système utérin (1), car je n'admets pas comme
Georget qu'elle soit due à une cérébropathie
spasmodique (2), elle reconnaît la même cause.

(1) Louyer-Villermay, Malad. nerveuses.
(2) Georget, id.

Il faut alors ramener le sang à sa direction nor-
male. La saignée générale du pied, la saignée
vers la vulve par les sangsues, les ventouses aux
cuisses, auront souvent des succès lorsque déjà
un grand nombre d'autres médications auront
échoué.

ARTICLE VI.

CONCLUSIONS.

Je crois que nous pouvons tirer du travail
précédent les conclusions qui suivent :

1° La saignée du pied est dérivative et affluxive
pour les organes rapprochés des membres inférieurs. Elle est révulsive pour ceux qui en sont
éloignés.

2° Si jusqu'au dix-huitième siècle il y a eu des
médecins qui en ont fait abus, de nos jours on
est tombé dans un excès contraire en n'y ajoutant plus aucune importance.

3° En général, la saignée du pied est une
opération facile. Elle n'est pas suivie d'accidents
aussi fréquents que celle du bras.

4° La phlébotomie des membres inférieurs
active, momentanément au moins, leur circulation artérielle. Pour que son action dérivative

soit efficace, il est important que les veines soient largement ouvertes, et que le sang s'écoule en un jet rapide.

5° La saignée qui coule lentement, goutte à goutte, ne saurait produire cet effet. Si les veines sont très petites, peu apparentes, et que l'on ne puisse pas obtenir les conditions précédentes, il vaut mieux recourir aux émissions sanguines capillaires locales, ou à la saignée du bras.

6° Dans les maladies de l'encéphale la saignée du pied est d'une haute utilité. Je la place immédiatement après celle des jugulaires et l'artériotomie. Chez les vieillards, pour qui la saignée directe peut être trop brusque, elle tient la première ligne.

7° Elle est également avantageuse pour les deux sexes, lorsque la nutrition du cœur devient trop énergique, lorsque le sang afflue vers les poumons.

8° Lorsque, dans la suppression brusque des menstrues ou des lochies, nous voulons faire dériver le sang vers l'utérus, et que la saignée générale est indiquée, c'est à celle du pied que nous devons nous adresser. Celle du bras doit être préférée lorsqu'il y a à craindre une fluxion trop considérable vers cet organe.

9° Dans la suppression des hémorroïdes, dans la rétrocession de la goutte, la saignée du pied peut offrir de grands avantages.

10° Dans les diverses circonstances que j'ai signalées, lorsque l'indication d'une saignée générale se présente et que l'on veut produire la révulsion ou la dérivation vers un point quelconque, l'ouverture des saphènes est préférable. En général, son action est rapide lorsqu'elle a pour but une déplétion des vaisseaux cérébraux. Ses effets dérivatifs sur les organes sous-diaphragmatiques, et notamment sur l'utérus, sont également prompts.

11° Elle ne convient pas dans les inflammations du foie, de la rate, des reins, de l'utérus, généralement des organes sous-diaphragmatiques. Elle y déterminerait un afflux de sang encore plus énergique.

12° Ce serait perdre un temps irréparable que d'ouvrir une veine du pied lorsqu'on veut déprimer rapidement le système sanguin des organes thoraciques dans la pleurésie, la pneumonie, la cardite, la péricardite, etc.

CHAPITRE IX.

DE LA SAIGNÉE DU BRAS.

ARTICLE PREMIER.

DISPOSITIONS ANATOMIQUES DES VEINES SUPERFICIELLES
DES MEMBRES SUPÉRIEURS.

Les vaisseaux sanguins qui sont destinés à la circulation veineuse superficielle des membres supérieurs sont nombreux et apparents. Les veines qui se rencontrent au pli du bras sont plus faciles à ouvrir que celles des autres parties du corps. C'est pour cela, sans doute, que l'on a recours aussi souvent à la saignée du bras. Le voisinage d'organes importants peut donner lieu à des accidents nombreux, et si cette opération est généralement considérée comme une des plus faciles de la chirurgie, souvent aussi il arrive qu'elle en est une des plus délicates; il est donc essentiel, pour faire une saignée, de bien connaître les dispositions anatomiques des veines, et les rapports qu'elles peuvent offrir avec les organes qui les avoisinent. Elles n'ont pas, comme les artères, un développement et un trajet réguliers. Il est bien rare qu'elles se divisent exactement de la même manière chez plusieurs sujets. Je les décrirai d'après le type dont la plupart des auteurs ont fait choix, et j'en signalerai les anomalies les plus fréquentes.

Les veines que l'on peut ouvrir au membre supérieur sont : la céphalique du pouce et la salvatelle à la région dorsale de la main ; la radiale, les cubitales interne et externe, à l'avant-bras. Au pli du bras, la médiane céphalique, la médiane basilique, la céphalique et la basilique.

1° Les veines collatérales des doigts viennent former sur la région dorsale de la main une arcade veineuse dont la concavité est dirigée en haut. De là partent plusieurs rameaux, et les deux plus considérables ont reçu les noms de salvatelle du pouce et de céphalique. La salvatelle a reçu ce nom des anciens en raison de l'efficacité qu'ils attribuaient à sa saignée, du latin *salvare*. Botal nous dit que les médecins qui avaient peur de la saignée faisaient cependant ouvrir la salvatelle. Cette veine est formée par les rameaux les plus internes, et répond au cinquième métacarpien. Elle remonte ensuite le long de la partie interne de l'avant-bras, où sa continuation prend le nom de cubitale postérieure.

2° Les rameaux veineux qui, venant de l'arcade dorsale, se dirigent à la partie externe du poignet, se réunissent en un seul tronc dans la direction du premier métacarpien sous le nom de céphalique du pouce. Celle-ci passe bientôt au-devant de l'articulation radio-carpienne, monte le long de la partie externe et antérieure de l'avant-bras, et vient se continuer sous la dénomination de radiale superficielle. Il est facile d'ouvrir la salvatelle et la céphalique du pouce, mais il faut bien éviter de faire pénétrer sa lancette dans les tendons extenseurs ou leurs gaînes fibreuses, le ligament annulaire postérieur du carpe, les nombreux filets nerveux qui accompagnent les veines, enfin dans les articulations.

3° La veine radiale, située au côté externe du carpe et du radius, se dirige vers la partie moyenne de l'avant-bras, se porte ensuite d'arrière en avant, et se place au côté externe de la face antérieure de l'avant-bras, jusqu'au pli du bras, où elle va se continuer avec la céphalique. Elle reçoit divers rameaux de l'arcade dorsale de la main, et s'anastomose avec la salvatelle.

Elle est entourée par quelques filets très déliés du nerf musculo-cutané.

4° La veine cubitale antérieure est formée par divers rameaux qui viennent se réunir au-devant du poignet. Elle s'anastomose avec la médiane, monte au-devant de la partie interne de la face antérieure de l'avant-bras , et se réunit au-devant de l'épitroklée à la cubitale postérieure pour constituer la médiane basilique. Elle est environnée par les rameaux antérieurs du nerf cutané interne.

5° La cubitale postérieure fait suite à la salvatelle, se contourne vis-à-vis de l'apophyse styloïde du cubitus, monte le long des muscles qui se trouvent au devant et en dedans de cet os, s'anastomose avec la radiale et la cubitale antérieure, et vient se réunir à celle-ci au niveau de l'épitroklée, quelquefois au-dessus de cette éminence osseuse. Cette veine est moins volumineuse que la précédente ; elle est également environnée de nombreux filets nerveux.

6° La veine médiane est formée par la réunion de rameaux veineux du carpe et de l'avant-bras. Elle marche entre la radiale et la cubitale antérieure, et vient se continuer avec les médianes céphalique et basilique. Elle manque souvent, et est alors remplacée par un réseau vasculaire qui se jette dans les veines voisines, ou par des veines profondes. Une branche assez grosse du nerf musculo-cutané l'accompagne et est située ordinairement à son côté externe. Il serait difficile de ne pas la blesser pendant la saignée si la veine rampait dans l'interstice musculaire formé par le long supinateur et le rond pronateur. Chez les sujets maigres l'artère radiale se trouve dans ce point immédiatement au-dessous de l'aponévrose anti-brachiale.

7° Arrivée au pli du bras, la veine médiane se divise en deux branches. L'une, externe, qui va s'unir à la radiale pour former la céphalique, c'est la veine médiane-céphalique qui remonte en dehors dans la rainure radio-bicipitale. Elle est accompagnée par une branche interne du nerf musculo-cutané qui passe ordinairement derrière elle. Dans l'état normal la veine médiane céphalique est éloignée de l'artère humérale et de ses divisions. On trouve au-dessous d'elle une couche épaisse de tissu cellulaire, et il est facile de la fixer. M. Lisfranc n'a jamais trouvé de filets nerveux à sa partie supérieure; en mettant l'avant-bras en pronation, on éloigne ceux qui sont à sa partie inférieure, car si les muscles sont développés, le long supinateur couvre à la fois le tendon du biceps et le nerf musculo-cutané. En ajoutant à la pronation un mouvement de flexion, on arrive au même but, quoique les muscles soient peu saillants.

8° La branche interne de la veine médiane marche dans la direction du tendon du muscle biceps, et vient se réunir à la cubitale antérieure pour former la basilique, c'est la médiane basilique. Cette veine est entourée de quelques petits filets du cutané interne, et croise à angle plus ou moins aigu l'artère humérale. Chez les sujets maigres sa paroi postérieure est presque adhérente au vaisseau artériel. L'enveloppe aponévrotique du bras est pour ainsi dire collée à la fois à l'artère et à la veine, chose dont il est facile de s'assurer par le toucher. Aussi ne doit-on ouvrir la veine qu'en dedans ou en dehors de son point de contact avec l'artère. Chez les personnes grasses l'artère se trouve séparée de la veine par une couche plus épaisse de tissu cellulaire. Chez les sujets maigres la pronation forcée peut rendre l'artère plus profonde. Si l'anastomose de la médiane basilique avec la médiane céphalique se faisait trop près du condyle interne de l'humérus, on saignerait

en dedans de l'artère, mais en courant les risques de léser le nerf médian. Quand la médiane
basilique marche dans la direction du membre,
elle rampe souvent sur le corps du biceps et
sur son tendon; alors son anastomose avec la
médiane céphalique est située plus en dehors,
et c'est dans ce sens qu'il faut saigner. Plus
l'angle que cette veine décrit en passant sur
l'artère se rapproche de l'angle droit, plus il
est facile de suivre les indications précédentes.

9° Formée par la réunion de la radiale et
de la médiane céphalique, la veine céphalique
monte le long du bras, entre l'aponévrose et la
peau, en dehors du biceps, parcourt, en se portant en dedans, l'intervalle qui sépare le deltoïde du grand pectoral, et vient s'ouvrir dans
la veine axillaire. Elle communique avec la basilique, et quelquefois avec la jugulaire externe.
Elle est côtoyée par le nerf cutané externe,
mais en est séparée au bras par l'aponévrose
jusqu'à un pouce à peu près au-dessus de l'é-
picondyle, et vers la saillie musculaire externe
elle n'en reçoit que de faibles filets.

10° La veine basilique naît au pli du bras de
la réunion des veines médiane, basilique et
cubitales, se dirige obliquement d'avant en ar-

rière, puis en haut, au-devant de l'aponévrose inter-musculaire externe, et va s'ouvrir dans la veine brachiale, ou dans l'axillaire. Au-dessus de l'épitroklée, la basilique s'engage entre les lames de l'aponévrose. Le nerf cutané interne renfermé dans la même gaîne est presque toujours à son côté interne, et dans presque toute son étendue elle est enlacée par ses rameaux.

ARTICLE II.

Il résulte du trajet de ces veines que la cubitale antérieure est la continuation de la salvatelle, et que la basilique est la continuation des cubitales et médiane ; que la radiale est la suite de la céphalique du pouce, et que la céphalique du bras est la continuation de la radiale et de la médiane.

Dans les circonstances ordinaires la disposition générale des veines au pli du bras est la suivante : en dehors se voit la partie supérieure de la radiale ou des radiales, en dedans la partie supérieure de la cubitale ou des cubitales ; entre ces deux veines, les médianes céphalique et basilique ; à la partie inférieure du bras, la céphalique en dehors et la basilique en dedans.

L'existence de toutes ces veines est très variable, et les anomalies en sont nombreuses. Souvent la salvatelle et la céphalique du pouce manquent; il existe alors sur le milieu du dos de la main une veine qui se divise pour former la radiale, et la cubitale. Il peut se rencontrer deux radiales superficielles. La radiale peut être remplacée par la médiane. La cubitale postérieure n'existe pas lorsque la salvatelle se jette dans la radiale. La veine médiane souvent n'existe point, et, dans ce cas, les médianes basilique et céphalique sont formées par des veines profondes; quelquefois elles sont remplacées par une seule branche de communication entre les veines céphalique et basilique. Enfin elles peuvent manquer totalement; la radiale se continue alors directement en céphalique, et les cubitales seules forment la basilique. Les deux veines du bras peuvent aussi se suppléer. Toutes les veines superficielles et profondes peuvent s'anastomoser diversement entre elles, et sont également pourvues de valvules qui empêchent le sang de rétrograder. Les superficielles sont séparées de la peau par une légère couche de tissu cellulaire, et par une lame aponévrotique.

Les parois des veines sont composées de trois tuniques : la première, interne, est très mince, et forme les valvules que l'on rencontre dans le système veineux ; la seconde est très extensible et composée de fibres longitudinales ; la troisième est formée par du tissu cellulaire dont les lamelles sont fortement condensées les unes contre les autres. Ce tissu est très épais dans les points où les veines ont besoin d'être protégées contre l'action du système musculaire et les agents extérieurs. Les parois veineuses ne sont pas élastiques, et cèdent naturellement à l'effort du sang lorsqu'elles ont éprouvé une solution de continuité. La cicatrisation s'opère promptement avec conservation du calibre du vaisseau lorsqu'il n'a pas été divisé complétement, avec interruption du calibre de la veine lorsqu'elle a été coupée en travers.

Les parois des artères sont composées de trois tuniques : l'une interne, très fragile, d'un aspect lisse et poli, analogue aux membranes séreuses ; la seconde, formée par un tissu fibreux élastique, analogue à celui qui compose les ligaments jaunes des vertèbres, est leur tunique propre. Les fibres en sont serrées, circulaires. Elles reviennent sur elles-mêmes quand on distend les parois des artères par travers, et ne jouissent plus de cette élasticité lorsqu'on les étend suivant l'axe du tube artériel. La troisième tunique des artères est fibro-celluleuse, formée de fibrilles entrelacées et comme feutrées. Quelques anatomistes ont pensé que la membrane moyenne des artères était de nature musculeuse; le fait est que dans le mouvement d'impulsion donné au sang par le cœur, elles ne remplissent pas seulement un rôle passif.

Les anomalies des nerfs ne sont pas fréquentes, quoique nous puissions en citer, mais il est très important de connaître celles de l'artère brachiale : souvent elle se divise, à plusieurs pouces au-dessus de l'articulation, en radiale et cubitale. L'artère cubitale peut être sous-aponévrotique dans tout son trajet. La radiale peut offrir cette anomalie, quoiqu'elle soit plus rare. L'artère humérale peut être plus près de l'épitroklée que ne l'indiquent les anatomistes. Elle peut être située à la partie interne et inférieure du bras et se recourber à angle droit, pour venir se placer au-devant de l'articulation huméro-cubitale.

La peau est formée par l'épiderme, le corps muqueux de Malpighi et le derme. Elle reçoit

un grand nombre de filets nerveux, de vaisseaux sanguins et lymphatiques. Les nerfs sont
généralement placés dans une direction parallèle à l'axe du corps. La peau est plus mince,
moins rugueuse au pli du bras que sur l'avant-
bras et sur la main. La dissection du pli du bras
nous montre les parties superposées dans
l'ordre suivant :

1° La peau ; 2° le fascia superficialis ou couche
sous-cutanée, qui renferme les veines, les nerfs
et les vaisseaux lymphatiques superficiels ;
3° l'aponévrose, plus épaisse sur les côtés que sur
le milieu du pli du bras, où elle existe à peine ;
4° les artères, les muscles, les nerfs, les veines,
et les lymphatiques profonds ; 5° l'articulation
et les os.

Toutes ces considérations anatomiques nous
amènent à conclure :

1.° Que l'on peut saigner à toutes les veines
superficielles du membre supérieur.

2.° Que plus les veines sont rapprochées du
côté externe du membre, moins on rencontre
de filets nerveux.

3° Qu'il est de la plus grande imprudence
d'ouvrir une veine placée immédiatement sur
une artère.

4° Qu'il ne faut jamais saigner avant de s'être assuré de la position relative des veines et des artères.

5° Que si les veines sont profondes chez les personne grasses, elles sont moins mobiles que chez les personnes maigres.

6° Que l'on doit ouvrir, de préférence à toute autre veine, la médiane céphalique à sa partie supérieure.

7° Que la céphalique doit être préférée après celle-ci.

8° Que les radiales viennent ensuite, parce qu'elles ne sont pas accompagnées d'autant de filets nerveux que les autres.

9° Qu'il faudrait encore choisir les cubitales avant la médiane commune à cause du rameau nerveux qui longe cette veine.

10° Que si l'on avait le choix entre la basilique et la médiane basilique, il vaudrait mieux ouvrir la médiane basilique pourvu que ce fût en dedans ou en dehors de l'artère.

11° Que lorsque les veines sont développées sur la main, leur saignée remplacera parfaitement celle du pli du bras.

12° Que si les veines ne sont pas apparentes, il est possible de mettre à découvert la céphalique par une incision sur l'interstice musculaire formé par les muscles deltoïde et grand pectoral.

13° Lorsque l'avant-bras est mis dans un état de pronation forcée et de demi-flexion, les rapports des veines et des parties sous-jacentes se trouvent changés. Le nerf musculo-cutané, le tendon du biceps et l'artère humérale, sont situés plus profondément.

14° La réunion des plaies longitudinales des veines est plus prompte que celle des incisions faites dans un autre sens.

15° Si la veine est coupée en travers, ou divisée dans la presque totalité de son diamètre transversal, l'inflammation adhésive amènera l'oblitération de ce vaisseau, et quelquefois une phlébite dangereuse.

16° Chez les personnes dont les veines sont roulantes le parallélisme des incisions de la peau et des veines se détruit plus facilement lorsque les incisions sont longitudinales que lorsqu'elles sont obliques ou transversales.

17° Les solutions de continuité des artères guérissent facilement lorsqu'elles ont une direction longitudinale, et ne sont pas très étendues. Elles se réunissent rarement lorsqu'elles sont faites dans une autre direction.

18° Les incisions longitudinales de la peau sont les moins douloureuses. Les incisions obliques entraînent moins de douleur que les incisions transversales.

ARTICLE III.

REMARQUES PRATIQUES SUR LA SAIGNÉE DU BRAS.

I. Malgré l'application méthodique de la ligature, il peut arriver que les veines ne soient pas saillantes. Un bain local chaud est un des meilleurs moyens pour les faire gonfler, mais des frictions sur l'avant-bras suffisent ordinairement. Ces frictions doivent être faites avec la face dorsale de l'index et du médius en repoussant le sang vers la ligature. Elles seront douces et graduées, car, faites avec violence sur une peau fine, elles pourraient amener une irritation érysipélateuse. On a conseillé aussi de laisser la ligature appliquée pendant une demi-heure ou une heure, l'avant-bras étant plié sur le bras. Certaines personnes ne peuvent pas supporter long-temps la pression de la ligature, et j'ai vu des femmes se trouver mal en raison de l'im-

pression pénible qu'elles éprouvaient quelques
minutes après cette application. Il arrive enfin
que les veines ne sont pas saillantes, mais qu'on
les sent au toucher et qu'elles sont assez volumineuses pour que le chirurgien puisse se ha-
sarder sans crainte à les inciser sans les voir.

II. La position du malade pendant la saignée
est des plus importantes pour la réussite de
cette opération. Toutes les fois que l'on saigne
un malade dans la position assise, on s'expose à
le voir tomber en syncope; il vaut mieux le
faire étendre sur un lit; c'est une précaution
que je recommanderai surtout pour les femmes
enceintes. Le malade est placé, d'ailleurs, sur
son lit la tête relevée par des coussins, le bras
parfaitement libre et recevant le jour par son
côté externe. Il est bien de tirer le lit dans un
des points les mieux éclairés de l'appartement
afin que les veines s'aperçoivent plus facilement; un faux jour donnant sur les veines peut
devenir la cause d'une saignée blanche. Le lit,
-les rideaux, et toutes les parties qui pourraient
être tachés par le sang en doivent être garan-
-ties par des alèzes. Si on saigne le malade assis
sur une chaise ou dans un fauteuil, il faut le
couvrir également d'une alèze ou de serviettes,

garantir du jet de sang le parquet ou le tapis, et se placer dans un jour convenable.

III. Le chirurgien doit être debout en face de son malade, en dedans du bras qu'il va saigner. Qu'il se mette à son aise, car les malades pardonnent tous les dérangements possibles, et n'excusent que rarement les accidents qui peuvent survenir. Lorsque le malade est dans un lit autour duquel il n'est pas possible de circuler, si le chirurgien est à son côté gauche, il ne faut pas saigner au bras droit, *et vice versâ*, car il est à peu près certain que dans les changements de position du bras, le parallélisme des ouvertures sera détruit. Quelques auteurs veulent que l'opérateur soit assis, parce que sa main est alors plus assurée; nous pensons, au contraire, que ses mouvements sont beaucoup plus libres et plus sûrs lorsqu'il est debout.

IV. Il y a des malades qui, au premier abord du chirurgien, déclarent qu'ils sont très difficiles à saigner. Quelques femmes ont cette habitude, soit que la saignée présente en effet chez elles de grandes difficultés, soit, comme le dit Dionis, qu'un opérateur qui voulait les convaincre de son mérite, leur en ait donné l'assurance. Le malade ne peut que perdre à se comporter ainsi, car, s'il a affaire à un homme timide, il est probable que la saignée se fera de travers. Autrefois, lorsqu'un chirurgien était appelé pour saigner un roi de France, il avait droit de faire sortir de la chambre les personnes qui ne lui plaisaient pas. Les malades doivent toujours éviter qu'il se trouve auprès d'eux des gens qui puissent inquiéter, intimider le chirurgien, ou même troubler son attention. J'ai souvent vu des élèves, qui saignaient fort bien d'ailleurs, avoir la main tremblante dès qu'ils étaient sous les yeux de leurs chefs. L'assurance ne vient qu'avec une longue habitude. La première qualité de l'opérateur est de ne jamais se troubler, quelque chose qui advienne. Fait-il une saignée blanche? a-t-il un thrombus? S'il fait une autre saignée sans se déconcerter, donnant pour prétexte que le malade a fait un mouvement qui a détruit les rapports des ouvertures de la veine et de la peau, ou que du tissu cellulaire a oblitéré la piqûre, que le sang s'extravase parce que la veine est trop volumineuse, etc., le malade et les assistants trouvent la chose très naturelle. S'il se trouble ou s'il veut entrer dans de longues explications, on le prend pour un maladroit.

V. Si le chirurgien doit prendre toutes les précautions possibles pour que rien ne le gêne dans son opération, d'un autre côté il ne doit pas se livrer à des attentions trop minutieuses qui pourraient inquiéter son malade. Il évitera d'éprouver sur son canepin, en sa présence, la pointe de ses lancettes, et ne fera même paraître cet instrument qu'à l'instant de la saignée. Il placera d'une manière convenable les personnes qui lui servent d'aides. L'une tient le vase destiné à recevoir le sang ; l'autre maintient le malade si cela est nécessaire. Quand un individu est saigné pour la première fois, il est à craindre qu'il ne porte violemment sa main libre sur l'instrument au moment de la piqûre. Les enfants ont besoin surtout d'être surveillés. Je ne fais pas seulement tenir leur bras libre, mais je fais tenir aussi le poignet et le coude du membre que je saigne ; un troisième aide éclaire, si la saignée se fait pendant la nuit. La lumière doit être peu élevée afin qu'elle puisse être rapprochée le plus possible du côté externe du bras. Quelques médecins préfèrent la bougie. J'ai toujours mieux aimé me servir de la chandelle de suif, parce que sa lumière est plus vive.

VI. Je lis dans tous les auteurs que les chirurgiens doivent être ambidextres. Cette faculté n'est donnée qu'à un petit nombre, et je tiens de l'un des hommes qui ont le plus manœuvré les opérations en France, de M. Lisfranc, que jamais sa main gauche n'a pu acquérir la même habileté que sa main droite. Celui qui, se servant habituellement de la main droite, veut se servir de la gauche, doit toujours craindre de ne pas attaquer les veines assez perpendiculairement. Si le chirurgien n'est pas ambidextre, et s'il ne se sert que de la main droite pour saigner au bras gauche, il doit se placer auprès de l'épaule et au côté externe du bras gauche de son malade. Il maintient la veine comme nous l'avons indiqué, mais son incision est dirigée du pli du bras vers le poignet, ce qui est l'inverse de l'incision ordinaire.

VII. A quelle heure est il le plus convenable de pratiquer la saignée ? Le médecin ne s'arrête pas à une semblable considération lorsqu'une évacuation sanguine lui paraît nécessaire. Lorsque la saignée n'est pas rendue urgente par une maladie grave, ou lorsqu'elle est simplement préventive, nous préférons le matin. A cette époque du jour les veines des membres ne sont pas aussi gonflées que le soir, mais aussi les malades sont plus calmes, sont moins disposés aux mouvements nerveux et aux inflammations. On est certain qu'ils ne viennent pas de manger, chose essentielle qu'il faut toujours recommander la veille. Une saignée faite peu de temps après l'ingestion des aliments peut amener immédiatement des troubles digestifs fort graves.

VIII. Avant de porter la lancette sur la veine dont on a fait choix, il faut la maintenir de manière qu'elle ne change pas de place pendant l'incision. Après avoir fait quelques frictions de bas en haut sur l'avant-bras, et au moment où la veine se trouve gonflée par le sang, on applique le pouce de la main gauche au-dessous du point que l'on veut piquer. La veine est dès lors tendue, dure, et immobile. Que dire de ces marques avec l'ongle qui ont été conseillées pour préciser le point à inciser? Je suis parfois appelé à saigner de jeunes dames que ces coups d'ongle ne préviendraient guère en ma faveur. A la rigueur, une marque avec de l'encre serait préférable, mais ces précautions sont de peu de valeur. Si la veine est grosse, elle est assez visible pour qu'il n'y ait pas besoin de la marquer ainsi ; et lorsque sa position ne peut être appréciée que par le tact, le doigt qui la maintient n'est-il pas le meilleur indicateur ?

IX. Lorsque la veine a été ouverte, il peut se présenter diverses circonstances qui s'opposent à l'écoulement du sang.

A. Le cours du sang peut être interrompu dans le membre, parce que l'artère est trop comprimée par la ligature ou par les vêtements. Il suffit alors de desserrer celle-ci, ou d'enlever les autres.

B. Il est possible que la ligature ne soit pas assez serrée pour interrompre complétement la circulation veineuse superficielle. Dans ce cas, la ligature doit être serrée plus fortement.

C. L'ouverture de la veine peut être plus large que celle de la peau. L'incision de la peau doit alors être agrandie.

D. L'incision de la peau et celle de la veine peuvent être trop petites. On conseille alors d'y donner un nouveau coup de lancette ; si l'on ne voit pas parfaitement la disposition de la veine, et surtout si elle est petite, il vaudrait mieux piquer une autre veine.

E. Des flocons graisseux viennent fermer

l'ouverture. On les excise avec des ciseaux, ou on les met de côté à l'aide d'un stylet boutonné, de la tête d'une épingle préalablement lavée.

F. Le parallélisme de la peau est détruit, et le sang s'infiltre dans le tissu cellulaire, ou cesse de couler. Il faut rétablir ce parallélisme, et on y parvient en ramenant la peau sur la veine en différents sens. Après quelques instants, on arrive d'ordinaire au point où les deux ouvertures se rencontrent. Il vaut mieux cependant, comme dans tous les cas, faire une seconde saignée, plutôt que d'avoir recours à de trop longues tentatives. Des mouvements brusques de la part du malade sont la cause la plus commune de cet accident.

G. Si la veine ouverte est trop petite pour donner une quantité suffisante de sang, il faut, sans attendre, faire une nouvelle saignée.

I. Lorsque la faiblesse du sujet est la seule cause de la lenteur avec laquelle sort le sang, des frictions légères sur la veine, quelques coups secs frappés avec le doigt sur le trajet du vaisseau, peuvent ranimer le jet du sang.

J. Une vive émotion éprouvée par le malade, la syncope, la commotion du cerveau, certains

états morbides, peuvent interrompre la circulation veineuse superficielle, faire refouler le
sang vers les organes profonds. Il est indispensable alors d'attendre que la circulation soit
rétablie. Toute tentative de saignée serait inutile; une veine peut être largement ouverte, et
ne pas fournir de sang. C'est un fait à l'appui
duquel j'ai recueilli plusieurs observations.
Comme ce sujet a été peu étudié, je citerai les
suivantes.

1° En 1826, un soldat du 47ᵉ de ligne, tombé
d'une hauteur considérable, fut amené à l'hôpital de Lille, et saigné par un sous-aide. Une
piqûre, deux piqûres, trois piqûres, ne donnent
pas de sang. Un aide-major, fort instruit d'ailleurs, arrive sur ces entrefaites, ôte la lancette
des mains tremblantes du sous-aide, et se
dispose à pratiquer lui-même la saignée. Il fait
une première incision sans succès : le tissu adipeux, dit-il, est venu recouvrir la veine. Une
seconde ouverture n'est pas plus heureuse que
la première : c'est parce que la lancette est
émoussée. Une troisième épreuve ne fut pas
tentée, et l'opérateur attendit prudemment. Il
s'était aperçu, peut-être, qu'il avait affaire à des
veines exsangues.

Le pouls du militaire qui fait le sujet de cette observation battait à peine, tandis que les mouvements du cœur étaient tumultueux. Le sang refluait dans les organes intérieurs qui avaient été ébranlés. La commotion du cerveau ne permettait pas encore que le cours du sang se rétablît. Le sang coula au bout de quelques heures par les ouvertures faites précédemment, ce qui démontra bien que les veines avaient été incisées. Le louable empressement avec lequel on avait secouru ce militaire avait empêché de bien apprécier sa position.

2° Je fus appelé, dans le mois d'avril 1833, chez une dame habitant la rue Miroménil, n° 18. Cette dame, d'une forte constitution et d'un embonpoint notable, était âgée d'environ quarante ans ; son visage était rouge, ses dents étaient serrées ; elle avait eu, disait-on, un coup de sang. Un médecin qui se trouvait auprès d'elle l'avait saignée aux deux bras sans obtenir du sang. Il m'engage à tenter une nouvelle piqûre. Je prends le bras droit et me dispose lentement à ouvrir la veine céphalique, avec la crainte de n'être pas plus heureux, lorsque, tout-à-coup, l'ouverture qu'il avait faite à la médiane basilique donne un beau jet de sang.

Il est évident pour moi que ce fluide ne circulait pas dans la veine à l'instant où elle fut piquée. Chez les femmes grasses il ne faut pas considérer seulement la profondeur des veines. Sous la moindre influence, la circulation peut être interrompue, surtout dans les vaisseaux capillaires et superficiels ; ce n'est qu'à mesure que le cœur, les artères et les veines auxquels on ne saurait refuser une action propre, reprennent leurs fonctions ; ce n'est que lorsque la peau reprend sa chaleur que, chez certains individus, le sang reprend son cours dans les veines voisines de la peau. Saignons alors et nous aurons du sang sur-le-champ, tandis que vingt piqûres faites pendant l'asthénie momentanée des vaisseaux superficiels, n'en donneront pas dix gouttes. Et voilà pourquoi, dans certains cas, le médecin dernier arrivé est le plus adroit.

3° Je fus appelé auprès d'une dame qui, ayant éprouvé une vive contrariété, se trouvait en proie à de violentes convulsions. Une forte cé-

phalalgie, la rougeur du visage, indiquaient
une congestion cérébrale. Un de mes confrères
fut d'avis, comme moi, de la saigner à un bras.
On m'annonce alors que la malade est très difficile à saigner. J'aurais dû noter qu'elle était
très grasse, que ses veines se gonflaient difficilement, que la peau était couverte d'une sueur
froide, que le pouls devenait très petit, que
cette dame avait peur. Le toucher m'indiquait
une veine médiane; je l'ouvre largement, et
n'ai que le déplaisir de voir un petit jet de sang
qui s'arrête de suite. Une autre piqûre a un
aussi triste résultat. Un troisième médecin survient, s'escrime sur l'autre bras, et n'est pas
plus heureux. Une application de sangsues dut
remplacer la saignée du bras, car celle des saphènes ou des jugulaires ne présentait aucune
chance favorable, et le cas ne paraissait pas
assez grave pour ouvrir une artère temporale.
Quelques heures de plus, et le médecin qui me
succédait aurait obtenu du sang.

Nous avions, dans cette circonstance, la
constitution la plus défavorable à la saignée;
en outre, la malade avait peur. L'individu

qui est ainsi terrifié, se trouve dans un état voisin de la syncope, et nous savons que, pendant cet accident, la circulation est interrompue. Une saignée faite en pareil cas ne fournit pas de sang; l'action du cœur et des gros vaisseaux revient promptement, tandis que celle des capillaires, chez les personnes chargées de graisse, ne reparaît que lentement. Enfin, dans certaines affections du cœur, la circulation peut être anéantie sous l'influence d'une émotion quelconque. On doit se rappeler qu'un malade, saigné dans un hôpital contre sa volonté, eut une telle frayeur, qu'il mourut à l'instant où sa veine fut piquée.

X. Lorsque la saignée a été jugée suffisante, il n'est pas toujours facile d'arrêter le sang. La compresse que l'on place sur l'incision est parfois promptement imbibée. Je n'ai pas l'habitude de placer mon pouce sur l'ouverture; je ne conseille pas de ramener la peau sur la plaie, parce que ce procédé peut souvent donner lieu à de larges infiltrations sanguines. Je rapproche les bords de la plaie en les pinçant légèrement entre le pouce et l'index de la main gauche. Comme je prends toujours une assez grande quantité de peau, le malade n'éprouve aucune

sensation pénible. Enfin, pour être plus sûr
que le sang ne coulera pas en mon absence, je
réunis avec une bandelette de sparadrap agglutinatif. La compresse que l'on met sur la plaie
peut être taillée en carré ou en triangle, mais
elle doit toujours être d'une toile assez solide.
Un accident est arrivé pendant la nuit à un de
mes malades, parce que je m'étais servi de
mousseline. La bande qui maintient ce petit
appareil doit avoir de quinze à dix-huit lignes
de largeur, et être plutôt trop longue que trop
courte; le premier jet est placé à la partie externe du bras et maintenu par les doigts de la
main gauche jusqu'à ce qu'un second tour l'ait
assujetti; le bras du malade est demi-fléchi, et
on applique la bande de manière à former un
huit, dont la partie moyenne corresponde au pli
du bras. Quelques praticiens laissent le premier
jet de bande pendant, et le nouent ensuite avec
le dernier chef à la partie externe du bras. Ce
nœud peut être gênant, il peut s'opposer à la
mise de certains vêtements; il vaut mieux arrêter le dernier chef de bande avec une épingle.

XI. On recommande au malade de tenir son
bras demi-fléchi, en écharpe, s'il reste levé; ap-
puyé sur un coussin ou la main située sur la

partie inférieure de la poitrine, s'il demeure au lit. Si le bandage n'est pas assez serré, si le sang s'écoule, il faut le rétablir d'après les données précédentes ; s'il est trop serré, au contraire, chose dont le malade s'aperçoit à l'engourdissement, aux frémissements, aux douleurs qu'il éprouve dans le bras, au gonflement de la main et de l'avant-bras qui finissent par prendre une teinte violacée, il faut se hâter d'enlever le bandage et de rétablir ainsi la circulation. Ce bandage doit être porté deux ou trois jours ; le bras pendant ce temps doit être tenu dans un repos complet. Dionis cite divers accidents survenus chez des personnes qui s'étaient livrées au travail et avaient fatigué leur bras immédiatement après avoir été saignées. J'en ai vu aussi quelques exemples.

XII. Dans les cas où il est probable que le malade sera saigné plusieurs fois, on peut mettre du suif et mieux du cérat sur la plaie ; ce moyen suffit pour empêcher la réunion de s'opérer. Je n'y ai jamais recours, parce qu'il est bien rare que d'un jour à l'autre la plaie soit fermée. Pour faire la seconde saignée par l'ouverture précédente, le chirurgien place sa ligature, met le pouce de la main gauche sur la plaie, fait des frictions ascendantes vers la ligature, ôte subitement son pouce et donne quelques coups secs sur le vaisseau ; le sang jaillit ordinairement. S'il en est autrement, on peut, à l'aide d'un petit stylet boutonné, d'une tête d'épingle fort propre, détruire les adhérences. Cette manœuvre m'a toujours réussi, mais je conçois que si elle était trop répétée, surtout avec des instruments malpropres, une inflammation de la veine ou un phlegmon pourraient en être le résultat.

ARTICLE IV.

PROCÉDÉ OPÉRATOIRE POUR LA SAIGNÉE DU BRAS.

L'appareil se compose d'une ligature d'étoffe rouge, d'un lancetier garni de lancettes, d'un vase ou de poêlettes pour recevoir le sang, d'une ou deux bandelettes de sparadrap agglutinatif, d'une compresse triangulaire ou carrée, pliée en plusieurs doubles, d'une bande roulée longue d'une aune et demie environ, de serviettes, d'un drap, d'eau de Cologne ou de quelque autre liqueur spiritueuse, d'épingles, d'un vase plein d'eau tiède pour laver les taches de sang qui couvrent le bras du malade, d'une chandelle ou d'une bougie allumée, etc.

Le malade est placé sur une chaise, assis sur son lit, ou couché horizontalement. Un drap plié en plusieurs doubles couvre tous les points que le sang pourrait tacher en jaillissant de la veine. Le chirurgien se place en dedans du membre qu'il va saigner ; il opère sur le côté droit avec sa main droite et sur le côté gauche avec la main gauche. S'il n'est pas ambidextre et se sert de sa main droite, il se place en dehors du membre lorsqu'il opère à gauche. Le bras du malade est découvert jusqu'à l'épaule. Si un vêtement trop étroit serre le bras au-dessus de la ligature, on l'en débarrasse, car cette constriction, que le chirurgien ne peut modérer comme celle de la ligature, empêcherait le sang de couler. Le bras étant ainsi libre de tout lien, l'opérateur s'assure de la position des artères, du tendon du biceps, etc.; il examine avec soin s'il n'existe aucune anomalie ; sa ligature est ensuite appliquée à trois travers de doigt au-dessus du pli du bras, moins haut si les veines sont roulantes. Les chefs de la ligature sont croisés derrière le bras sans que la peau soit pincée, et la rosette qui vient les attacher à la partie externe du bras doit avoir son anse en haut et les bouts pendants. Le bras du malade est alors placé demi-fléchi

sur ses genoux ou sur son lit, et on lui recommande d'exécuter quelques mouvements des
doigts pour faire gonfler les veines ; pendant ce
temps le chirurgien ouvre sa lancette de manière que la lame décrive un angle légèrement
obtus avec la châsse ; il place le bout de celle-ci
dans sa bouche, le talon tourné du côté de la
main qui va opérer, afin de pouvoir le saisir facilement. Il étend alors le bras du malade et le
maintient immobile en saisissant d'une part la
partie postérieure du coude avec sa main libre,
et de l'autre en pressant sa main entre son bras
et sa poitrine. Avec la face dorsale des doigts de
la main qui va opérer, le chirurgien fait de légères frictions ascendantes destinées à rendre
les veines plus apparentes. Il fait choix de la
veine qu'il veut ouvrir, du point qu'il veut piquer, et à l'instant où cessent ces frictions, il applique le pouce de la main qui tient le coude au-
dessous du point qu'il veut ouvrir afin de maintenir cette veine gonflée par le sang, de la fixer,
et de tenir la peau tendue de haut en bas.

L'opérateur saisit sa lancette de telle sorte
que la lame soit tenue par le milieu de sa longueur, entre le pouce et l'indicateur, et que la
châsse corresponde en haut ; il pénètre brus-

quement dans les veines en étendant ces deux doigts, et sans que le poignet agisse, si la veine est volumineuse et éloignée de l'artère. Si le vaisseau est voisin de l'artère ou du tendon, ou si le sujet est maigre, l'incision se fait lentement et comme en labourant la peau. L'aide qui éclaire lorsque la lumière naturelle est insuffisante, doit tenir sa chandelle en dehors du membre lorsque le chirurgien se place en dedans; l'aide qui tient le vase l'allonge de sa main droite au devant du trajet probable du sang, et se tient derrière le chirurgien autant que possible, pour n'être pas arrosé par le premier jet du liquide. L'opérateur ne déplace son pouce qui fixe la veine que lorsque le vase destiné à recevoir le sang est convenablement placé; il ramène le fer de sa lancette sur une des lames et dépose cet instrument; il soutient ensuite le bras du malade; l'une de ses mains est appliquée sur le coude et l'autre supporte l'avant-bras; les doigts de la main qui supporte le coude servent à tenir l'ouverture de la peau en rapport avec celle de la veine. Le lancetier ou tout autre corps solide est donné à rouler entre les doigts du malade afin d'activer la circulation dans les veines superficielles.

Lorsqu'une quantité suffisante de sang a été tirée, l'opérateur délie la ligature avec sa main droite et l'enlève. Il place le pouce de sa main gauche sur l'incision de la veine, essuie le bras avec un linge imbibé d'eau tiède, applique sur l'incision la petite compresse pliée en plusieurs doubles, et la maintient à l'aide d'un bandage en huit. Telle est la description succincte de la saignée du bras; mais il serait imprudent de la pratiquer sans bien connaître les détails pratiques qui ont précédé.

CHAPITRE X.

DES ACCIDENTS QUI PEUVENT ÊTRE LA SUITE DE LA SAIGNÉE DU BRAS.

ARTICLE PREMIER.

SAIGNÉE BLANCHE.

L'incision que le chirurgien fait au bras du malade n'atteint pas toujours la veine qu'il veut ouvrir; le sang ne coule pas. C'est à cette incision malencontreuse que l'on a donné le nom de saignée blanche. Cet accident peut provenir d'un défaut d'attention de la part de l'opérateur, de sa maladresse ou de son inexpérience; mais il ne faut pas oublier que le phlébotomiste le plus habile peut manquer une saignée. Cette circonstance se présente surtout :

1° Lorsque le vaisseau est profond, et que la lancette n'est pas dirigée sur lui assez perpendiculairement et assez profondément ;

2° Lorsque le vaisseau est roulant, et que,

n'étant pas bien maintenu , il fuit au-devant de la lancette ;

3° Lorsqu'on incise au-dessus d'un grand nombre de cicatrices qui peuvent avoir rétréci le vaisseau ;

4° Lorsque la peau est flasque , et n'est pas bien maintenue en même temps que la veine ;

5° Lorsque la saignée étant faite la nuit, l'aide qui tient la lumière la change de place à l'instant de la piqûre ;

6° Lorsque le malade retire vivement son bras au moment où il sent la pointe de la lancette. Le chirurgien qui fait une saignée doit bien se pénétrer que sa réputation peut souffrir d'un insuccès. On l'imputera toujours à sa maladresse, et il arrivera parfois qu'après une saignée blanche le malade ne veuille plus lui confier son bras. Il n'est cependant aucun chirurgien à qui il ne soit arrivé semblable désagrément, au moins une fois en sa vie. J'ai vu l'un des plus grands chirurgiens de notre époque faire une saignée blanche. Dupuytren reçut dans une de ses salles, en 1822, un homme qui avait reçu un coup de couteau dans la région du cœur. Il prescrit une saignée. L'élève externe saigne et n'a pas de sang ; l'interne n'est pas

plus heureux; Dupuytren prend la lancette :
point de sang. Il sourit de sa mésaventure, et
ordonne de faire la saignée plus tard. Elle put
être faite dans la soirée.

Quoi qu'il en soit, lorsque la phlébotomie
présente des difficultés, le chirurgien doit en
prévenir les parents du malade ou les assistants,
afin de mettre sa responsabilité à couvert. Lorsqu'une première piqûre a été faite sans résultat,
il faut rechercher avec soin quelle en a été la
cause. Si la veine est bien située au-dessous de
l'ouverture, et n'a pas été ouverte parce que
cette incision n'était pas assez profonde, il est
bien de reporter l'instrument dans la même piqûre, et d'inciser la veine. Si l'ouverture pri-
mitive a été faite à côté de la veine, je ne conseille pas de chercher à ramener la peau sur le
vaisseau. On s'expose à ce que le sang coule
mal, à avoir une ecchymose, un thrombus. Je
préfère ouvrir une autre veine, ou saigner à
l'autre bras.

ARTICLE II.

DU THROMBUS.

On a donné le nom de thrombus ($\tau\rho\acute{o}\mu\theta o\varsigma$,
grumeau) à une tumeur formée par du sang

extravasé dans le tissu cellulaire, au voisinage
d'une veine que l'on vient de saigner. Cette tumeur est ordinairement dure, arrondie, violacée. Chez les personnes dont la peau est
molle et le tissu cellulaire lâche, elle pourrait
prendre un volume considérable. Cet accident
peut être dû à plusieurs causes : ou la veine a
été piquée de part en part, ou l'incision faite à
la veine est plus grande que celle de la peau,
ou le parallélisme de ces deux ouvertures est
détruit par un mouvement du malade, ou l'incision, qui doit être faite d'aplomb sur le vaisseau, ne l'a attaqué que par une de ses parties
latérales, ou un flocon de tissu graisseux vient
fermer en partie l'ouverture de la peau ; le sang
s'échappant avec force de la veine, et ne trouvant pas une issue assez grande, s'épanche dans
le tissu cellulaire voisin. Si on n'ouvre pas largement les grosses veines, et surtout la peau
qui leur correspond, on est exposé à voir un
thrombus se former promptement. Cette tumeur peut se former à l'instant où on desserre
la ligature, s'il y a un déplacement de la peau.
Elle surviendra quelquefois après la saignée la
mieux faite, si le malade se sert immédiatement de son bras. La plaie de la saignée s'ouvre,

et le sang, ne pouvant vaincre la résistance de l'appareil, s'épanche dans le tissu cellulaire.

En général, le thrombus se forme dès les premiers instants de l'écoulement du sang. Si l'on peut s'assurer que l'ouverture de la peau n'est pas assez grande, ce qui peut tenir à ce que la lancette ne coupait pas convenablement, il faut agrandir cette ouverture. Si le parallélisme des ouvertures de la peau et de la veine avait été détruit momentanément, et qu'il soit possible de le rétablir, on laisse couler le sang. Si c'est un flocon de graisse qui s'oppose à la sortie de ce liquide, on peut essayer de l'enlever avec des ciseaux. J'ai remarqué que le thrombus arrive plus fréquemment dans les saignées faites à la partie interne du pli du bras. Lorsque la saignée ne coule pas bien ; lorsque la tumeur commence à se former, et que de légères tractions sur le bras l'augmentent encore, il faut ôter sur-le-champ la ligature, exercer quelques mouvements de pression sur la tumeur, appliquer une compresse graduée imprégnée d'une liqueur résolutive, et exercer une légère compression. Je ne conseille pas d'ouvrir de nouveau la veine au-dessous de la tumeur ; il faut saigner à l'autre bras. L'amour-propre du chirurgien peut en souffrir, surtout lorsqu'il a affaire à un malade pusillanime; mais il vaut mieux, à la rigueur, remettre la saignée à un autre jour, que de s'exposer à voir survenir un abcès. Ordinairement il n'est pas difficile, lors même que l'opération a été défectueuse, de persuader au malade que le sang ne coule pas parce qu'il a fait un mouvement trop brusque, ou parce que de la graisse vient fermer l'ouverture. Il serait inconvenant de lui dire que son sang ne coule pas, vu qu'il est trop épais; cette absurdité serait relevée tôt ou tard. De semblables accidents me sont arrivés quelquefois chez des personnes dont la position et l'éducation étaient au-dessus des préjugés populaires. J'appliquais promptement un appareil légèrement compressif; et si la saignée n'avait pas donné assez de sang, je disais franchement quel en était le motif, et demandais à ouvrir une veine à l'autre bras.

Le 6 juin 1835, madame la marquise de M..... me fait appeler pour lui faire une saignée. Elle désire que cette opération soit faite au bras gauche. Contre mon habitude je me sers de ma main droite pour saigner au bras gauche. Soit que madame de M. ait fait un mouvement rapide qui a détruit le rapport des ouvertures de la veine et de la peau, soit qu'elles n'aient pas été faites dans la même direction, il se forme un thrombus, et je ne puis rétablir l'écoulement du sang. Je n'en avais que trois onces environ. Que faites-vous en pareil cas? me demande madame de M. — Je saigne à l'autre bras. — Saignez à l'autre bras, me répond-elle. Cette saignée fut plus heureuse. Je fus néanmoins fort contrarié. On ne trouve que rarement des personnes qui montrent la tranquillité d'esprit et la fermeté dont madame de M. donna la preuve en cette occasion.

Le plus ordinairement, le thrombus se termine par résolution. Les liqueurs résolutives qui amènent ce résultat sont : les alcoolats aromatiques, l'eau-de-vie, le vinaigre, tenant du camphre en solution ; les solutions aqueuses de sous-acétate de plomb, de sous-carbonate d'ammoniaque, d'hydrochlorate de soude, etc.; mais il survient parfois des abcès, et il faut s'empresser alors de donner issue au pus. Si les lèvres de la plaie suppurent, on se comporte comme nous le verrons en parlant de l'inflammation.

ARTICLE III.

DE L'ECCHYMOSE.

L'ecchymose est le résultat de l'épanchement du sang dans le tissu cellulaire sous-cutané. La peau paraît d'abord bleuâtre et noirâtre. Elle prend bientôt une teinte jaunâtre qui devient de moins en moins apparente à mesure que la résolution s'opère. C'est ainsi que se termine l'ecchymose. Pour hâter la résolution on a recours aux résolutifs que je viens de citer. Des frictions dures sur une peau fine, une ligature trop long-temps serrée, un pli fait par la compresse ou la bande, l'extension de l'avant-bras avant la réunion de la plaie, l'obliquité de l'incision faite à la peau, la piqûre de la paroi postérieure de la veine, peuvent la déterminer. Elle existe toujours lorsqu'un thrombus s'est formé. L'ecchymose ne saurait inspirer la moindre inquiétude, surtout lorsqu'on surveille la cicatrice de la saignée.

DE LA SYNCOPE.

La syncope est un des accidents les plus fréquents à la suite de la saignée, soit que le malade ait peur, soit que sa constitution supporte difficilement la perte de sang; il peut tomber en défaillance avant que la veine ait fourni la quantité de sang prescrite. L'impression fâcheuse que l'idée d'être saigné fait éprouver à certaines personnes, peut arrêter momentanément chez elles la circulation. En général, les femmes et les enfants supportent mieux la saignée que les hommes et les vieillards. Les constitutions sèches les supportent mieux que les individus à tempérament mou, lymphatique, ou chez lesquels prédomine le système graisseux. Les tempéraments sanguins sont moins sujets à la syncope que les tempéraments bilieux. Il est difficile, d'ailleurs, d'établir à ce sujet des règles bien positives, car telle personne, très impressionable d'ailleurs, ne se trouvera pas mal pendant qu'on la saigne, tandis que j'ai vu souvent des militaires aux formes athlétiques tomber en défaillance dès que leur sang coulait. J'eus à saigner un maître de danse connu dans Paris; à peine avais-je placé la ligature au bras droit qu'il se trouve mal, vomit, a des mouvements convulsifs. J'étais tenté de croire qu'il avait peur. Il revient à lui. J'attends environ une demi-heure et le saigne;

il supporte la saignée sans éprouver la moindre faiblesse. Si j'eusse ouvert une veine immédiatement après l'application de la ligature, c'eût été sans succès. Il est donc bien important à l'instant de la saignée de s'assurer, comme je l'ai dit plus haut, de l'état de la circulation.

Lorsque les veines sont largement ouvertes, le cerveau perdant une quantité notable de sang en très peu de temps, son système sanguin étant rapidement déprimé, il en résulte une suspension de l'influence circulatoire du sang sur cet organe, une asthénie momentanée qui donne lieu à la syncope. Voilà pourquoi les saignées directes sont fréquemment suivies de cet accident lorsqu'elles sont rapprochées du cerveau; mais il ne faudrait pas penser pour cela que la syncope arrivera moins souvent lorsque l'ouverture de la veine sera petite. C'est tout le contraire. Si l'incision est petite, le sang coule difficilement par un jet très petit; il faut faire sur le bras des tractions qui souvent sont pénibles pour celui qui les supporte; le malade s'ennuie, s'impatiente, le temps s'écoule, et il tombe en défaillance avant que nous ayons une quantité de sang convenable; d'ailleurs, la saignée a pour but, presque constamment, de déprimer rapidement le système sanguin, et pour cela il faut que les veines soient largement ouvertes.

Le meilleur moyen de prévenir la syncope est de saigner les malades, couchés dans leur lit. On fait en sorte qu'ils ne portent point leurs regards sur le bras qui va être saigné. Leur attention peut être distraite par une conversation qui les intéresse. J'ai souvent prévenu des syncopes chez des dames en leur parlant de leur maladie, ou même de choses tout-à-fait étrangères à leur position. Une trop grande pression de la ligature dispose à la syncope. Le bruit du sang dans le vase qui le reçoit pourrait avoir le même résultat; la fatigue du bras, si le chirurgien n'a pas le soin de le bien soutenir. Il ne faut pas que la tête du malade soit trop élevée ou trop basse pendant la saignée. Si le malade a soif, on lui donne à boire, mais en petite quantité.

Un grand nombre de personnes de la classe ouvrière sont dans l'habitude à Paris d'aller se faire saigner chez un médecin. Souvent elles ont mangé depuis quelques heures seulement, et ne nous en préviennent pas. D'autres fois une longue course les a agitées et a déterminé chez elles de la transpiration. Le médecin est obligé de les faire asseoir pour les saigner. J'ai vu quelques syncopes très graves lorsque j'ai commencé à exercer la médecine, et, depuis cette époque, je ne saigne guère les malades que chez eux, car la mort peut survenir pendant une syncope. A quels bruits, à quels propos ne serait pas en butte celui chez qui arriverait un semblable malheur ! D'ailleurs ces saignées, faites lorsque tout l'organisme est agité, ne sauraient être bien avantageuses. Madame B., culottière, vint se faire saigner chez moi le 15 avril 1831. A peine avais-je appliqué l'appareil pour fermer la saignée qu'elle est prise de convulsions. Sa peau prend bientôt un aspect livide, tout son corps se couvre d'une sueur froide. Je ne sentais plus les battements du cœur. Des déjections de toute espèce avaient eu lieu. Je la fais déshabiller et frictionner sur tout le corps. On lui passe sous le nez de l'éther, du vinaigre antiseptique, de l'ammoniaque. Tout était inutile. Des aspersions d'eau froide au visage n'avaient pas un meilleur résultat. Je lui mets sur le creux de l'estomac un morceau d'amadou enflammé. Enfin, elle jette un cri. Sa syncope et mes inquiétudes avaient duré près d'une demi-heure. Je fus obligé de faire transporter cette femme à son domicile, et me promis bien de profiter de cette leçon.

La classe inférieure de la société fait souvent abus des saignées, et les élèves des hôpitaux sont trop complaisants sur ce sujet. Madame Duflot, fruitière, demeurant rue du Rocher, n° 12, enceinte de six mois, va se faire saigner à l'hôpital Beaujon le 9 août 1833. Elle rentre chez elle, et est prise d'une syncope. On vient me chercher, et je la trouve avec des douleurs d'accouchement. La saignée était nécessaire peut-être, mais la course que cette femme avait faite après la saignée, avait bien suffi pour déterminer la fausse couche.

Me trouvant de service à l'hôpital de Vittoria, je fus chargé de faire une petite saignée à un homme qui avait un anévrysme de la crosse de l'aorte. Ce malade étouffait, et certes la saignée n'était pas contre-indiquée. Je tire six onces de sang environ. Ce militaire se trouve mal. Il était mort, et il fut impossible de le rappeler à la vie. Cet accident pouvait arriver dans la clientelle civile. Quel désagrément alors pour l'opérateur! Depuis cette époque je ne saigne pas sans inquiétude les personnes atteintes de maladies de l'appareil circulatoire.

L'éther, le vinaigre, l'ammoniaque, ne sont pas d'un grand secours lorsqu'il arrive une syncope. Ces moyens ne conviennent guère que lorsqu'il existe un peu de faiblesse simplement. Je préfère jeter de l'eau froide au visage du malade ; je le fais placer dans une situation horizontale ; j'ai recours aux sinapismes, aux applications stimulantes. Lorsqu'il revient, je lui donne une petite quantité d'eau sucrée froide aromatisée avec de l'eau de fleurs d'oranger, si sa maladie ne s'y oppose pas. M. Piorry a démontré que le meilleur moyen de rappeler à la vie les animaux tombés en syncope à la suite d'hémorrhagies est le coucher horizontal.

Les mouvements convulsifs, les vomissements, qui précèdent la syncope, ou se manifestent à l'instant où elle se dissipe, cèdent ordinairement à l'emploi de ces moyens. Je ne les ai jamais vus persister. A la suite des saignées j'ai souvent observé des convulsions. Un fait entre autres m'a beaucoup inquiété. Je fus appelé pour saigner une jeune femme enceinte de cinq mois. L'opération ne l'effraya point, et elle se tint assise dans un fauteuil. J'allais la quitter

lorsqu'elle se plaignit d'avoir mal à l'estomac.
Elle tombe au même instant sur le parquet de
sa chambre et se roule au milieu de convulsions
terribles. Il y avait chez elle quelque chose
d'hystérique, et on me dit qu'elle avait eu déjà
de semblables atteintes. Ce ne fut qu'après trois
quarts d'heure que son état convulsif se calma
entièrement, et je crus devoir cette amélioration à l'emploi d'un lavement froid, contenant
un gros d'assa fœtida. Il ne survint aucun accident vers les organes de la gestation. Chez tous
mes malades, en général, et surtout chez les
femmes enceintes, j'évite les saignées copieuses;
il vaut mieux les réitérer. Dans ces circonstances, le chirurgien ne doit pas se troubler; c'est
chose importante pour le malade, pour les assistants, et pour lui-même. Beaucoup de gens
pensent que les effets thérapeutiques d'une saignée suivie de syncope sont plus rapides et plus
marqués. C'était un des préceptes que donnait
Galien; je me garderai bien de le suivre, non seulement comme opérateur, mais aussi comme
médecin. Il ne faut jamais enlever à la nature
la force de réaction qui lui est nécessaire pour
opérer la résolution des inflammations,

ARTICLE IV.

INFLAMMATION DES TÉGUMENTS, ET DU TISSU CELLULAIRE SOUS - CUTANÉ.

A la suite de la saignée du bras il survient souvent une inflammation phlegmoneuse, quoique aucun organe important n'ait été atteint. Elle commence ordinairement par les bords de la plaie. Quelquefois il se développe dans le tissu cellulaire une petite tumeur circonscrite, indolente, qui ne suppure que lentement. D'autres fois elle est franchement phlegmoneuse. Un érysipèle peut la compliquer. Ces accidents se manifestent lorsque la lancette dont on se sert coupe mal et déchire les parties plutôt que de les diviser, lorsque sa pointe est trop large, lorsqu'elle est malpropre, lorsqu'on n'a pas pris le soin de bien réunir les lèvres de la petite plaie, lorsque le bandage est trop serré, lorsqu'il est ôté trop promptement, et que la chemise ou le gilet irritent la piqûre. Cela arrive également aux personnes qui se servent trop tôt de leur bras, à celles qui sont très irritables ou dont la constitution est viciée. Une application de six ou huit sangsues sur le point malade, des boissons rafraîchissantes, des fomentations et des cataplasmes émollients, des bains locaux, le repos, la diète, l'ouverture de l'abcès, doivent amener une prompte guérison. Le duc de Saint-Simon, nous dit Dionis, fut saigné à Paris par un des chirurgiens les plus expérimentés. Il se fit sur son bras une fluxion, causée par la disposition où il se trouvait. Un abcès se forma, on l'ouvrit, et le duc guérit en trois semaines, ce qui dut bien démontrer aux détracteurs du chirurgien que ni nerfs ni tendons n'avaient été lésés, car lorsque ces organes sont piqués, plusieurs mois sont nécessaires pour la guérison. En 1822, un étudiant de mes amis qui se livrait avec assiduité aux travaux d'amphithéâtre, tomba malade. Il fut saigné avec toutes les précautions possibles à la céphalique du bras droit ; il fallut bientôt ouvrir un abcès gros comme un œuf, qui suppura pendant une quinzaine de jours.

ARTICLE V.

INFLAMMATION PAR SUITE DE LA LÉSION DE VAISSEAUX LYMPHATIQUES.

Il peut arriver que les vaisseaux lymphatiques du pli du bras, surtout ceux qui se trou-

vent à sa partie interne en grand nombre, s'enflamment à la suite de la saignée. Cet accident
peut se développer lorsque la lancette a piqué
un de ces vaisseaux, lorsque cet instrument
n'est pas propre, lorsque le bras n'est pas tenu
en repos ; enfin, lorsque, par une prédisposi-
tion du sujet, ces vaisseaux participent à la
moindre irritation qui survient à l'ouverture
de la saignée. La plaie s'enflamme, devient
douloureuse, suppure légèrement ; une ou plusieurs tumeurs se font sentir à la partie interne
de la saillie que forme le muscle biceps. Elles
sont dures et très douloureuses ; les lymphatiques peuvent augmenter de volume ; le tissu
cellulaire qui les entoure devient aussi malade ;
les ganglions axillaires eux-mêmes se tuméfient.
Il est cependant facile de s'assurer que les veines
ne sont pas malades, en examinant le trajet des
lymphatiques, leur position, leur nombre,
leur forme. Les hommes qui se sont livrés à
l'étude de l'anatomie savent quels désordres
peut produire dans le système lymphatique
la piqûre d'un instrument imprégné de matières putrides. Le plus ordinairement, à la
suite des saignées, l'irritation des lymphatiques
n'a aucune suite fâcheuse. Les antiphlogisti-

ques, les émollients, les narcotiques, la font
disparaître assez rapidement. En voilà un exemple que j'ai observé il y a quelques mois. Le
nommé Bruat, ouvrier menuisier, demeurant
rue de Miroménil, 42, d'une constitution disposée aux scrofules, se fit saigner pour une
violente céphalalgie. Le lendemain il continua
son travail; la piqûre de la saignée suppura,
et une tumeur parut à la région interne du bras.
C'était un ganglion lymphatique volumineux,
qui fut entouré bientôt d'un grand nombre de
petits ganglions. On sentait plusieurs cordons
de deux lignes de diamètre environ. Cet homme
avait cessé tout travail, mais son bras était entièrement gonflé; la douleur se portait dans les
doigts; la tumeur était rouge et fort chaude. Je
fis appliquer dix sangsues sur le point malade,
et la douleur se calma; mais la tumeur marcha
en peu de jours vers la suppuration. Des bains
locaux, des cataplasmes émollients, la favori-
sèrent. Ce travail inflammatoire fut accompa-
gné de grandes douleurs qui disparurent lorsque j'ouvris l'abcès. J'essayai de le faire suppurer
avec des cataplasmes maturatifs. Il resta néanmoins un engorgement dur, indolent, qui s'est
dissipé par l'emploi de frictions avec une pom-

made d'iodure de plomb. Bruat a été près de quarante jours hors d'état de se livrer aux travaux de sa profession. Lorsque ces tumeurs lymphatiques sont indolentes dès les premiers jours, il est possible de les faire disparaître à l'aide d'applications résolutives. S'il reste sur la saignée un pertuis fistuleux d'où s'écoule de la sérosité, on le cautérise légèrement avec du nitrate d'argent ou un pinceau imprégné de nitrate de mercure.

ARTICLE VI.

DE LA PIQURE DES TENDONS ET DE LEURS GAINES, DES APONÉVROSES, DU PÉRIOSTE.

Le tendon et l'aponévrose du biceps peuvent être blessés pendant l'opération de la saignée du bras. Au pied, il peut arriver que le périoste soit atteint. Ces piqûres ne sont dangereuses qu'autant que la pointe de la lancette se brise dans ces tissus et y reste engagée. Les piqûres simples des tendons produisent quelquefois un engorgement indolent, qui cède à l'emploi des résolutifs. L'inflammation que pourrait déterminer la pointe d'une lancette pourrait être des plus graves. De larges incisions

portées jusque sur le tissu ligamenteux pourraient devenir nécessaires. On ne devrait même
pas les redouter, car on a pu couper les tendons
inférieurs du biceps sans que les mouvements
du bras parussent en souffrir (1). Lorsque les
abcès qui se forment après la saignée sont profonds, sous-aponévrotiques, il faut se hâter
de les ouvrir. Le défaut d'extension de l'aponévrose occasionne un étranglement qui peut être
suivi rapidement de la gangrène. Il faut souvent inciser cette aponévrose sur plusieurs
points. Si une contraction habituelle du bras
devenait plus tard le résultat de ces accidents,
on détruirait les brides qui se seraient formées.
Cette opération a été pratiquée avec succès (2).
Ces cas-là doivent se présenter rarement, car
jamais l'incision faite pour la saignée ne doit
être assez profonde pour pénétrer jusqu'à ces
organes, et même pour traverser la veine de
part en part. La lésion du périoste, ou plutôt
l'inflammation phlegmoneuse, qui peut se ma-
nifester sous ce tissu, est des plus dangereuses,
surtout s'il reste un corps étranger dans ses
fibres.

(1) Dionis-Lafaye, pag. 681.
(2) Watson, Abernethy, Dict. de S. Cowper, ii, p. 389.

Un jeune homme fut piqué à la malléole externe du pied droit par un fleuret très acéré. L'extrémité de la pointe s'y brisa. De la rougeur, de la chaleur, des douleurs intolérables, firent présumer qu'il existait un abcès sous le périoste. Une incision fut faite, et le pus en jaillit avec force. Le malade ne se rétablit qu'au bout de cinq mois, heureux encore de conserver sa jambe. Ce fut un petit abcès semblable, mais dont la cause n'était pas bien connue, qui fit périr, à Lille, un officier de dragons, frère de M. Mitivié, médecin distingué de la capitale. Ce que je viens de dire peut s'appliquer aux blessures des gaînes des tendons. Il faut toujours donner issue au pus, et le plus tôt possible. On conçoit que ces accidents puissent avoir lieu sur la main, au poignet, de même qu'au pied et à la jambe. Nous savons maintenant que les tendons, les aponévroses, le périoste, ne sont pas doués de sensibilité. On nous dit que ce n'est pas l'inflammation de leur tissu propre que nous avons à redouter, mais celui du tissu cellulaire qui les enveloppe; il n'en est pas moins vrai que ces parties peuvent s'enflammer. Le traitement de cette inflammation devra être analogue à celui que je vais indiquer dans le paragraphe suivant.

ARTICLE VII.

LÉSIONS DES NERFS.

Lorsqu'un nerf est blessé pendant la saignée, le malade éprouve sur-le-champ une douleur très vive, qui est un signe caractéristique. L'avant-bras se tuméfie, et si l'on ne porte pas de prompts secours, les symptômes les plus graves peuvent en résulter. Lorsque ce sont des filets nerveux cutanés qui sont intéressés, les téguments de l'avant-bras deviennent douloureux. Si le nerf médian a été blessé, le pouce et les deux doigts voisins seront affectés. Les chirurgiens pensent généralement que les inflammations graves, qui suivent la saignée, sont dues à la lésion des nerfs. Ils sont alors partiellement déchirés ou coupés. Cependant, si la lésion de ces nerfs était aussi grave, comment les accidents qui en résultent ne seraient-ils pas plus communs? Les moindres blessures de l'avant-bras atteignent des filets nerveux. J'ai vu un grand nombre de blessures de l'avant-bras provenant de coups de sabre. Elles ont toujours guéri facilement. Il peut arriver au médecin le plus habile de blesser un filet nerveux lorsqu'il fait une saignée, surtout si son incision est oblique ou transversale. Je suis porté à attribuer plutôt les inflammations graves au mauvais état des lancettes, et surtout aux mauvaises dispositions des malades. Ne voyons-nous pas souvent qu'à certaines époques de l'année le moindre coup de bistouri est suivi d'érysipèle, de phlegmon, etc.

Nous avons vu que l'inflammation qui ne s'étendait qu'au voisinage de la plaie se terminait assez promptement; mais sa marche est toute autre lorsqu'elle gagne les parties éloignées. Le premier ou le second jour de la saignée, il survient de la tension et du gonflement; les bords de la plaie s'enflamment, se durcissent; l'ouverture laisse couler une sérosité jaunâtre ou roussâtre. Si ces symptômes ne cèdent pas à un traitement convenable, le gonflement et la tension s'étendent à tout le membre : une rougeur érysipélateuse le couvre; les douleurs sont des plus vives; le pouls est dur et fréquent; la soif est ardente; on voit survenir des soubresauts de tendons, des convulsions, et parfois le tétanos; enfin le membre peut se gangrener rapide-

ment, et le malade meurt. L'inflammation peut
avoir, dans certains cas, une terminaison aussi
funeste, sans que des filets nerveux soient
blessés; mais la lésion des nerfs et leur inflammation nous rendent raison de ces morts si
promptes que l'on a parfois observées, sans
qu'il soit nécessaire de les attribuer à une phlébite. Ainsi Dionis cite une dame qui mourut,
trois jours après une saignée du pied, d'une
inflammation du membre inférieur qui se ter-
mina par la gangrène. A. Paré en cite une autre
qui mourut deux jours après une saignée du
bras qui avait déterminé la gangrène du membre. M. Richerand rapporte un cas analogue
dans sa *Nosographie chirurgicale*. Boyer cite
un juge de paix du premier arrondissement
qui mourut, en vingt-quatre heures, d'une inflammation gangréneuse du membre supérieur,
y compris l'épaule, à la suite d'une saignée faite
par pure précaution. A. Paré rapporte l'accident arrivé à Charles IX. Son chirurgien lui
piqua probablement le nerf médian. L'avant-
bras fut long-temps fléchi sur le bras, et le roi
ne fut bien guéri qu'au bout de trois mois. A
cette époque, on employait contre ces maladies

les résolutifs, les teintures alcooliques, les astringents, etc.

Lorsque, pendant la saignée, le malade éprouve une très forte douleur, il est probable qu'un filet nerveux a été lacéré. Pour prévenir tout symptôme alarmant, il faut faire une saignée copieuse, et établir sur tout le membre un bandage médiocrement compressif, s'il existe du gonflement ; un repos absolu est exigé de la part du malade : on le met à la diète, on lui prescrit des boissons rafraîchissantes ; si la douleur persiste, des compresses imbibées d'une forte solution aqueuse d'opium sont appliquées sur tout le membre ; si l'inflammation se développe malgré ces soins, on applique des sangsues sur les points les plus irrités ; si les symptômes généraux l'exigent, il est urgent de pratiquer une saignée à l'autre bras ; s'il se forme un abcès, il faut se hâter de donner issue au pus. Lorsque la gangrène survient, il est rare que le malade ne succombe point ; lorsqu'elle se borne à la peau, le malade guérit ordinairement, mais les guérisons sont longues, et les cicatrices sont vicieuses. L'emploi des lotions froides continues a eu quelquefois des succès en pareil cas, mais les narcotiques sont préférables à tout autre médicament. M. B...fut saigné le 20 juin 1828, pour une affection de la poitrine : la basilique fut ouverte par une incision qui fit jeter un cri au malade. Il ne resta d'abord que de l'engourdissement; mais, quelques heures après, des douleurs violentes se manifestèrent; un bain local n'amena aucun changement. L'avant-bras fut alors couvert d'un cataplasme de farines d'orge et de lin, arrosé d'une solution d'opium (quatre gros pour une livre d'eau). M. B... passa une bonne nuit, la plaie de la saignée suppura, ces cataplasmes furent employés pendant cinq jours, et le malade conserva constamment son bras étendu sur un coussin de balle d'avoine : au bout de dix jours il put se servir de son bras.

Il est probable que le filet nerveux qui accompagne la basilique avait été piqué. Doit-on en pareil cas chercher à diviser complétement les nerfs blessés? Scultet, Monro, disent avoir fait avec succès la section des nerfs blessés pendant les saignées. Cette opération est mentionnée dans tous les auteurs de chirurgie. B. Bell l'a décrite longuement. Boyer pense qu'un chirurgien prudent hésitera toujours à la mettre en pratique; car fût-il bien sûr que l'inflammation tient uniquement à la lésion d'un nerf, il ne le serait pas du tout d'arrêter par ce moyen les accidents, même en coupant les parties jusqu'aux os, comme on l'avait conseillé. D'ailleurs, un nerf coupé partiellement peut se réunir, et les fonctions n'en être pas abolies. J'en possède une observation remarquable.

Eykermann, voltigeur au 47ᵉ de ligne, reçut à Lille, en 1826, un coup de sabre à la partie interne du bras droit. La pointe pénétra d'avant en arrière, passa au-dessus de l'artère, et vint diviser en grande partie le tendon du biceps et le nerf médian. La peau fut coupée dans une grande étendue, et les veines répandirent une grande quantité de sang : cet homme guérit après avoir eu un érysipèle phlegmoneux, qui exigea deux larges incisions : le bras, que l'on n'avait pu tenir dans l'extension, resta fléchi. Je revis ce militaire aux eaux de Bourbonne-les-Bains en 1827 : l'usage de ces eaux en bains et en douches lui fit recouvrer tous les mouvements de son bras.

ARTICLE VIII.

DE LA PHLÉBITE.

C'est le nom que M. Breschet (1) a donné à l'inflammation des veines. Cette maladie, signalée par les anciens, et notamment par Arétée de Cappadoce, fut étudiée pour la première fois par J. Hunter, qui publia en 1793 les expériences qu'il avait faites sur l'inflammation de la membrane interne des veines : depuis cette époque, l'anatomie pathologique semble avoir démontré que c'est à cette maladie que sont dues ces morts rapides que l'on observe à la suite de la phlébotomie. Hunter parle d'un homme qui vint à l'hôpital Saint-Georges, se faire traiter d'une inflammation du bras droit, survenue à la suite d'une saignée. Ce malade mourut subitement au bout de huit jours ; l'autopsie donna tous les caractères de la phlébite. M. Breschet pense que dans la plus grande majorité des cas où une phlébite survient après une saignée, les instruments étaient imprégnés de quelque substance putride ou ir-

____

(1) Breschet, Dict. de méd., et trad. d'Hogdson.

ritante. Il rapporte plusieurs circonstances où de légères piqûres ont occasionné la mort.

Lorsque cette maladie succède à la saignée, la piqûre devient douloureuse; il s'en échappe une sanie roussâtre, ou du pus; le membre se gonfle, la tension devient générale. Des lignes rouges, inégales, annoncent le trajet des veines; dans quelques cas, si l'on pousse le sang vers le cœur par des frictions, on voit la colonne de liquide faire un petit mouvement rétrograde au moment où l'on cesse de frictionner. Plus tard la veine forme une corde noueuse, roulant sous le doigt : les téguments deviennent très doulou-reux, et souvent un érysipèle envahit tout le membre, des abcès peuvent se former le long des veines. Lorsque la maladie est grave, les symptômes généraux que l'on remarque dans le typhus tels que, dureté et fréquence du pouls, rougeur de la face, chaleur brûlante de la peau, pesanteur de tête, rêvasseries pénibles, délire, sécheresse de la langue, se déclarent. M. Bres-chet pense que ces symptômes commencent lorsque l'inflammation gagne le système vei-neux encéphalique. M. Récamier a toujours vu succéder promptement une grande prostration aux symptômes précédents. L'inflammation des veines ne suit pas toujours la direction du sang. M. Breschet en cite des exemples. Abernethy en rapporte un où elle parvint jusqu'au poignet sans dépasser le pli du bras.

En examinant avec soin les symptômes locaux, on ne confondra pas la phlébite avec le rhumatisme, non plus qu'avec l'inflammation des vaisseaux lymphatiques. Lorsque ceux-ci sont malades on ne sent pas le cordon noueux que forment les veines enflammées ; leur trajet est court et inégal ; les ganglions se tuméfient, et un gonflement a souvent lieu à la partie interne du bras avant qu'il y ait aucun autre indice de l'irritation des vaisseaux.

Chez les sujets qui succombent à la phlébite, nous trouvons les veines enflammées à des distances plus ou moins éloignées du point primitivement malade. Leur membrane interne est rouge, parfois ulcérée. Du pus circule avec le sang. Leurs parois sont épaissies ; dans quelques points il existe des adhérences, la gangrène, etc. J'ai vu ouvrir à l'hôpital Beaujon un homme qui, à la suite d'une saignée faite en ville, était mort d'une phlébite. Son foie, ses reins, sa rate, contenaient des foyers de pus. M. Blandin et Dance ont expliqué la formation de ces abcès, non en admettant, comme on l'avait fait, des dépôts de pus, mais en montrant que ce pus porté dans les organes y détermine des phlébites du tissu capillaire, et par suite des abcès.

Le pronostic de la phlébite n'est pas grave, lorsqu'elle est bornée aux veines superficielles et qu'un principe délétère n'a point été inoculé. Elle se termine alors en six ou huit jours par résolution. Lorsqu'un principe morbide a été introduit dans le sang, lorsque le malade est dans de mauvaises dispositions humorales, lorsque l'inflammation gagne les gros vaisseaux, il est rare que cette affection ne soit pas mortelle.

On préviendra la phlébite en évitant de saigner plusieurs fois de suite la même veine, en évitant de placer entre les lèvres de la plaie, soit du cérat, soit du suif ou tout autre corps, en n'exerçant qu'une compression modérée sur la piqûre, en réunissant bien les lèvres de la plaie. Si on veut avoir du sang par une saignée précédente, il ne faut se servir que d'une tête d'épingle ou d'un stylet qui soient bien propres. Les veines situées dans des tissus enflammés ne doivent jamais être ouvertes. Les lancettes ne devraient jamais servir à ouvrir des abcès ou

à vacciner. Lorsque la phlébite débute, les applications continues d'eau froide pure, ou tenant du sous-acétate de plomb en solution, la
font avorter ordinairement. Si sa marche n'est
pas arrêtée, on a recours aux saignées générales,
aux applications de sangsues sur le membre
malade, aux incisions, aux bains locaux pro-
longés, aux fomentations, et aux cataplasmes
émollients et narcotiques. Une légère compression exercée sur tout le membre peut être utile.
Hunter a réussi à produire des adhérences entre
les parois des veines en suppuration, en com-
primant modérément au-dessus de la piqûre.
Abernetty, MM. Breschet et Willermé ont conseillé de faire la section complète du vaisseau
au-dessus du point malade pour s'opposer au
mélange du pus avec le sang. Brodie en a conseillé la ligature (1). Le docteur Physick a employé avec succès les vésicatoires. Un médecin
de l'hôpital de Bordeaux a observé beaucoup
de phlébites dans son service. Ces accidents disparurent lorsqu'il eut recommandé aux élèves
de saigner en long et de réunir les bords de la
plaie avec une bandelette agglutinative. Lorsqu'à la suite d'une saignée il survenait une in-

(1) Phléb., Dict. de chir. de S. Cowper.

flammation des veines, il élevait le bras, appliquait un bandage roulé peu serré, et l'arrosait d'une solution composée de deux livres d'eau, un gros de tartre stibié, demi-gros de laudanum de Rousseau. Enfin, il passait une épingle en or sous la veine, au-dessus des limites du mal et faisait la suture entortillée comme pour la cure des varices (1). Lorsque les veines sont à l'état de suppuration il faut bien renoncer aux saignées, générales ou locales; elles affaibliraient inutilement le malade (2). Le solidisme exclusif doit faire place à un humorisme bien entendu. L'acétate d'ammoniaque, le quinquina, le calomel, les purgatifs salins, ont été donnés avec succès pour combattre l'infection purulente. Les vomitifs, le tartre stibié à haute dose, ont réussi entre les mains de Laënnec. M. Récamier a guéri des phlébites suppurées par l'emploi des mercuriaux à l'intérieur et en frictions. En un mot, tous les agents thérapeutiques doivent avoir pour but de modifier l'altération des humeurs.

(1) Gaz. des hôpitaux, 1835, n° 117.
(2) Cruveilhier, Dict. de méd. et de chir. pratiques.

ARTICLE IX.

DE LA LÉSION DE L'ARTÈRE BRACHIALE.

Un des accidents les plus fâcheux qui puissent être la suite de la saignée du bras est la lésion de l'artère brachiale ou de ses divisions. Nous devons penser qu'il était bien fréquent lorsque les connaissances anatomiques n'étaient le partage que d'un petit nombre de médecins. Nous lisons dans Dionis qu'un des célèbres chirurgiens de son temps avouait avoir ouvert l'artère brachiale onze fois dans une année. M. Lisfranc en a reçu plusieurs cas dans son hôpital, et souvent les journaux contiennent encore les détails de saignées aussi malheureuses. Il est rare que les artères cubitales et radiales soient ouvertes par la lancette. Cela ne peut arriver que lorsque la division de l'humérale se fait au-dessus du pli du bras, ou lorsque ces deux artères se trouvent situées superficiellement à l'avant-bras. La veine médiane basilique croise l'artère à angle aigu; lorsque le bras est tendu, la veine et l'artère sont accolées chez les personnes maigres ; et si, dans ce point, la lancette traverse la paroi postérieure de la veine, elle doit pénétrer dans l'artère.

Lorsque l'artère brachiale ou un vaisseau artériel de l'avant-bras ont été ouverts, le sang est lancé par saccades qui s'arrêtent complétement dans l'intervalle des contractions du cœur. Il est rouge, vermeil, rutilant, se caille rapidement. Si la veine et l'artère ont été ouvertes à la fois, le sang se divise en deux jets : l'un qui s'écoule d'une manière continue, et présente les caractères du sang veineux ; l'autre, artériel, qui se comporte comme je viens de le dire. Le caractère le plus positif est le suivant : lorsqu'on comprime au-dessous de la plaie avec les doigts, si la veine seule est ouverte, le sang cesse de couler. Si l'artère est lésée, cette compression rend les secousses du jet artériel beaucoup plus fortes. Si l'artère est blessée, la compression, exercée sur elle au-dessus de la plaie, fait cesser le jet artériel tandis que le sang veineux continue à couler. Lorsque l'ouverture de la peau et celle des vaisseaux sanguins ne sont point parallèles, lorsque l'incision n'a pas été faite perpendiculairement sur les vaisseaux, ou que la piqûre est légère, l'hémorrhagie artérielle peut n'avoir pas lieu au dehors.

Mais le sang, s'infiltrant dans le tissu cellulaire, donne lieu à la formation d'une tumeur qui peut devenir volumineuse : c'est un anévrysme faux primitif. Si la compression faite sur l'ouverture de l'artère n'est pas exacte, si elle n'est pas assez serrée, si le bandage n'est pas continué assez long-temps, le sang, s'échappant par l'ouverture de l'artère, peut encore s'infiltrer dans le tissu cellulaire voisin, et former ainsi un anévrysme faux consécutif. Lorsque la lancette a traversé la veine de part en part, et est parvenue dans l'artère, il peut se former une varice anévrysmale, ou anévrysme variqueux ; mais il faut, pour cela, comme Scarpa le fait remarquer, que les incisions de la veine et de l'artère se trouvent dans la même direction ; que la piqûre de la paroi antérieure de la veine et celle de la peau se cicatrisent, tandis que la blessure de la paroi postérieure de la veine et celle de l'artère restent ouvertes ; enfin, que celles-ci communiquent si bien ensemble que le sang artériel trouve plus de facilité à entrer de l'artère dans la veine, qu'à se répandre dans le tissu cellulaire voisin. Ces deux accidents pourraient exister ensemble, et alors il y aurait un anévrysme faux consécutif, et un anévrysme variqueux ou varice anévrysmale.

Lorsqu'un chirurgien est assez malheureux pour ouvrir l'artère brachiale en faisant une saignée, il ne doit pas perdre la tête, et dans l'intérêt de son malade et dans son propre intérêt. S'il ne se trouble pas, il lui sera possible, peut-être, de cacher l'accident aux assistants et au malade. Si le sang ne s'infiltre pas dans le tissu cellulaire, s'il ne se forme pas de tumeur anévrysmale, il faut laisser sortir le sang jusqu'à ce qu'on ait obtenu la quantité que l'on comptait tirer. Si le sang s'infiltre, il faut de suite appliquer fortement le pouce sur l'ouverture de la saignée, le remplacer par des compresses graduées dans lesquelles on peut glisser une pièce de monnaie, les maintenir par un bandage compressif, et faire une bonne saignée à l'autre bras. Lorsque celle-ci est faite, on examine la première sous un prétexte quelconque; on établit la compression sur tout le membre, et on arrose le bandage avec une liqueur résolutive, froide.

En s'assurant toujours, avant la saignée, de la position des artères, en ne se hasardant jamais à ouvrir une veine dans le point où elle est accolée à une artère, en suivant toutes les règles qui ont été données, on ne s'exposera pas au déplorable accident qui nous occupe. Il peut arriver cependant au chirurgien le plus habile, si le malade fait un mouvement brusque au moment où il sent la pointe de la lancette. Ce n'est pas seulement dans les classes inférieures de la société que l'on a observé des lésions de l'artère brachiale; les familles des rois en ont aussi offert des exemples. Une reine de Bavière eut l'artère brachiale ouverte par son chirurgien. Un prince de la famille royale de France éprouva le même accident : le sang s'infiltrait dans le tissu cellulaire, et il devenait urgent d'apporter de prompts secours. — S'il vous arrivait un accident, dit le célèbre Louis au prince qu'il venait de saigner, qui appelleriez-vous? — Je ferais venir Louis. — Alors ne craignez rien, Louis est auprès de vous. — La compression suffit pour guérir la lésion de l'artère. Dionis nous raconte ainsi ce qui arriva à son maître d'apprentissage : « Il allait pour saigner un pensionnaire au collége d'Harcourt, et il me mena avec lui pour tenir la lumière. Il ouvrit l'artère dont le sang se lança comme un trait d'arbalète de l'autre côté du lit; il faisait une très grande arcade, sortait en sautillant, et il s'élevait dans le plat une écume d'un vermeil oranger, et en grande quantité. Ayant connu que c'était l'artère qui était ouverte, il ne s'étonna point, et dit au malade que, son sang étant ainsi échauffé, il fallait en tirer beaucoup afin que cette saignée calmât cette grande chaleur. Il demanda un second plat, et en tira jusqu'à ce qu'il vît que le malade commençait à tomber en faiblesse. Il avait mis, pendant que le sang sortait, une pièce de monnaie dans la compresse, et avait demandé une seconde bande. A mesure que le malade s'affaiblissait, l'arcade que faisait le sang diminuait et baissait. Ayant ôté la ligature, et le malade étant évanoui, le sang cessa de sortir. Il prit ce moment pour appliquer la compresse et bander le bras qu'il serra plus qu'à l'ordinaire, et mit deux bandes. Ayant ployé le bras sur l'estomac du malade, il l'attacha à sa camisole de crainte qu'il ne l'étendît ; il lui jeta de l'eau au visage, lui fit sentir du vinaigre, et le fit revenir de son évanouissement. Il eut soin de faire jeter le sang avant que de s'en aller, et il recommanda bien au malade de ne point remuer son bras, lui disant que, s'il se débandait, son sang était si furieux,

qu'il serait mort avant qu'on pût le secourir.
Le soir, feignant d'avoir été appelé pour voir un
malade dans son voisinage, il l'alla voir, et
trouva que le malade avait été assez obéissant
pour avoir laissé son bras dans le même état
qu'il l'avait mis. Le lendemain, il lui rendit
encore visite, et quoique le malade se plaignît
que son bras était bien serré, il lui persuada
de n'y toucher que le troisième jour ; et encore
après l'avoir débandé, il y remit une nouvelle
compresse et une autre bande, pour plus grande
sûreté. La cicatrice se fit comme celle d'une
veine, et le malade aura cru qu'on ne lui avait
jamais fait une meilleure saignée »

Les saignées poussées en pareil cas jusqu'à défaillance ont été conseillées par tous les auteurs.
Boyer fait remarquer judicieusement que certaines personnes tombent difficilement en syncope, et que l'hémorrhagie pourrait avoir de
fâcheux résultats ; elle ferait avorter infaillible-
ment une femme enceinte. Ces saignées énormes ont-elles en effet l'avantage de diminuer
l'impulsion du sang sur les parois de l'artère,
assez pour faciliter la cicatrice ? La blessure ne
guérit-elle pas aussi promptement quoique l'on
n'épuise pas la constitutiou du sujet par une

forte perte de sang? Nous pensons donc que
lorsque le sang ne s'infiltre pas dans les parties
voisines, il y a lieu de tirer seulement la quantité de sang que l'on se proposait de tirer, et que
lorsque ce fluide se répand dans le tissu cellulaire, il en faut suspendre le cours pour saigner
à l'autre bras. Nous avons déjà vu que la compression était le premier moyen qui devait être
mis en usage contre la lésion de l'artère. Les
expériences de Béclard sur les blessures des artères lui ont démontré qu'une piqûre ou une
incision faite à une artère chez l'homme peut
guérir par les seuls efforts de la nature; il pense
que les plaies transversales sont les plus dangereuses, et que dans ces cas-là le caillot de sang
qui les ferme ne tarde pas à être déplacé. Le
docteur Jones a observé que ces plaies, quelle
que fût leur direction, pouvaient guérir par l'effet de l'épanchement d'une lymphe coagulable,
fournie par les lèvres enflammées de la division,
pourvu que l'artère n'eût pas été ouverte dans
une grande étendue (1). La compression doit
donc être tentée avant l'emploi de tout autre
moyen.

(1) On the process employed by nature in suppressing the
hemorrhage, etc., 1805. '

Lorsque le chirurgien a reconnu que l'artère a été ouverte, ou lorsqu'il a lieu de le croire, il doit s'empresser de donner des secours au malade. Il se fait assister ensuite par un autre médecin, et prévient la famille du malade. Bientôt, le malade lui-même est instruit de l'accident, afin qu'il soit plus docile aux conseils qu'il reçoit; tout subterfuge ne ferait que dissimuler la malheureuse blessure pour le moment, et plus tard la réputation de l'opérateur en souffrirait bien davantage; sa responsabilité serait bien plus grande. En effet, tout opérateur peut léser les artères du bras pendant la saignée, surtout si le malade fait un geste imprévu; l'accident est arrivé aux plus grands chirurgiens. On ne saurait pour cela le juger bien sévèrement, mais il sera taxé d'impéritie si l'on croit qu'il n'a pas reconnu la lésion de l'artère; on l'accusera de négligence et d'imprudence, s'il cache le malheur qui est arrivé. Il se rend dès lors responsable. Ces procès de responsabilité médicale, qui ont été jugés parfois avec tant de sévérité et d'ignorance, ne datent pas de nos jours; Dionis en rapporte plusieurs exemples. De son temps, lorsque les juges étaient saisis de pareille cause, au préalable ils s'éclairaient par les conseils de médecins recommandables et désintéressés dans l'affaire. Il n'y a que des médecins qui puissent juger de pareils cas avec connaissance de cause, ou du moins les tribunaux ne devraient prononcer que d'après leur avis.

Les appareils qui ont été inventés pour comprimer l'artère brachiale sont nombreux et analogues au tourniquet de J.-L. Petit. Foubert se servait d'une machine composée d'un cercle de fer, portant d'un côté une plaque garnie d'un coussinet, et percée à son autre extrémité d'un trou pour livrer passage à une vis de pression; celle-ci portait à son extrémité un coussinet qu'elle serrait plus ou moins fortement sur l'artère. L'abbé Bourdelot, premier médecin d'un prince de Condé, ayant eu l'artère brachiale ouverte, imagina un bandage semblable à ceux dont on se sert pour les hernies. La pelote ne comprimait pas entièrement l'artère. Il se trouva guéri après avoir porté cet appareil pendant un an. En 1814, Dupuytren a fait fabriquer un compresseur d'après celui de Foubert. M. Verdier en a fait un qui tient à la fois de celui de Foubert et de celui de l'abbé Bourdelot. Tous ces bandages s'appliquent seu-

lement au pli du bras, et ont le grand inconvénient de déterminer un gonflement de l'avant-
bras et de la main, qui oblige de renoncer à
leur emploi. B. Genga, et après lui Théden, y
remédièrent en commençant à établir la compression sur la main et l'avant-bras. Genga appliquait en outre sur tout le trajet de l'artère,
depuis l'aisselle jusqu'au pli du bras, un cylindre de bois entouré de linge. Desault plaçait le
long du coude un coussin dur et épais, ou une
gouttière de fer-blanc ou de bois garnie d'un
coussin, de manière que le sommet et les côtés
du coude se trouvassent embrassés par un demi-
canal; des tours de bande multipliés mainte-
naient ensuite des compresses graduées sur l'artère. Desault rapporte la guérison parfaite d'un
enfant de six ans qui avait eu l'artère humérale
ouverte par une saignée. La tumeur avait un
pouce et demi de diamètre, et un chirurgien
peu attentif allait l'ouvrir, lorsque le docteur
Gagnion reconnut l'anévrysme, et proposa la
compression. Ce moyen fut également conseillé
par Louis, et eut un plein succès (1). Scarpa et
Boyer conseillent l'appareil de Desault combiné
avec le bandage de Genga. Dans tous les cas, la

____

(1) Journal de chir., tom. 1, pag. 57.

compression devrait être assez forte pour appliquer les parois de l'artère l'une contre l'autre, et continuée assez long-temps pour obtenir l'oblitération du vaisseau. Il ne faut pas lever trop tôt l'appareil établi pour comprimer l'artère, à moins que le bras ne se gonfle ; mais pour peu que le bandage soit défectueux, il est urgent d'en appliquer un autre. Dionis nous cite un officier qui eut l'artère brachiale ouverte par une saignée. Le chirurgien crut s'être rendu maître du sang par l'application d'un bandage ; en effet, le sang ne coulait pas au dehors, il s'infiltrait dans le voisinage de la piqûre, et le bras devint énorme. Dionis, obligé d'opérer, retira, par une large incision, plus de quatre livres de sang qui s'était caillé entre les chairs et la peau.

Quoi qu'il en soit, la ligature du vaisseau sera rarement nécessaire si la compression est bien établie dès l'instant de l'accident, et si le bandage est bien surveillé pendant le temps nécessaire à l'oblitération de l'artère ou à sa cicatrice. Le docteur Caffe a inséré dans la *Gazette des hôpitaux* un cas remarquable que je crois devoir rapporter.

Le nommé Pétiel, âgé de quarante ans, entra

à l'Hôtel-Dieu le 31 décembre 1834. Il fut saigné le 1er janvier. Déjà, deux piqûres avaient été faites à la veine céphalique médiane, et il ne s'était écoulé que quelques gouttes de sang. On piqua la médiane basilique un peu en dehors de l'artère dont on sentait les battements. Aussitôt que la piqûre eût été faite, le sang jaillit avec violence, et couvrit le lit, les assistants et l'opérateur. Le jet fut facilement dirigé vers le vase destiné à le recevoir : il était vif, fort, saccadé ; le liquide était rouge, rutilant, spumeux. Ces caractères du jet du sang suffisaient sans doute pour reconnaître la blessure de l'artère ; on voulut s'en assurer. On comprima la veine au-dessous de la piqûre, et le jet diminua de volume sans diminuer de force ; la nature du sang paraissait la même. On fit la contre-épreuve ; l'artère brachiale fut comprimée entre le point qu'on supposait ouvert et le cœur : le jet diminuait de volume, n'était plus saccadé, se faisait par une arcade soutenue ; il avait surtout diminué de force et d'étendue ; la nature du sang n'était plus la même ; il était noir, moins spumeux ; en un mot, il avait les caractères du sang veineux. Un tampon fut appliqué sur la piqûre de la saignée. On exerça une compression assez forte pour que les battements de l'artère radiale fussent à peine perceptibles. Une compresse, pliée en plusieurs doubles, fut placée sur le trajet du vaisseau, et le membre fut recouvert d'un bandage roulé, appliqué méthodiquement. Cet appareil, levé au bout de deux jours, réappliqué le 8 et le 13 janvier, fut supprimé le 18. On l'avait tenu arrosé continuellement avec de l'eau fraîche. Il n'est pas survenu d'autres accidents que de la démangeaison, des boutons, un léger empâtement de l'avant-bras, suite nécessaire du bandage compressif long-temps maintenu, et qui n'ont pas tardé à disparaître. Le malade n'a dû reconnaître aucune différence entre le bras sur lequel la saignée avait été pratiquée et celui du côté opposé. Il est resté à l'hôpital jusqu'au 10 février, sans qu'aucun changement soit arrivé dans l'état du membre. M. Caffe a revu cet homme depuis cette époque, et n'a reconnu aucun signe persistant de la lésion artérielle.

Je n'ai jamais vu ouvrir une artère brachiale par la saignée, dans les hôpitaux militaires auxquels j'ai été attaché pendant dix ans. Cependant à l'époque à laquelle je me trouvai à

Bourbonne-les-bains avec le docteur Therrin, il nous arriva un caporal suisse qui portait au pli du bras une tumeur anévrysmatique grosse comme une noix. Voici quel fut le bandage que j'employai et qui me paraît être le plus convenable : sur les doigts et sur toute l'étendue du membre je plaçai des compresses fines imbibées de vinaigre camphré ; j'appliquai sur la main l'appareil connu sous le nom de gantelet ; un bandage roulé commençant sur le milieu de la main fut continué jusqu'au pli du bras. Je ferai remarquer que les bandes ne s'appliquent jamais bien exactement sur la peau nue, et que pour que le bandage soit bien fait, il faut mettre d'abord des compresses imbibées d'un liquide. Je comprimai la tumeur pendant quelques minutes avec mes doigts, et la fis disparaître. Un morceau d'agaric large comme une pièce de vingt sous fut placé sur cette tumeur, puis un morceau de drap d'épaisseur ordinaire. Une douzaine de rondelles d'agaric et de drap graduellement plus larges furent ainsi mises les unes sur les autres, et maintenues sur l'artère par un bandage en 8 ; le cône compressif avait son sommet immé-

diatement sur l'artère. L'avant-bras était à demi
ployé sur le bras, et la main en pronation. Au
bout de vingt-quatre heures, le malade ne pouvant supporter la compression, jenlevai le bandage et ne l'appliquai pas aussi serré. Il fut dès
lors supporté avec patience, et le malade sortit de
notre hôpital au bout de deux mois. La tumeur
avait entièrement disparu, mais je conseillai de
continuer encore la compression sur l'artère
pendant plusieurs mois. Comme nous l'a dit
des premiers J.-L. Petit, on peut croire l'a-
névrysme guéri, tandis que l'ouverture de
l'artère peut n'être fermée que par un caillot qui
sera dérangé par la moindre circonstance. Il
est important que, pendant la compression, le
bras soit fléchi comme je l'ai indiqué; car, si
on le tenait étendu, le malade ne pourrait
tolérer cette position, et le choc du sang contre
l'ouverture de l'artère serait plus violent. Le
papier mâché, qui a été proposé comme le
meilleur moyen compressif, s'applique exactement sur l'artère pour quelques heures, mais
bientôt il est dur et occasionne des douleurs
fort vives; les pièces de monnaie ne peuvent
aussi être supportées que momentanément. Le

bandage que j'ai indiqué, et que j'ai fait
d'après celui de M. Récamier pour les glan-
des mammaires, me paraît réunir le plus
d'avantages.

Des tumeurs anévrysmales peuvent exister
long-temps au pli du bras sans entraîner de fâcheux résultats. W. Hunter a vu une semblable
tumeur provenant d'une saignée malheureuse,
qui existait depuis quatorze ans. Cleghorn en a
vu une qui datait de cinq années. Sennert parle
d'une femme qui porta au pli du bras, sans accidents pendant plus de trente ans, un anévrysme
de la grosseur d'une noix (1). Il peut arriver
qu'une tumeur anévrysmatique ne se montre
au pli du bras que long-temps après la saignée.
Dans ces cas-là il est probable que la pointe de
la lancette n'a fait qu'effleurer la surface de
l'artère, mais que les tuniques celluleuse et
moyenne ayant été seules éraillées, le sang artériel n'a pu s'échapper sur le-champ; l'anévrysme consécutif survient ensuite sans que jusque là le chirurgien se soit douté de la blessure de l'artère. J'ai vu opérer, au Val-de Grâce,
un anévrysme survenu en pareille circonstance,

(1) Prax. medica, part. 1, lib. v.

et le malade a guéri. Toutes les fois que la compression peut être employée contre une hémorrhagie artérielle, ou un anévrisme consécutif, il y faut avoir recours ; elle favorise la réussite de la ligature du vaisseau artériel, en disposant les artères collatérales à l'effort du sang.

Nous avons vu dans quels cas la compression devait être employée : quels sont ceux qui exigent la ligature immédiate de l'artère? Il peut arriver qu'à la suite d'un anévrysme traumatique diffus, les parties soient tellement engorgées, qu'il serait bien difficile à l'opérateur de reconnaître l'artère au milieu des parties malades ; un épanchement considérable de sang peut avoir énormément tuméfié le membre. Dans ces cas-là l'artère axillaire est comprimée par un aide, une incision est faite dans la direction du vaisseau blessé, les caillots de sang sont enlevés, et l'artère est liée au-dessus et au-dessous de la piqûre. Doit-on opérer au pli du bras, ou à la partie moyenne et supérieure de ce membre? Il est difficile de se prononcer sur cette question. Nous venons de voir que dans les cas d'anévrysmes traumatiques diffus, il est souvent nécessaire de recourir à l'ancienne méthode, qui consiste à ouvrir le sac anévrysmal, et à lier l'artère au-dessus et au-dessous de la lésion. Il est surtout une circonstance qui exige ce procédé ; c'est lorsque l'artère humérale se divise fort haut en deux branches, et que l'une de ses divisions seule a été blessée. On préfère généralement la ligature à la partie moyenne, ou au tiers inférieur du vaisseau. Si l'artère est liée à son tiers inférieur, il est à craindre que l'anévrysme ne continue à prendre du développement. M. Breschet, après avoir fait cette opération, fut obligé d'opérer de nouveau au pli du bras. M. Lacretelle, peu de jours après avoir opéré d'après cette méthode, vit les battements de la tumeur reparaître, mais fut assez heureux pour les dissiper par la compression. Lorsqu'on lie l'artère humérale à la partie moyenne, au-dessus de la grande collatérale, la circulation du membre se rétablit plus lentement, mais on n'est pas exposé à voir reparaître l'anévrysme (1).

(1) Bégin, Dict. de méd. et chir. prat., art. Anévrysme.

ARTICLE X.

DE LA PHLÉBOTOMIE PRATIQUÉE SUR DIFFÉRENTES VEINES
OU VEINULES, ET DE SES RÉSULTATS.

Lorsque les anciens voulaient opérer une déplétion sanguine locale vers un point fluxionné,
ils ouvraient les veines qui en étaient les plus
voisines. Ainsi l'incision des veines occipitales
était employée avec succès dans les plaies de
tête; A. Paré y avait recours pour combattre
l'ophthalmie. Rhasès, Schenckius, Holfier,
ont recommandé la saignée des veines auriculaires postérieures contre la céphalalgie, l'odon-
talgie, l'apoplexie; celle des auriculaires antérieures a été conseillée par Avicenne et Séverin
contre les vertiges, les tintements d'oreille, les
douleurs du front, etc. Arétée ouvrait les fron-
tales dans l'inflammation du cerveau. La phlébotomie des temporales a été conseillée dans
les maladies de la tête par Rhasès, Avicenne,
Mésué, Plater, Benedictus, Rondelet. Paul
d'Ægine est un des premiers médecins qui aient
vanté la saignée des veines angulaires des yeux
contre l'ophthalmie; celle des nasales internes,
pour guérir de la céphalalgie et des vertiges, a

été employée par Galien , Celse , Arétée , Soranus ; on a ouvert aussi les vaisseaux veineux des lèvres, des gencives, du palais. L'incision des veines ranines dans les affections de la bouche et de la tête, a eu de nombreux partisans, dont Hippocrate, les Arabes, Paul d'Ægine, Hollier, etc. Enfin, on ouvrait celles de l'abdomen, du scrotum, du pénis, du genou, des jambes, etc. Il n'est aucune veine sur laquelle la phlébotomie n'ait pas été pratiquée On a même proposé de trépaner le crâne pour ouvrir le sinus longitudinal supérieur.

Toutes ces saignées étaient abandonnées depuis long-temps et remplacées par des applications de sangsues, lorsque M. Janson les a rappelées au monde médical. Il dit en obtenir de grands succès; elles irritent moins que les sangsues. Je suis loin de nier les avantages de ces saignées, mais j'affirme que, dans la plupart des cas, ou elles ne fourniront qu'une quantité de sang insuffisante, ou il sera impossible de découvrir les veines. L'ouverture des jugulaires externes est infiniment préférable à celle des veines du front, des tempes, de l'occiput. Celle des ranines a donné lieu à des hémorrhagies mortelles.

Astley Cooper a obtenu de grands avantages par l'incision des veines du scrotum. Celle de la dorsale de la verge est un des remèdes les plus efficaces contre les maladies inflammatoires de cet organe. Enfin, la saignée des veines angulaires des yeux a guéri des ophthalmies qui avaient été rebelles à tout autre moyen. Je n'entrerai dans aucun détail sur la manière de pratiquer ces saignées ; elles sont faciles lorsque les vaisseaux sont apparents, et il suffit de se conformer aux préceptes déjà décrits.

CHAPITRE XI.

DES SANGSUES.

ARTICLE PREMIER.

HISTOIRE NATURELLE.

La sangsue est un animal de la classe des annélides, et le type de la famille des hirudinées de Lamarck, Savigny, et Latreille. Sa faculté de sucer le sang des autres animaux l'avait fait nommer par les Grecs βδέλλα et φιλαίματος. Les Latins lui avaient donné le nom de *hirudo*, de *sanguisuga*. Il en est question dans l'histoire des Hébreux; mais Thémison de Laodicée, qui vivait dans le siècle qui a précédé notre ère, paraît être le premier médecin qui en ait fait mention comme d'un moyen thérapeutique. On les a toujours employées depuis cette époque, et leur usage est surtout devenu fréquent lorsque les nosologistes ont localisé le plus grand nombre des maladies.

Description du genre.

Le genre des sangsues présente les caractères
suivants : corps allongé, un peu déprimé, rétréci
graduellement en avant, composé d'un grand
nombre de segments ou anneaux, environ qua-
tre-vingt-dix-huit, distincts, saillants sur les côtés,
offrant entre le vingt-septième et le vingt-hui-
tième, et entre le trente-deuxième et le trente-
troisième, les orifices des organes de la généra-
tion; extrémités tronquées, susceptibles chacune
de se dilater en un disque charnu qui, de même
qu'une ventouse, se fixe, en opérant le vide, par
une forte succion ; ventouse orale ou buccale à
deux lèvres, formée par les cinq premiers anneaux ; bouche grande relativement à la ventouse, armée de trois petites mâchoires garnies
de denticules serrés et nombreux ; yeux peu saillants, au nombre de dix, disposés sur une ligne
courbe, six rapprochés sur le premier segment,
deux sur le troisième, et deux sur le sixième ;
ventouse anale, légèrement sillonnée dans sa
concavité ; anus difficile à distinguer.

Anatomie.

Dans son état de contraction, le tête des sangsues est beaucoup plus mince et plus pointue

que son extrémité postérieure. Leur corps est
mou, contractile, susceptible de prendre diverses formes ; il est recouvert d'un épiderme
mince et transparent dont elles se débarrassent
tous les quatre ou cinq jours, à la manière des
serpents. Le derme se compose de fibres ; reçoit
des ramifications nerveuses et des vaisseaux
sanguins ; il est très impressionnable. Au-dessous de l'épiderme est un pigmentum, qui paraît formé d'un tissu spongieux, et contient la
matière colorante. Dans le derme sont les mamelons qui sécrètent l'humeur gluante, vis-
queuse, dont la surface externe de la peau est
lubréfiée. Les vaisseaux sanguins latéraux et un
vaisseau dorsal composent son appareil circulatoire. La respiration s'opère au moyen de sacs
membraneux : quinze à vingt situés sur les côtés de l'animal. La sangsue peut rester privée
d'air pendant plusieurs jours. Son système nerveux se compose d'un cordon médullaire avec
des renflements. La peau jouit d'une grande
sensibilité. L'odorat, l'ouïe, le goût, la vue,
paraissent nuls ou du moins très obtus. Le canal intestinal est droit, se rétrécit vers son tiers
postérieur, et se divise en trois branches, dont
l'une forme le rectum. Une valvule empêche les

matières arrivées vers ce 'point de remonter dans la partie supérieure du canal. Il paraît que le sang peut se conserver plusieurs mois dans leur intestin sans subir d'altération notable. Il existe deux couches de muscles, l'une supérieure et l'autre inférieure, destinées à faire mouvoir les articulations qui réunissent les anneaux.

ARTICLE II.

DES SANGSUES EMPLOYÉES EN MÉDECINE.

Depuis une vingtaine d'années, on s'est beaucoup occupé de l'histoire naturelle des sangsues (1). On en a distingué un grand nombre d'espèces et de variétés. M. Carena en a admis dix espèces. M. de Blainville considère la sang-

(1) Voyez : Dict. des sciences naturelles, art *Sangsues*, par M. de Blainville. — Histoire nat. méd. des sangsues, par Derheims. — Traité de la sangsue méd., par Vitet. — Dict. des drogues, art. *Sangsues*, par Guillemin. — Monographie des hirudinées, par Moquin-Tandon. — Mém. sur les annélides dans le grand ouvrage sur l'Égypte, par J.-C. Savigny. — Carena, Mem. della reale Acad. del scienc. di Torino, tom. xxv. — Et les Mémoires de MM. Rayer, Thomas, Châtelain, Desaux, Lenoble, Huzard, Pallas, etc. On a écrit fort anciennement sur les sangsues : nous avons de Galien, sur ce sujet, un petit traité qui a été commenté par Sebizius.

sue médicinale comme une espèce bien distincte dans laquelle il établit cinq variétés : grise, verte, marquetée, noire, et couleur de chair. Les deux premières sont le plus communément employées; ce sont celles que l'on trouve dans les officines.

1° La sangsue verte, *sanguisuga officinalis*, habite les eaux douces des mares et des fossés, dans l'Europe tempérée et méridionale. C'est la plus grosse espèce. Lorsqu'elle est adulte, elle a quatre à six pouces de longueur sur une largeur de cinq à six lignes. Son corps est allongé, déprimé, brun-verdâtre, tirant quelquefois sur le roux ou le jaune sale, marqué de six bandes longitudinales d'une couleur de rouille plus ou moins foncée; les segments en sont lisses; les bords sont saillants et de couleur vert-roussâtre. Le ventre a une couleur olivâtre; présente, seulement sur les côtés, deux raies longitudinales formées par des points noirs rapprochés. Les yeux font une saillie. Les dents sont acérées. Cette sangsue offre trois variétés distinctes par la disposition des bandes dorsales.

2° La sangsue grise, *sanguisuga medicinalis*, est longue de quatre à cinq pouces, large de trois à quatre lignes, ressemble beaucoup à la précédente, et vit dans les contrées tempérées et septentrionales. Son corps est d'une couleur verdâtre plus ou moins foncée, et marqué de six bandes longitudinales ferrugineuses. De petits mamelons grenus, qui se manifestent ou s'effacent à la volonté de l'animal, se voient sur ses segments. Le ventre est vert-jaunâtre plus ou moins sale, taché de noir, bordé de deux raies longitudinales noires tellement larges et rapprochées dans certains individus, qu'il semble avoir un fond noir taché de jaune.

Les diverses espèces de sangsues peuvent remplacer celles que je viens de décrire. L'animal du genre hœmopis, connu sous le nom de sangsue noire ou de cheval, ne saurait être employé en médecine, car il ne suce pas le sang des animaux vertébrés.

ARTICLE III.

DE LA REPRODUCTION DES SANGSUES, ET DE LEURS HABITUDES.

La sangsue est hermaphrodite, mais ne peut se féconder elle-même. Elle est ovipare. Ses œufs sont des cocons ovoïdes qu'elle dépose à la surface de la terre ou dans des trous arrondis. Ils avaient été remarqués de temps immémorial

par les paysans de la Bretagne, mais c'est Berg-
mann qui en a parlé le premier. C'est aux docteurs Rayer et Lenoble que nous devons les détails les plus intéressants sur ce sujet. D'après
M. Virey, les sangsues pondent dans les mois de
mai, juin et juillet. Les cocons sont composés
d'une enveloppe spongieuse que l'eau et l'air
peuvent pénétrer, et d'une capsule interne,
mince et transparente, qui renferme ordinairement de six à quinze germes. Les petits animaux s'échappent de la capsule par le petit
bout du cocon, serpentent dans le tissu spongieux, et sortent ensuite par divers points de
sa surface. Elles augmentent de volume par
l'accroissement successif de chacun de leurs
anneaux, et vivent très long-temps. Six ou huit
ans sont nécessaires pour que les petites par-
viennent à leur grosseur ordinaire, lorsqu'elles
sont placées dans des réservoirs particuliers.
Les deux tronçons d'une sangsue divisée par
le milieu conservent encore, dit-on, de la vitalité pendant plusieurs jours. M. Rayer en a conservé, quelques mois, auxquelles il avait coupé
les deux ventouses. Quoi qu'il en soit, lorsqu'on
leur coupe une partie du corps, cette partie
meurt et ne se régénère pas.

Les sangsues vivent de l'eau et des substances dont elle est imprégnée, du sang des animaux vertébrés, des vers aquatiques, des larves des insectes; leurs excréments consistent en des filaments blanchâtres, linéaires. Elles nagent à la manière des anguilles par un mouvement vermiculaire qui s'opère de bas en haut. Il semble que ce soit un besoin pour elles de prendre un point d'appui sur un corps quelconque : aussi lorsqu'elles sont resserrées dans un bocal, elles s'attachent les unes aux autres. Ces animaux ont beaucoup d'activité pendant le jour, et restent fixés, pendant la nuit, aux végétaux immergés. L'eau chauffée à 38° les tue. Ils peuvent demeurer engourdis pendant l'hiver, et on les trouve souvent privés de tout mouvement dans de l'eau gelée, sans qu'ils soient morts pour cela. Il faut alors les ramener graduellement à la chaleur avec beaucoup de précautions. L'état électrique de l'air a une grande influence sur les sangsues. Par les temps orageux on les voit, d'ordinaire, s'agiter à la surface de l'eau : ce phénomène n'est pas constant, et il ne saurait constituer qu'un baromètre très infidèle.

ARTICLE IV.

DU MODE DE PROGRESSION ET DE SUCCION DES SANGSUES.

Lorsque la sangsue veut faire un mouvement de progression , elle fixe d'abord sa ventouse anale en formant une sorte de coupe dont elle applique parfaitement les bords sur le corps auquel elle veut s'attacher. Elle en fait de même avec sa ventouse orale, qu'elle fixe à un point plus ou moins éloigné. Alors elle détache sa ventouse anale pour la rapprocher de la ventouse orale, et la fixer de nouveau; elle avance ainsi en continuant la même manœuvre. Dans l'eau elle exécute des mouvements analogues. Elle s'attache si intimement au corps qu'elle saisit , qu'il est difficile de lui faire lâcher prise , et il faut , pour cela, qu'on la fasse glisser sur le côté. Chaque ventouse opère le vide avec une grande rapidité , et quelques personnes ont pu croire que ces annélides avaient une langue dont ils se servaient comme d'un piston de pompe pneumatique.

M. Moquin-Tandon explique leur morsure de la manière suivante : « Lorsqu'une sangsue veut appliquer sa bouche pour faire une mor-

sure, elle allonge sa ventouse orale, et contracte les deux lèvres qui se replient en dehors.
Le petit corps tendineux qui porte les mâchoires se roidit, et celles-ci sont portées en avant.
La sangsue fait alors entrer dans sa bouche,
en forme de petit mamelon, la peau de l'animal; elle la presse entre ses trois mâchoires,
puis contractant et resserrant alternativement
l'anneau musculaire et tendineux, elle parvient
à déchirer le mamelon en trois endroits. Les
denticules des bords intérieurs commencent
l'incision, et ceux qui sont placés vers la partie
extérieure, graduellement plus gros et plus
aigus, s'enfoncent successivement dans l'enveloppe cutanée. Le point d'appui a lieu sur
les anneaux de la ventouse, qui sont très rapprochés dans cet instant, et qui sont fixés, à
leur tour, d'une manière très solide, à la peau
de l'animal. » La blessure, ainsi produite, se
présente sous l'aspect de trois déchirures linéaires qui s'unissent dans un centre commun,
formant trois petits angles à peu près égaux et
ayant le même sommet.

ARTICLE V.

DE LA QUANTITÉ DE SANG QUE PEUT TIRER UNE SANGSUE,
ET DE SA QUALITÉ.

On a évalué diversement la quantité de sang
dont peut se remplir une sangsue. Quelques
médecins prétendent qu'elle peut en sucer une
once dans les conditions ordinaires. M. Moquin
Tandon dit qu'elle peut en absorber deux fois
et demi son poids. Les sangsues médicinales et
officinales sont celles qui en prennent le plus.
Cette quantité varie généralement d'un à deux
gros. On a cependant admis que huit sangsues
pouvaient tirer quatre onces de sang, et que
les huit piqûres, saignant pendant une heure,
en fournissaient la même quantité. Ce calcul
est bien loin d'être exact. Je n'ai jamais vu une
sangsue prendre plus de deux gros de sang.
J'en ai pesé un grand nombre avant et après la
succion, et aucune ne m'a donné un poids plus
élevé. La quantité qui est fournie par les piqûres varie suivant les dispositions de la peau du
malade, sa finesse, le développement des capillaires, la force des sangsues, la profondeur de
leurs piqûres, la constitution, l'embonpoint,

l'âge des malades, la région sur laquelle ces animaux sont appliqués, etc. D'après cela, M. Moquin-Tandon avait conseillé de prescrire les sangsues au poids et non pas en nombre. Comme une petite quantité de sang colore une masse de linge, on est porté à exagérer leur action. Il est donc très difficile de juger exactement de la quantité de ce liquide qui peut être enlevée à un malade par une application de sangsues. L'état du pouls, des forces, la constitution, la nature de la maladie, sont les meilleurs guides que l'on puisse suivre pour arrêter le sang ou le laisser couler encore. M. Derheims a analysé le sang qu'il a extrait des vaisseaux sanguins des sangsues. M. Pallas a analysé celui qu'il a retiré de leurs voies digestives après la succion, et a trouvé qu'il avait plus d'analogie avec le sang artériel qu'avec le veineux. Dans l'état de nos connaissances actuelles, le sang que les sangsues dégorgent ne saurait être d'aucune utilité pour éclairer le diagnostic des maladies ; il doit subir une élaboration quelconque dans leur tube intestinal.

ARTICLE VI.

DE LA PÊCHE DES SANGSUES.

La France contenait, il y a vingt-cinq ans, assez de sangsues pour sa consommation; le prix variait de 15 à 60 francs le mille. On fut bientôt obligé d'aller les chercher en Belgique, en Espagne, en Italie, en Bohême, jusqu'en Afrique. Aujourd'hui, malgré leur prix élevé de 150 à 250 francs le mille, la pêche active n'en a lieu que dans la Bretagne et dans la Sologne, qui en fournissent encore une petite quantité au commerce; partout ailleurs, leur récolte n'est que locale, et ne suffit pas aux besoins des populations. L'Espagne en est épuisée; la Toscane en fournit de qualité inférieure; la Bohême n'en envoie plus; les vastes marais de la Hongrie commencent à en être dégarnis, et la maison française des Vertus, près Paris, qui a sa succursale à Palota, auprès de Pesth, est obligée de les tirer des frontières de la Russie et de la Turquie. Les sangsues qui arrivent de ces contrées reculées sont rassemblées dans des réservoirs établis à Palota; elles y restent jusqu'aux demandes qui sont transmises de Paris. Alors

on les pêche, on les met dans des sacs qui en
renferment, chacun, de 5o à 7o livres. On range
ces sacs, les uns à côté des autres, sur des
hamacs superposés, placés dans une voiture
faite en forme de tapissière, et la poste les trans-
porte à Paris en douze ou quinze jours.

Elles n'arrivent jamais directement à Paris.
Dans les temps chauds et orageux, on est obligé
de les rafraîchir deux fois dans l'eau, et on le
fait toujours une fois au moins. Cette opération
dure un jour. A cet effet, on a établi à Kell de
grands baquets dans lesquels on en place de
plus petits. Les uns et les autres étant remplis
d'eau, c'est dans les petits baquets que l'on
vide les sacs. Toutes les sangsues saines s'échappent de ces baquets et tombent dans les grands.
Toutes celles qui tombent au fond de l'eau sont
rejetées comme ne pouvant faire le voyage. On
lave les sacs, on les remplit de nouveau, et ils
sont transportés aux Vertus, où a été fondé le
principal établissement de ce genre. Là les
sangsues sont distribuées dans de grands réservoirs à eau courante, dont les bords sont plan-
tés de roseaux. Elles y séjournent ordinairement pendant un mois. Il arrive que, par suite

de pressantes demandes, elles n'y demeurent que cinq ou six jours; mais, dans ces cas-là, elles sont encore malades par suite des fatigues de leur voyage (1).

Voilà une description de la pêche des sang-sues insérée dans la *Gazette des hôpitaux* (2) : Voyez-vous cet homme au visage pâle, aux cheveux plats, la tête couverte d'un épais bonnet de laine, les jambes et les bras nus, qui se promène à la queue d'un étang, au milieu de ces mottes éparses que les eaux ont laissées çà et là isolées, partout où les plantes, avec leurs racines, ont pu soustraire l'humus et le sable à l'agitation destructive de l'élément ? Cet homme est un pêcheur de sangsues de la Brenne. A voir de loin son teint hâve, ses yeux creux, ses lèvres livides, ses gestes singuliers, vous le prendriez d'abord pour un malade que le délire de la fièvre a entraîné hors de sa demeure; le voyez-vous lever et regarder ses jambes l'une après l'autre? C'est que les sangsues s'attachent à ses jambes et à ses pieds pendant sa marche, qu'il ralentit souvent à dessein;

(1) Guibourt, Séance de l'Acad. de méd. 29 sept. 1856.
(2) Vol. viii, n° 4, pag. 12.

elles l'avertissent de leur présence par leurs piqûres. Il les trouve d'ailleurs attachées à des racines de jonc ou d'herbes marines, à des débris de bois submergé, à des cailloux couverts de mousse verdâtre et gluante. D'autres reposent sur la vase; quelques unes nagent si lentement, qu'il est facile de les saisir à la main. Dans l'espace de trois ou quatre heures, lorsque la saison est favorable, le pêcheur peut en mettre plus d'un cent dans le petit sac qu'il porte attaché sur son dos. D'autres fois, armé d'une longue perche ferrée d'un croc, il va déposer dans différents endroits qu'il sait être fréquentés par les sangsues, des débris de cadavres d'animaux. L'odeur attire celles-ci, qui viennent s'y fixer. Le pêcheur les retire alors, et les place dans un pot rempli d'eau à moitié seulement, pour qu'elles dégorgent plus promptement leur pâture malsaine. On a essayé aussi à les prendre avec des filets, mais sans résultat avantageux.

La pêche des sangsues se pratique surtout dans les premiers mois du printemps; car, en été, elles se retirent des marais pour habiter des eaux plus profondes vers le milieu des étangs.

Les pêcheurs, entièrement nus, les poursuivent alors, ayant de l'eau jusqu'au cou, ou se soutenant sur des faisceaux de joncs ; mais leur récolte est peu abondante. Cette pêche est dangereuse ; mais, comme elle est lucrative, elle compte de nombreux sectateurs. La fièvre intermittente, les maux de gorge, les rhumatismes, les piqûres d'animaux venimeux, ne sauraient les effrayer. Le prix moyen des sangsues est de 6 francs le cent. Il arrive quelquefois que des accapareurs en réunissent un nombre considérable, et les parquent dans de petites portions de marais. L'un d'eux en avait ainsi réuni quinze mille, qui furent détruites en une seule nuit par la gelée. Elles n'étaient pas mortes, sans doute, et avec quelques précautions, il aurait pu les sauver.

Pour les transporter, on les place ordinairement, dans des barils, ou dans des sacs de toile bien serrée, que l'on maintient humides dans des paniers remplis de mousse ou de paille, et mouillés. M. Cavaillon propose, pour les voyages de long cours sur mer, de les mettre dans de l'eau mélangée de charbon animal. J'en ai vu que l'on avait apportées du Sénégal dans de l'argile. Elles avaient très bien supporté le voyage.

ARTICLE VII.

DE LA CONSERVATION DES SANGSUES.

Pour les conserver, lorsqu'elles sont en petit nombre, on les place dans des jarres de grès à demi pleines d'eau, que l'on recouvre d'une toile, d'un tissu de crin, ou d'un parchemin criblé de trous. L'eau se corrompt très promptement dans un vase où l'air n'a pas un libre accès. Les sangsues sont ensuite portées à la cave, ou dans un lieu dont la température est uniforme. Dans un vase contenant six pintes d'eau il n'en faut pas mettre plus de deux cents, et moins il y en a, plus on est sûr de les conserver. En hiver on les change d'eau tous les cinq ou six jours; deux fois par semaine dans l'été; dans les temps chauds et orageux, il est nécessaire de renouveler l'eau de deux jours l'un. On vide les vases dans une terrine; les sangsues mortes sont enlevées, et les autres sont placées sur un tamis. On jette de l'eau

fraîche sur elles, afin de les laver et de les dépouiller du mucus qui les environne. Elles
sont replacées ensuite dans la jarre de grès, qui
a été bien lavée et essuyée, et remplie de nouveau à moitié d'eau fraîche. Il est bon que l'eau
qui sert à ce lavage ait la même température
que celle du vase où séjournent les sangsues.
M. Cresson recommande surtout de les mettre
à l'abri des rayons solaires, et dans un lieu
frais (1).

Lorsqu'on veut les conserver en plus grand
nombre, on les place dans de grands bassins.
Voilà la description de celui qu'a proposé
M. Derheims. Dans le fond d'un bassin de
marbre, ou d'une pierre dure quelconque,
on dispose une couche de six à sept pouces de
mousse, de tourbe et de charbon de bois réduit en petits fragments. On parsème cette
couche de petits cailloux, dont le poids sert à
comprimer doucement la mousse. A l'une des
extrémités du bassin, et vers le milieu de la hauteur des parois, on assujettit une table mince de
pierre, percée de petits trous, et couverte
d'une couche de mousse, comprimée par de

(1) Journ. de pharm., in-4, pag. 197.

petits cailloux ; de l'eau est versée dans le bassin jusqu'à ce que la couche de mousse qui est sur la table en soit effleurée, et le bassin est abrité de la lumière par une toile de crin. De cette manière, les sangsues ont un libre champ pour nager dans l'eau, se promener sur la mousse extérieure ou s'enfoncer dans la couche, afin de s'y débarrasser des mucosités, qui sont les principaux matériaux de la putréfaction. Les couches de ces bassins doivent être renouvelées assez fréquemment. En Angleterre, en Amérique, où elles valent parfois jusqu'à une guinée chacune, on les place dans des fosses que l'on muraille en mâche-fer, ou en argile. En France, quelques personnes construisent aussi des galeries souterraines qu'elles garnissent d'une forte couche de terre glaise, laquelle est maintenue humide et à l'abri des variations atmosphériques. C'est un très bon moyen. Les sangsues se creusent des trous dans l'argile et peuvent y vivre plusieurs années.

La ville de Paris fait une consommation énorme de sangsues. Le commerce lui en fournit deux ou trois millions tous les ans. En 1826, l'Hôtel-Dieu seul en dépensa deux cent mille.

On a donc fait des tentatives pour les faire servir plusieurs fois, mais ces essais n'ont pas eu un succès complet. On a rendu à leur vie naturelle celles qui avaient déjà servi. M. Desportes en avait réuni un grand nombre dans le voisinage de Paris. Il semblait réussir, lorsque vint une crue d'eau qui emporta les sangsues. Des essais faits au Val-de-Grâce et dans les hôpitaux de la marine, n'ont pas été plus heureux. Le docteur Pallas affirme qu'on peut les faire servir de nouveau après les avoir fait dégorger dans de l'argile humide. M. Châtelain en a placé, qui étaient gorgées de sang, dans une eau courante. Elles y déposèrent de nombreux cocons. Elles doivent se dégorger, en effet, et reproduire, lorsqu'elles reprennent leurs habitudes. Il ne faut pour cela qu'un cours d'eau à l'abri des rayons solaires, de la patience, et des soins. M. Henry, chef de la pharmacie centrale, a calculé que, pour Paris, ces moyens ne présenteraient aucun avantage sous le rapport économique. Dans tous les cas, elles ne peuvent servir une seconde fois avant trois ou quatre mois. Les sangsues dégorgent immédiatement quand on les met sur de la cendre froide ou

dans de l'eau salée. M. Husson conseille de les
vider par une compression, faite depuis la tête
jusqu'à l'anus. Ces moyens amènent ordinairement chez elles des convulsions qui se dissipent
lorsqu'on les place dans de l'eau fraîche ; mais
la plupart de celles qui y sont soumises meurent bientôt.

ARTICLE VIII.

DES MALADIES DES SANGSUES.

Il est probable que la vie naturelle des sangsues est fort longue. Elles peuvent supporter
des températures variées, la privation d'air et
de nourriture, un transport lointain, mais elles
ont besoin d'une eau souvent renouvelée. Si
leur reproduction est immense, mille causes
de destruction viennent aussi les atteindre. Le
bec des oiseaux, les dents des poissons, les
larves de certains insectes, menacent sans cesse
leur existence. Le docteur Rossi, chirurgien de
l'hôpital de Rivarol, s'aperçut que des sangsues qu'il conservait dans un réservoir en bois,
étaient saisies par des insectes difformes qui les
entraînaient au fond de l'eau pour les dévorer.

M. Géné trouva que c'étaient les larves aquatiques des libellules, névroptères connus sous le nom de demoiselles. Elles avaient été apportées dans ce bassin par de l'eau croupie.

Lorsque de grandes chaleurs amènent la putréfaction des eaux des mares et des fossés où elles se tiennent, elles meurent en nombre immense, comme saisies d'une maladie épidémique. Elles craignent beaucoup plus la chaleur que le froid. Si on les accumule dans des vases étroits, l'eau est bientôt corrompue par leurs excrétions, et exhale une odeur infecte. Elles ne tardent pas à périr. Leur voracité est extrême, et parfois elles se gorgent d'une si grande quantité de sang qu'elles meurent d'indigestion. Lorsqu'elles sont mortes avec des convulsions, leurs ventouses sont béantes et leur corps a acquis une grande rigidité. Celui-ci est mou lorsqu'elles ont succombé à des affections des voies digestives. M. Guillemin nous assure qu'elles ne se piquent pas, et que les plus fortes ne sucent pas le sang des plus faibles. M. Rayer, de son côté, a fort bien observé les morsures triangulaires qu'elles se font entre elles. Ces plaies s'ulcèrent et les font souvent périr. Dans

l'été, elles sont sujettes à des maladies gastro-in-
testinales, et rendent un sang noirâtre lorsqu'on les comprime. La même chose peut avoir
lieu lorsqu'elles ont servi et qu'elles ne sont pas
encore suffisamment dégorgées. Ce que je viens
de rapporter démontre que lorsque des sangsues ne prennent pas bien, il ne faut pas toujours accuser la personne qui les a fournies. Je
ne crois pas que le commerce de ces animaux
soit bien lucratif pour ceux qui s'y livrent, en
raison du grand nombre qu'ils perdent.

CHAPITRE XII.

ARTICLE PREMIER.

DE L'EMPLOI MÉDICAL DES SANGSUES, DE LEUR CHOIX, ET
DES PRÉCAUTIONS A PRENDRE AVANT DE LES APPLIQUER.

Les meilleures sangsues sont celles qui ont
été pêchées dans une eau courante, celles qui
se tiennent hors de l'eau du vase où elles sont
enfermées, qui se contractent sur elles-mêmes
en forme d'olives, qui sont vives et s'attachent
aux doigts lorsqu'on les touche. Elles doivent
être de moyenne grosseur. Les petites tirent
peu de sang. Celles qui sont très grosses tombent peu d'instants après avoir mordu la peau.
Quand on a l'intention de les appliquer, on les
laisse sans eau dans un vase pendant deux ou
trois heures. On les retire ensuite pour les mettre dans un linge bien sec, en les irritant un
peu par de légers froissements. Dans l'hiver, on
les réchauffe en les approchant légèrement du
feu. Une douce chaleur les rend plus vives, et

les dispose à s'attacher à la peau. Avant d'appliquer des sangsues à un malade, il est indispensable de garnir son lit, afin de le garantir du sang qui pourrait tacher les draps, les oreillers, les matelas, etc. Une alèze, ou drap plié en plusieurs doubles, est placé immédiatement sous le malade ; un morceau de taffetas gommé sépare l'alèze du drap de dessous. Les couvertures et le drap de dessus sont garantis par des serviettes. En un mot, toutes les précautions convenables sont prises pour que le sang ne tache ni le lit, ni les vêtements.

La peau sur laquelle des sangsues vont être mises, doit être préalablement bien lavée avec de l'eau tiède. Ces animaux sont quelquefois repoussés par les caractères chimiques, ou la mauvaise odeur de la transpiration. Les cheveux et les poils doivent être rasés. Lorsque la peau a été débarrassée de toute matière étrangère, on l'humecte avec de l'eau sucrée, du lait, du jaune d'œuf, ou du sang. Les liquides onctueux ne conviennent pas. Lorsque des frictions ont été faites sur quelque partie du corps avec des baumes, des linimments volatiles, des huiles médicinales, des pommades, etc., il est nécessaire d'en effacer la moindre trace à l'aide de lotions savoneuses, si l'on veut y placer des sangsues. Il arrive souvent que, malgré ces pré-cautions, elles ne veulent pas prendre. Elles peuvent être malades; diverses circonstances, telles que la chaleur, une atmosphère chargée d'électricité, la sécheresse et la chaleur brûlante de la peau, peuvent donner lieu à ce résultat. L'odeur du tabac, du vinaigre, des gaz sulfu-reux, acides, suffit pour les empêcher de mor-dre, ou les faire promptement tomber.

ARTICLE II.

DES PARTIES DU CORPS SUR LESQUELLES ON PEUT LES PLACER.

Il n'est qu'un petit nombre de régions, telles que le globe oculaire, le conduit auditif, le ma-melon, sur lesquelles on ne place pas des sang-sues. On en met derrière les oreilles, aux tempes, sur les paupières, sur la muqueuse palpébrale, dans les narines, sur les amygdales, les gencives, la muqueuse buccale; sur toute l'étendue de la tête, du cou, de la poitrine, de l'abdomen, des membres; à l'anus, au pé-rinée, à la vulve, sur le col utérin, sur le pé-nis, etc.

Le nombre de sangsues que l'on applique varie suivant la quantité de sang que l'on veut tirer. Quelques médecins, qui ne veulent pas ou ne savent pas saigner, ne prescrivent jamais que des saignées capillaires. Il en est qui les ordonnent par centaines ; aussi Paris en a consommé jusqu'à trois millions par an. C'est un abus qui n'a pas été seulement préjudiciable aux animaux, dont les services sont suivis d'une mort plus ou moins cruelle. Combien de malades ont été les victimes de ces applications de sangsues inconsidérées et systématiques ! On sera certainement forcé de revenir aux saignées générales et aux ventouses scarifiées. Les sangsues sont appliquées souvent, pour opérer une révulsion, aux cuisses et à la vulve dans l'aménorrhée ; à l'anus, aux jambes, dans les congestions cérébrales. En thèse générale, elles doivent être placées sur le point malade où le plus près possible de l'organe souffrant, car elles sont spécialement destinées à opérer un dégorgement local.

ARTICLE III.

MODES D'APPLICATION DES SANGSUES.

Lorsque le point sur lequel les sangsues doivent s'attacher aura été précisé, elles ne seront appliquées que l'une après l'autre. On les saisit alors par leur extrémité postérieure, et on présente vers la peau leur bouche qui se trouve à leur extrémité la plus petite. On pourrait encore les saisir au milieu du corps à l'aide d'un pince sans les serrer beaucoup. C'est le moyen auquel j'ai recours pour les mettre dans la bouche, dans les narines, sur le col utérin, etc. Le docteur Osborn a conseillé de passer un fil au travers de leur extrémité caudale pour s'assurer de leurs mouvements. Il est rare qu'elles prennent lorsqu'elles ont été ainsi blessées. On peut se servir d'une carte roulée, ou d'un tube de verre dans lequel la sangsue est logée, et où elle ne peut faire que le mouvement de progression nécessaire pour appliquer sa ventouse orale sur le point qui lui est présenté. Elle peut être placée également dans un tube métallique d'où elle est chassée à l'aide d'un piston. Lœfler, Bruninghausen, et quelques

autres médecins, ont inventé, pour son application, des instruments plus ou moins ingénieux
qui sont bien rarement employés. Enfin on a
proposé des instruments pour remplacer les
sangsues. Le bdellomètre du docteur Sarlandière est déjà tombé dans l'oubli. L'*artificial
leech* des Anglais en est une imitation : cet
appareil se compose d'une ventouse en verre,
d'un corps de pompe en cuivre avec piston
pour établir le vide, et d'un scarificateur dont
les lames sont disposées de manière à faire des
plaies triangulaires. Ces instruments ne sont
pas d'un usage pratique avantageux. Lorsque
nous manquons de sangsues, nous les rempla-
çons par des scarifications simples ou des ventouses scarifiées ordinaires.

Si les sangsues doivent être appliquées en
grand nombre à la fois, il est bien de les étendre au milieu d'un large godet fait avec une
compresse dont les bords sont repliés sur eux-
mêmes, et de les placer ensuite sur les téguments. Elles y sont maintenues avec les mains.
Quand elles ne sont soutenues que par un drap
roulé autour du corps, ou par une serviette,
elles peuvent se répandre de tous côtés. Il est
peut-être mieux de se servir d'un vase en verre,

plus ou moins large, dans lequel une compresse
de toile est disposée de manière à en dépasser
les bords. Les sangsues sont déposées dans la
concavité de ce vase ainsi doublé de toile, et
placées ensuite sur la peau. La toile ne leur
offre pas un point où elles puissent se fixer facilement, et elles mordent alors plus promptement que lorsqu'elles sont enfermées dans un
verre non garni de toile. M. Bourgery a proposé
un instrument qu'il nomme pose-sangsues.
C'est une petite capsule en fil d'argent de forme
demi-ovale, analogue aux vases dont on se sert
pour se baigner les yeux. Le bord libre est
formé d'un fil d'argent, et aplati de manière à
s'appliquer exactement sur la peau. Le sommet
offre un anneau, sur lequel on appuie, pour
maintenir l'instrument qui peut contenir six
à huit sangsues. On peut enfin couvrir les téguments d'un morceau de toile ou de papier
qui ne présente des ouvertures que dans les
points où l'on veut que ces animaux prennent.
Un morceau de sparadrap adhésif, ainsi dé-
coupé, remplit parfaitement cette indication.

Souvent les sangsues s'agitent, serpentent,
rampent çà et là; il faut alors les envelopper
dans un linge sec, et les y laisser pendant une

demi-heure ou une heure. Lorsqu'elles sont
faites à la température de l'appartement, à la
lumière, etc., elles se décident à mordre. Avec
de la patience, il est rare que la personne qui
les applique n'en vienne pas à bout. On s'aperçoit qu'elles prennent, lorsqu'après avoir fixé
leur ventouse orale, elles l'élargissent; dès
lors la partie supérieure de leur corps se re-
dresse, et bientôt tous les anneaux se contractent activement.

ARTICLE IV.

DE LEUR MODE D'APPLICATION RELATIVEMENT AUX RÉGIONS DU CORPS.

Sur les paupières, ou sur la muqueuse palpébrale, les sangsues ne doivent être appliquées
que l'une après l'autre : le point important est
d'éviter le globe de l'œil. Il en est de même
pour leur application dans les narines ; il est
ici une précaution importante à prendre, c'est
de ne jamais abandonner la sangsue sans être
certain qu'elle a piqué; autrement, elle remonte dans les fosses nasales, et parvient jusqu'à l'arrière-gorge. Dans ces cas là, ces animaux
sont ordinairement crachés par le malade, mais

il ne serait pas impossible qu'ils donnassent lieu à des accidents. Sur les gencives, sur les amygdales, sur le voile du palais, sur la langue, dans la bouche en un mot, je les place à la main ou à l'aide d'une pince. Les tubes peuvent être fort utiles, mais il faut qu'ils soient appliqués bien exactement sur la muqueuse, car la sangsue peut s'échapper et gagner l'œsophage ou le larynx. J'ai déjà dit qu'avant de la mettre dans un tube, on peut s'assurer de ses mouvements en attachant son extrémité caudale avec un fil, ou en la traversant avec une aiguille enfilée d'un fil, dont on retient les bouts, mais elle ne prend alors qu'avec beaucoup de difficulé. Derrière les oreilles on les met à la main ou à l'aide d'un petit verre. Au-devant du cou et sur ses parties latérales, il faut les placer de la même manière, mais en évitant le trajet des grosses veines. Au-devant du cou, elles peuvent ouvrir des artérioles qui fourniraient une quantité considérable de sang, si l'on n'y prenait pas garde. Sur toute l'étendue de la poitrine elles peuvent être appliquées collectivement. Au-dessous des clavicules, cependant, il faut les mettre à la main, surtout chez les enfants. Dans ces points il est parfois difficile d'arrêter l'écoulement du sang lorsque la peau du malade est fine et que les capillaires sont développés ; les mouvements d'inspiration font facilement ouvrir les piqûres. On les met en masse sur le creux de l'estomac et sur le ventre. Il faut surveiller les piqûres vers l'épigastre, car j'ai vu mourir exsangue à la suite d'une semblable application, un malade que les infirmiers avaient perdu de vue. Les applications faites chez les enfants demandent le plus grand soin et la plus grande surveillance. A l'anus, les sangsues se mettent en grand nombre à la fois. Il faut avoir soin de bien laver cette place et d'introduire un tampon de charpie à l'entrée du rectum, ou un linge imprégné d'huile d'olives, dans la crainte qu'elles n'y entrent. Elles sont placées à la main sur le pénis et à la vulve. Après l'application d'un spéculum, on les met sur le col utérin à l'aide d'une longue pince. Le spéculum doit porter parfaitement sur l'utérus, car les sangsues peuvent glisser entre ses parois et la muqueuse vaginale. On les retrouve toujours en retirant le spéculum, mais souvent elles piquent la muqueuse, et donnent lieu à une perte de sang qui n'était pas indiquée. Elles peuvent enfin être appliquées sur toutes les parties du corps, même à la paume des mains et à la plante des pieds, si la peau n'est pas trop calleuse. Il faut éviter le trajet des grosses veines, des petites artères, des tendons, des nerfs, etc. On conçoit facilement que, dans la plupart des cas, les applications de sangsues ne doivent être confiées qu'à des élèves en médecine, ou même ne doivent être faites que par les médecins eux-mêmes.

ARTICLE V.

SOINS A PRENDRE TANDIS QUE LES SANGSUES SONT AT-TACHÉES A LA PEAU, ET DES MOYENS DE LES EN DÉTACHER.

Il ne faut pas déranger les sangsues tandis qu'elles opèrent leur succion ; elles ne doivent être ni touchées, ni remuées. On les couvre d'un pli du drap ou d'une serviette pour qu'elles soient à l'abri de la lumière et des corps extérieurs, et le malade est lui-même couvert dans la crainte qu'il n'ait froid. Elles pompent ordinairement le sang pendant une demi-heure et même une heure, et elles se remplissent au point de devenir trois ou quatre fois plus grosses qu'elles n'étaient ; elles semblent chercher par

des ondulations continuelles à augmenter la capacité de leurs voies digestives. Quelquefois
elles restent attachées à la peau sans sucer, et
semblent dormir. Elles resteraient là plusieurs
heures si on ne les enlevait pas. Pour les faire
tomber il faut leur pincer la queue, soulever
le bord de leurs lèvres avec une épingle, placer
sur leur dos du sel ou du tabac. Elles ne doivent
jamais être arrachées avec violence ; elles pourraient en résistant abandonner plusieurs de
leurs denticules dans la plaie. Lorsqu'elles ont
lâché prise et qu'on veut les conserver, on les
fait dégorger dans de la cendre froide ou du
charbon pilé. Le sel et le vinaigre sont pour ces
animaux des agents plus dangereux. On a cru
que, pendant la succion, il était possible de couper leur extrémité caudale sans les déranger,
et que le sang continuait à s'échapper de leur
blessure à mesure qu'elles en tiraient. C'est là
une grande erreur : la sangsue ainsi divisée
cesse de sucer et tombe.

ARTICLE VI.

DE L'ÉCOULEMENT DU SANG PAR LES PIQURES; DE LA
CICATRISATION DES PETITES PLAIES, ET DE LEURS
CARACTÈRES.

Lorsque les sangsues sont détachées de la peau, on lave les piqûres avec une éponge ou un linge imbibé d'eau tiède, afin d'obtenir une émission sanguine plus considérable. Les caillots de sang sont enlevés à mesure qu'ils se forment, mais il faut bien se garder d'irriter les petites plaies, et pour cela on ne les essuie qu'en épongeant. Le malade ne doit pas être trop long-temps découvert parce qu'il pourrait avoir froid. Après les applications à l'anus, au périnée, sur le ventre, etc., les bains tièdes entiers sont favorables en ce qu'ils facilitent l'écoulement du sang. Des cataplasmes émollients, ou des éponges imbibées d'eau chaude, placés sur les points piqués, ont le même résultat. Enfin, on peut tirer une assez grande quantité de sang en appliquant des ventouses qui embrassent les piqûres. Beaucoup de médecins préfèrent cette méthode aux scarifications ordinaires.

Les piqûres bien lavées, et tenues proprement, se cicatrisent d'une manière assez rapide. C'est l'affaire de trois ou quatre jours. La plaie est d'abord de couleur rosée, environnée d'un cercle bleuâtre dû à l'extravasion du sang; peu à peu elle devient blanche, et il est facile pendant long-temps de distinguer l'incision triangulaire. En général, ces cicatrices ne sont pas aussi apparentes qu'on le pense; mais chez les jeunes demoiselles il faut éviter, autant que possible, de mettre des sangsues sur des points habituellement découverts. Enfin, on a remarqué que, dans quelques fièvres de mauvais caractère, les piqûres prenaient une teinte livide.

ARTICLE VII.

DES MOYENS EMPLOYÉS POUR ARRÊTER L'ÉCOULEMENT DU SANG.

Lorsque les piqûres ont fourni une assez grande quantité de sang, il est important d'en arrêter l'écoulement. Le moyen le plus ordinaire consiste à appliquer sur ces plaies de petits morceaux d'agaric bien souple, ou de la charpie, et quelques compresses épaisses, qui sont main-

tenues à l'aide d'un bandage légèrement compressif. Dans la plupart des cas, cette compression ne saurait être établie. Je me suis souvent
servi avantageusement de sparadrap adhésif
pour maintenir ce petit appareil. On peut sau-
poudrer les piqûres avec de la gomme arabique
réduite en poudre, de la colophane, du linge
ou du papier brûlés, du sangdragon, de la fibrine pulvérisée, de la toile d'araignée. On a
conseillé aussi l'alun, le tabac, le baume du
commandeur, les liqueurs styptiques, une compresse imbibée de vinaigre. M. Martin Solon
conseille la créosote. L'emploi de l'eau de Rabel
est ordinairement suivi de succès. M. Bégin recommande l'application d'une compresse brûlante. On a cautérisé avec un stylet rougi au feu.
La cautérisation avec le nitrate d'argent est
communément employée. Le crayon est tenu un
instant dans la plaie; le sang qui s'en échappe
est essuyé avec une toile usée, car les taches
que le nitrate d'argent fait au linge y sont pour
toujours; de petits morceaux d'agaric, larges
comme une lentille, sont entassés sur les piqûres, et maintenus, s'il est possible. Il est rare
que le sang ne cesse pas alors de couler. A la
suite d'applications de sangsues au cou, il m'est

arrivé deux fois d'être obligé de réunir les plaies
par de petits points de suture. Un seul suffit
pour chaque piqûre. Si une artériole ou une
petite veine ont été ouvertes, on fait en sorte de
passer le fil au-dessous. Lowenald avait eu déjà
recours à ces sutures. On a conseillé de comprimer la peau sur laquelle se trouvent les
piqûres, avec les branches d'une petite pince.
M. Ridolfo di Tacca applique une ventouse qui
comprend toutes les plaies saignantes : un caillot se forme, et il enlève la ventouse ; on éponge
le sérum sans toucher au caillot, et on replace
plusieurs fois l'instrument jusqu'à ce que le
sang soit arrêté.

ARTICLE VIII.

DES ACCIDENTS QUE PEUVENT OCCASIONNER LES SANGSUES,
ET DES MOYENS D'Y REMÉDIER.

L'hémorrhagie est le plus grave de ces accidents, et nous venons de voir que l'on peut
toujours s'en rendre maître dans les circonstances ordinaires. Il faudrait, pour périr, que le
malade fût privé de tout secours. Il est des cas
toutefois qui méritent une attention particulière. M. Lisfranc a cité l'observation d'une

femme admise à l'hôpital de la Pitié. Trois jours après une application de trente sangsues à l'épigastre, les piqûres s'ouvrirent pendant la nuit, et, le matin, la malade fut trouvée morte par suite d'hémorrhagie (1). Pelletan a vu un enfant de six ans mourir vide de sang à la suite d'une application de six sangsues sur la poitrine. Hallé, M. Guersent, ont observé des cas analogues. M. Rochoux nous dit que ces accidents sont fréquents dans les climats chauds, aux Antilles. Le docteur Munaret fut appelé pour une femme qui s'était fait appliquer deux sangsues aux mamelles. L'hémorrhagie, qui avait eu lieu, n'avait pu être arrêtée, et, à l'arrivée de ce médecin, la malade était exsangue et sans ressource (2). Un chirurgien, en faisant une autopsie, a trouvé une sangsue qui, de l'anus, s'était introduite jusque dans le cœcum. M. Lacretelle a vu un soldat suffoquer à l'instant où on allait lui pratiquer la laryngotomie. L'autopsie fit découvrir une sangsue dans le ventricule droit du larynx (3). Un hussard est pris d'une hématémèse qui met sa vie en danger;

(1) Archives de méd., tom. xv.
(2) Journal des scienc. pharm. et chim.
(3) Archives, vol. xvi, pag. 593.

enfin, il sent un corps étranger remonter vers son arrière-gorge, et le vomit : c'était une sangsue. L'hématémèse n'a pas reparu (1). M. Larrey a vu en Égypte plusieurs de ces accidents dont Zacutus Lusitanus avait déjà fait mention. Si un individu se fait appliquer des sangsues après l'ingestion d'aliments dans l'estomac, il s'expose à tous les dangers d'une grave indigestion.

Les sangsues peuvent-elles transmettre une maladie contagieuse? Une sangsue qui a été appliquée sur un ulcère syphilitique peut-elle, par exemple, transmettre le virus à un malade sur lequel elle est appliquée? Beaucoup de médecins sont pour l'affirmative; quelques uns, M. Émery entre autres, affirment le contraire. Il est prudent de ne jamais s'en servir lorsqu'elles ont été placées sur des ulcères de mauvaise nature, sur des individus malsains. Il faut retirer sur-le-champ une sangsue qui vomit un sang noirâtre. Ce sang est souvent putréfié, et a des propriétés délétères. Mis en contact avec les piqûres déjà faites, il peut faire développer des ulcérations.

L'application des sangsues est parfois très

(1) Vanderbach, Journal un. des scienc. méd., janvier 1828.

douloureuse. Aussi, chez certaines femmes, les saignées générales doivent être préférées. Les régions du corps qui offrent le plus d'irritabilité sont ordinairement les narines, les paupières, les tempes, l'épigastre, les parties sexuelles. Une vive démangeaison se manifeste quelquefois à l'endroit des piqûres, et de petits phlegmons ou un érysipèle peuvent s'y développer. Des lotions avec de l'eau vinaigrée, de l'eau blanche, une solution aqueuse d'hydrochlorate d'ammoniaque, la compression, suffisent, en général, pour les dissiper. Les bains locaux, des cataplasmes de riz, de pulpe de pomme de terre, l'application de cataplasmes émollients, opiacés, peuvent devenir nécessaires. Enfin des ulcérations s'y développent, et c'est surtout aux jambes, chez les personnes âgées et atteintes de varices, que l'on doit les redouter. Souvent il faut les modifier par la cautérisation avec le nitrate d'argent, et on les panse ensuite simplement. Il est possible aussi que l'on soit obligé d'en venir aux moyens divers qui ont été conseillés contre les ulcères en général.

Lorsqu'il y a lieu de croire que des sangsues sont entrées dans le pharynx ou dans l'estomac,

on cherche à les saisir avec une pince; on ad-
ministre de l'eau vinaigrée, du vin. M. Double
a remarqué que le vin avait la propriété de les
tuer. Un vomitif est ensuite prescrit. Lorsque
les sangsues ont piqué les gencives, il est souvent fort difficile d'arrêter le sang. Les solutions
d'extrait de ratanhia, d'alun, l'eau de Rabel et
les gargarismes astringents, la compression avec
les doigts, sont les premiers moyens à employer; vient ensuite la cautérisation avec un
fer rouge. Si elles s'introduisent dans les fosses
nasales, dans le rectum, dans le vagin, les
injections avec les liquides cités suffisent. Si on
les suppose dans le larynx, on fait faire des
fumigations pulmonaires avec la vapeur de
chlore, la vapeur de tabac ou de scille.

CHAPITRE XIII.

ARTICLE PREMIER.

On nomme scarification une opération de chirurgie qui consiste à pratiquer de petites incisions sur la peau ou sur les membranes muqueuses. Je ne la considère ici que comme un moyen de tirer du sang et de remplacer la phlébotomie. Les mouchetures ne sont que de simples piqûres qui ne sauraient avoir ce résultat. L'acupuncture, que les Chinois et les Japonais emploient contre toutes les maladies, fournit à peine quelques gouttes de sang. Je ne m'occuperai donc que des scarifications.

Il est probable qu'elles ont été mises en usage long-temps avant que la phlébotomie fût connue. Anthyllus, Apollonius, Galien, Oribaze, se sont disputé le mérite d'avoir indiqué, les premiers, dans quelles maladies convenaient les

(1) Σχαριφευειν, scarificare, scarifare, — inciser.

scarifications. P. Alpin nous dit qu'elles étaient
en honneur chez les Égyptiens. Leur emploi n'a
jamais été abandonné, mais il a été beaucoup
restreint. On y a recours ordinairement dans le
but d'opérer une déplétion sanguine locale.

Le premier instrument dont s'est servi
l'homme pour scarifier la peau, doit avoir été
le plus simple. Ainsi nous avons vu, en parlant de l'histoire générale de la saignée, que
plusieurs peuplades sauvages se pratiquaient
sur le corps de profondes scarifications avec des
coquilles tranchantes. Le scalpel, le bistouri,
la lancette, le rasoir, et divers instruments
tranchants, furent tour à tour employés pour
inciser la peau. A mesure que la civilisation fit
des progrès et que la fabrication des instruments de chirurgie se perfectionna, on songea
à éviter aux malades la douleur que produi-
saient de nombreuses coupures faites les unes
après les autres. De là la nécessité d'inventer
un instrument qui pût pratiquer avec le moins
de douleur possible, et avec rapidité, un grand
nombre d'incisions à la fois. Les préceptes que
donne Anthyllus montrent que, de son temps,
les médecins connaissaient un scarificateur à
plusieurs lames, qui semblait avoir été annoncé

25

par Soranus, et qui fut réduit à trois lames. Il conseille d'inciser la peau par traction et non par pression (1). Amb. Paré parle d'un scarificateur qui, au lieu de lancettes, avait trois rangs de petites roues tranchantes. Nous trouvons dans Heister le dessin d'une aiguille destinée à scarifier la conjonctive. Woolhouse a proposé pour le même effet une espèce de cuillère garnie de dents comme une lime. Il voulut aussi faire usage, pour déchirer les vaisseaux engorgés de la conjonctive, d'une brosse faite avec des barbes de seigle, ou des poils de sanglier. M. Cruveilhier a fait fabriquer un instrument particulier pour inciser la membrane pituitaire; il est construit sur le modèle du lithotome caché, et a deux lames de rechange : l'une dont la pointe est aiguë comme celle d'un trocart, et qui sert à faire de simples piqûres lorsqu'on ne veut que peu de sang ; l'autre terminée par un tranchant de deux lignes de longueur, que l'on emploie lorsqu'on désire une saignée plus abondante. MM. Amussat, Guillon, Tanchou, ont imaginé des scarificateurs pour la muqueuse de l'urètre. Lœfler, Brunninghausen, Demours, Newbourg, Tho-

(1) Peyrilhe, Hist. de la méd., pag. 477.

mas Metchell, MM. Gondret et Sarlandière, ont voulu remplacer les sangsues par un mode de scarifications plus ou moins ingénieux. M. Larrey a proposé un scarificateur qui ressemble au phlébotome des vétérinaires : c'est un onglet à bord demi-circulaire et tranchant, qui naît à angle droit de l'extrémité d'une tige aplatie dans le même sens que lui, et adaptée à un manche. Cette petite lame est promptement émoussée. M. Larrey y a renoncé, et fait usage d'un rasoir dont l'extrémité est arrondie.

De tous les instruments compliqués, destinés à scarifier la peau, le scarificateur allemand est le seul dont l'emploi se soit maintenu ; il est donc le plus important pour le sujet que je traite. Les personnes qui sont obligées d'entretenir elles-mêmes cet instrument doivent en bien connaître toutes les pièces, et je vais en transcrire la description d'après Boyer : « Le scarificateur allemand est un instrument au moyen duquel on fait d'un seul coup, et avec une rapidité étonnante, autant de petites incisions qu'il contient de lames. Il est composé de plusieurs pièces renfermées dans une petite boîte carrée en cuivre. Ces pièces sont :

1° De petites lames tranchantes d'un côté et

mousses de l'autre ; ces lames, dont le nombre
varie depuis cinq jusqu'à seize, sont montées
sur deux ou trois traverses, placées parallèlement, à une distance égale l'une de l'autre, à
la partie supérieure de la boîte. Chaque traverse
a un pignon à une de ses extrémités, dont les
dents s'engrènent dans celles d'une espèce de
roue ou de crémaillère. Les traverses sont mobiles par le moyen de deux petits essieux qui
sont aux extrémités de chacune, et qui tournent
en pivot dans des trous pratiqués sur les côtés
de la boîte.

2° Une roue ou crémaillère d'acier, qui a environ un pouce de diamètre, et qui est placée
sur le côté de la boîte correspondant à l'extrémité des traverses qui présente un pignon.
Cette crémaillère fait ses mouvements sur un
essieu qui traverse le milieu de la boîte, et est
rivé des deux côtés par des rosettes qui se voient
à l'extérieur de la boîte. La partie supérieure
de la crémaillère est légèrement arrondie dans
son contour, afin de toucher au pignon des
traverses qui sont dans le même lieu. Ce contour arrondi est garni de plusieurs dents qui
ressemblent assez à celles qu'on remarque dans
les pièces d'horlogerie. La partie inférieure de

la crémaillère est un levier de huit à dix lignes de long, qui passe par une fente pratiquée à la partie inférieure de la boîte. A la naissance de ce levier est un cran dans lequel s'engage la pièce suivante, lorsqu'on arme l'instrument.

3° Cette pièce est une languette qui a environ un pouce et demi de long. Elle est percée, à l'une de ses extrémités, d'un trou dans lequel on met une vis en pivot, laquelle, entrant dans le fond de la boîte, la fixe dans un coin ; l'autre extrémité de la languette est libre : c'est une espèce de gâchette qui sort horizontalement par une ouverture pratiquée sur le rebord infé-rieur et latéral de la boîte ; mais cette languette est toujours poussée du côté de la crémaillère par un simple ressort.

4° Une pièce essentielle de cet instrument, celle qui le met en jeu, est un double ressort d'acier, large d'environ un pouce, placé pres-que transversalement à la partie inférieure de la boîte, au-dessous de l'essieu sur lequel la crémaillère fait ses mouvements, et dont le bord libre appuie contre la face interne de la crémaillère, laquelle présente immédiatement au-dessus de l'endroit où ce bord correspond.

une éminence dont une des faces est convexe, et agit sur le ressort pour le déprimer, lorsqu'on arme l'instrument.

5° Outre ces différentes pièces, il y a encore une traverse, qui est à contre-sens de toutes les autres, dont les extrémités sont coudées à angle droit, et dans lesquelles est gravé un écrou. Cette traverse est montée sur une vis qui la fait hausser et baisser à volonté ; la poignée de cette vis est au-dessous de la boîte.

Toute la machine est recouverte d'un surtout dont la face supérieure présente un nombre d'ouvertures égal à celui des petites lames tranchantes. Ces ouvertures, qui ont chacune un demi-pouce de long, donnent passage à ces lames. Ce surtout se hausse et s'abaisse à volonté par le mécanisme suivant : il est percé, aux parties latérales et inférieures, par un trou dans lequel on met une vis qui passe dans la machine et va s'engager dans le trou qui existe à l'extrémité coudée de la traverse inférieure ; en sorte que, par le moyen de cette vis, le surtout ne fait qu'une pièce avec la traverse inférieure ; et comme cette traverse se monte et se baisse en tournant la vis qui a sa poignée sur la face inférieure de la machine, il s'ensuit que le surtout montera ou descendra, et ainsi s'éloignera ou s'approchera des lames tranchantes ; et par conséquent ces lames inciseront plus ou moins profondément, selon qu'on le désirera, ce qui est une grande perfection dans l'instrument.

Lorsqu'on veut se servir du scarificateur, on doit commencer par l'armer, ce qui se fait en poussant le levier de la crémaillère jusqu'à ce qu'on ait senti et entendu un claquement qui arrive, parce que la languette étant sans cesse appliquée sur le bord de la crémaillère, au moyen d'un ressort simple, elle s'engage dans le cran ou entaillure pratiquée à la naissance du levier de la crémaillère, en sorte qu'elle retient celle-ci et l'empêche d'obéir à l'action du ressort ; et comme les dents de la crémaillère tournent dans ce mouvement, elles font tourner les pignons des traverses supérieures et parallèles, et en conséquence les traverses mêmes, et celles-ci font passer les lames de gauche à droite.

Le scarificateur ainsi armé, pour le faire agir, il n'y a qu'à presser sur la gâchette par laquelle la languette est terminée ; alors, la crémaillère n'étant plus retenue, obéit à l'action du ressort, fait un demi-tour, et les lames passent si vite de droite à gauche, qu'on ne les voit point : c'est dans ce mouvement qu'elles divisent la peau.»

ARTICLE II.

Les médecins anglais ont modifié ce scarificateur. Leurs boîtes sont octogones au lieu d'être carrées ; le nombre des lancettes qu'elles contiennent varie de cinq à vingt ; la détente de leur boîte part au moyen d'un bouton sur lequel on appuie, et qui remplace la gâchette. Ce procédé me paraît préférable à l'ancien. Ils ont rendu les lames tranchantes des deux côtés, et rondes : ce changement n'offre rien d'avantageux. A l'aide d'une vis située à la partie supérieure de la boîte, ils élèvent ou abaissent tout le système de lancettes qui y est contenu. C'est là un point fort important. Il devient alors facile de ne donner aux incisions que la profondeur que l'on juge convenable. M. Carter, coutelier à Paris, a fait un scarificateur dont les lames partent en sens contraire, et distendent la peau en même temps qu'elles l'incisent. Il peut être préférable à l'ancien sous ce rapport, mais il est d'un entretien beaucoup plus difficile.

Depuis que les ventouses scarifiées sont devenues d'un emploi fréquent à Paris, on songe à
perfectionner les scarificateurs. Le docteur La-
fargue en a fait fabriquer un qui agit par traction. Le docteur Sabatier a conseillé aussi
quelques modifications. Enfin, M. Charrière,
coutelier de la Faculté de médecine, s'en occupe
activement. De concert avec M. Barascud, il a
construit un scarificateur sans ressort. C'est une
boîte aplatie dans le sens de sa longueur, composée de deux pièces principales : l'une est
montée d'un manche, et sur son extrémité sont
implantées des lames de lancettes rangées sur
le même plan et en nombre variable. La seconde est un couvercle qui s'adapte exactement
sur la première pièce, est arrondie à son extrémité, et présente des ouvertures par où les lancettes viennent faire saillie. Ce couvercle
s'élève et s'abaisse à l'aide d'une crémaillère
extérieure, de façon que les lames ne le dépas-
sent que de la longueur que l'on juge convé-
nable. Une vis de pression maintient le couvercle lui-même. On se sert de ce scarificateur
comme d'un bistouri. Il agit par traction, à
l'instar d'une griffe. Il présente l'avantage de
faire du même coup un grand nombre, ou plu-

tôt une traînée, d'incisions dont la profondeur
est réglée d'avance. D'après le conseil de M. Pasquier, chirurgien en chef de l'Hôtel des Invalides, M. Charrière a rendu les lames tranchantes, arrondies et fort larges. Il en a disposé aussi
qui sont mobiles sur la pièce principale. Ces
modifications rendent l'instrument plus solide,
facilitent son nettoyage, et lui donnent plus de
durée.

Les scarifications peuvent être pratiquées sur
toutes les régions du corps, tantôt pour déplacer l'irritation, tantôt pour donner issue à des
liquides infiltrés dans l'épaisseur de la peau et
dans le tissu cellulaire sous-cutané ; d'autres
fois, pour exciter la vie de parties affaiblies ou
déjà frappées de gangrène. Ce sont alors de véri-
tables débridements qui sont en dehors du sujet que je traite. Je ne considère que les scarifications destinées à provoquer des saignées
locales. Leur emploi peut être fort avantageux
dans tous les engorgements sanguins de peu
d'étendue, et notamment dans ceux de la conjonctive, de la muqueuse des fosses nasales,
des gencives, de la langue, des amygdales, etc.
Appliquées sur la peau, elles ne fournissent jamais que peu de sang, à moins que l'on ne

fasse des incisions profondes et douloureuses auxquelles les anciens eux-mêmes avaient renoncé. Les scarifications simples, comme moyen de remplacer la phlébotomie, n'offrent donc, dans la plupart des cas, qu'un agent médical de peu de valeur. Elles acquirent, au contraire, une grande importance dès l'instant où l'on trouva le moyen de faire couler abondamment le sang par les petites incisions que l'on avait pratiquées à la peau. L'application des ventouses sur ces incisions produisit ce résultat.

CHAPITRE XIV.

ARTICLE PREMIER.

On donne en chirurgie le nom de ventouses à de petites cloches de verre destinées à opérer le vide sur une surface quelconque de la peau, à l'aide de la succion, de la chaleur, ou d'une pompe aspirante. Leur dimension et leur forme varient beaucoup. Elles ont le plus ordinairement, vers leur orifice, douze à trente-six lignes de diamètre. Leur forme est généralement hémisphérique. Elles sont plus larges vers leur fond qu'à leur ouverture, qui est circulaire ou elliptique, suivant la région du corps sur laquelle elle doit s'appliquer. Les bords en sont réguliers et polis afin de pouvoir s'adapter exactement à la peau. Le corps des ventouses dont se servent les Allemands et les Anglais est uni et arrondi. On en fait qui présentent un anneau ou un bouton à leur sommet. C'est vers ce point que sont percées celles qui s'adaptent aux pompes pneumatiques.

L'emploi des ventouses remonte à la plus haute antiquité. Dujardin pense qu'elles ont tiré leur origine de l'habitude où l'on était de sucer les plaies. Il s'appuie d'un passage d'Hippocrate qui semble ne laisser aucun doute. Hippocrate, Arétée, Celse, Galien, Oribaze, Avicenne, et tous les médecins qui leur succédèrent, en firent un fréquent usage, et les recommandèrent comme un agent thérapeutique des plus importants. Les Grecs les nommaient σικυα; les Latins les nommaient *cucurbita*, *cucurbitula*, en raison, sans doute, de leur forme qui se rapprochait primitivement de celle de la courge. Les Égyptiens les connaissaient sous le nom de *cornicula*, parce qu'elles étaient faites avec des cornes de bœuf percées à leur sommet. La base s'appliquait sur la peau, et l'on opérait la succion par l'ouverture supérieure. Après avoir fait le vide, le ventouseur fermait l'ouverture, soit avec une boule de cire qu'il tenait dans sa bouche, soit à l'aide d'un petit couvercle. Lorsqu'il jugeait la peau assez fluxionnée, il enlevait la corne, scarifiait la peau, et réappliquait son instrument.

Cette méthode se retrouve encore chez les Égyptiens, et elle est connue de temps immémorial chez les Hottentots. L'usage des ventouses à succion a été rencontré également chez plusieurs peuplades sauvages. Les Chinois placent de petites bougies sur la peau, et la recouvrent avec des coupes en cuivre.

Au temps de Celse, on préférait aux ventouses de corne celles de cuivre, d'argent, ou de tout autre métal. Leur forme était la même que celle d'aujourd'hui. On les appliquait en y raréfiant l'air à l'aide d'étoupe ou de charpie enflammées. Les vases en métal s'échauffent trop promptement, et ne perdent pas assez vite la chaleur qui leur a été communiquée ; leur opacité ne permet pas de voir ce qui se passe dans leur intérieur. Ils ont été abandonnés dès que l'on a pu les remplacer par le verre ou le cristal. Nous avons vu que l'on avait commencé par opérer le vide dans les ventouses à l'aide de la succion, puis à l'aide de la chaleur. Lorsque la machine pneumatique eut été découverte, les Anglais adaptèrent la pompe aspirante aux ventouses. Le docteur Gondret est un des médecins qui a le plus contribué à faire connaître cet instrument en France. Les Français n'ont jamais fait un grand usage des ventouses. Depuis trente ans, elles semblaient être réservées d'une manière exclusive à la pratique heureuse de M. le baron Larrey. Les Italiens et les Allemands en ont été aussi enthousiastes que nous l'avons été des sangsues.

« En voyageant en Italie, nous dit Dionis, j'ai été voir les étuves. Les gens de qualité en ont dans leurs palais pour leur usage particulier, et dans les villes, il y en a de publiques où chacun va pour son argent. Ils ont de petites ventouses que l'on appelle des cornets parce qu'elles sont faites de corne; ils s'en font mettre tel nombre et en telle partie du corps qu'ils jugent à propos, parce qu'on est tout nu dans ces étuves. Pour les appliquer, ils les mettent dans un bassin d'eau chaude, et les prenant l'un après l'autre pour les poser, ils ne font que mettre le bout d'une lampe allumée dans le cornet, qui, étant plein de fumée et posé à l'instant sur la partie, s'y attache fortement; ils le relèvent peu de temps après, et, avec une flammette, ils y font des mouchetures, puis le remettent de la même manière, et ainsi, par plusieurs cornets, ils tirent la quantité de sang qu'ils jugent nécessaire pour leur santé.

J'ai eu aussi la curiosité de voir celles d'Allemagne. Ce sont de grandes salles voûtées, où il y a des bancs des deux côtés comme aux classes des colléges ; il y a deux poêles : dans l'un les hommes se font déshabiller avant que d'entrer dans l'étuve, et l'autre sert pour les femmes. Les uns et les autres sont nus à un linge près qu'ils ont depuis la ceinture jusqu'au milieu des cuisses. A mesure qu'ils entrent, ils se placent, les hommes d'un côté et les femmes de l'autre. Sont-ils assis, un serviteur se présente qui leur met des cornets aux endroits où ils montrent qu'ils en veulent. J'en vis appliquer à toutes les parties du corps. Je demandai la raison à un qui s'en fit mettre sur le cou-de-pied : il me répondit que c'était contre la goutte, et que depuis qu'il s'en faisait mettre en ce lieu de temps en temps, il n'en était point incommodé.

Ceux qui servent dans ces lieux sont tellement habitués à mettre des cornets, qu'ils le font avec une promptitude surprenante. Ils font les mouchetures avec une flammette qu'ils tiennent d'une main, et des chiquenaudes qu'ils frappent dessus de l'autre main. Ils donnent telles figures qu'ils veulent à ces mouchetures

arrangées à côté l'une de l'autre ; les unes re-
présentent un lacs d'amour, d'autres un cœur,
et d'autres les chiffres de leurs maîtresses, selon
la volonté de celui qui se les fait faire. Enfin,
ils sont si persuadés du bon effet de leurs
étuves, qu'ils se priveraient de toutes choses
plutôt que de s'en passer ; et en effet, les femmes qui y vont ont un très beau teint, parce que
la sueur fait dégorger les impuretés qui gâtent
la peau. »

ARTICLE II.

Les procédés que l'on met en usage aujourd'hui pour appliquer des ventouses scarifiées peuvent se classer en trois méthodes :

1° Ventouses simples, — raréfaction de l'air
au moyen de la chaleur, — scarifications suc-
cessives avec un instrument à lame simple ;

2° Ventouses surmontées de tubulures en
cuivre, — raréfaction de l'air à l'aide d'une
pompe aspirante, — scarifications avec un instrument à lame simple, ou avec le scarificateur à ressort ;

3° Ventouses simples, — raréfaction de l'air
avec la flamme d'une lampe à large mèche, —

scarifications faites par un scarificateur allemand.

Première méthode.

A la première de ces méthodes se rattachent
les procédés les plus ordinaires. Tous les
moyens qui peuvent opérer le vide dans la ventouse, en y raréfiant l'air, peuvent être employés. La pression extérieure de l'atmosphère
fait faire à la peau une saillie d'autant plus considérable que l'air a été plus raréfié. On peut
plonger la ventouse dans de l'eau très chaude,
et l'appliquer immédiatement sur la peau : la
vapeur dont elle était remplie se condense, et
opère le vide en se refroidissant. De l'étoupe,
de la charpie, du coton, du papier, que l'on
enflamme dans la cloche de verre, donnent
lieu à une chaleur qui a les mêmes résultats.
Ces substances brûlent beaucoup plus rapidement si on les humecte d'eau de cologne ou
d'alcool. Hallé eut l'idée de frotter simplement
la paroi interne du verre avec quelques gouttes
d'esprit de vin, et d'y mettre rapidement le feu.
On peut placer sur la peau un morceau de carton taillé en rond ; sur ce carton est attachée

une petite bougie , une mèche de veilleuse , ou une mèche soufrée, et le tout est recouvert avec la ventouse. Enfin , l'intérieur de celle-ci peut être muni à son sommet d'un anneau auquel on accroche une petite lampe allumée. Lorsqu'elle s'éteint , l'air est déjà assez raréfié pour que le vase soit fixé solidement à la peau. Le plus simple , le plus expéditif , et le plus avantageux de ces procédés , est celui dont M. Larrey fait spécialement usage.

La région du corps sur laquelle on doit opérer est rasée si elle est couverte de poils , et lavée avec de l'eau de savon si la peau en est huileuse. Quelques filaments d'étoupe sont éparpillés au fond de la ventouse et disposés de manière qu'ils ne tombent que difficilement lorsque celle-ci est tournée l'orifice en bas. Six à huit gouttes d'esprit-de-vin sont projetés sur l'étoupe, et le vase est exposé à la flamme d'une lampe ou d'une chandelle ; on le tourne l'orifice en l'air, et déjà il est rempli de flamme. Par un mouvement rapide, la ventouse est appliquée exactement sur le point du corps que l'on avait choisi. L'étoupe enflammée s'éteint ; l'air que contient la ventouse se refroidit, et il s'opère un vide. Au travers des parois du vase on voit la peau qui s'élève et forme une tumeur rougeâtre plus ou moins saillante. Au bout de quelques instants, de deux ou trois minutes, la peau est rubéfiée ; l'afflux du sang est assez considérable ; le chirurgien enlève la ventouse pour scarifier. Il ne faut pas chercher à la retirer en totalité ; ce serait faire beaucoup souffrir le malade, et quelquefois ces tentatives seraient inutiles. Un doigt est appliqué sur la peau, au bord de l'instrument, et on le renverse dans le sens opposé, par un mouvement de bascule.

D'une main l'opérateur tend alors la peau rubéfiée ; de l'autre il fait des incisions rapprochées qui embrassent toute la partie que contenait la ventouse. Ces incisions peuvent être faites avec le tranchant d'un bistouri convexe, d'une lancette, etc. L'instrument le plus convenable est un rasoir à extrémité arrondie. Chaque coupure doit avoir une demi-ligne environ de profondeur. Tous les chirurgiens ne sont pas d'accord là-dessus. Si l'incision dépasse le derme, divise tout le tissu de la peau, elle est fort douloureuse, ne fournit que peu de sang, et expose à la suppuration. Huit ou dix incisions sont souvent suffisantes. On les fait ordinairement dans la direction de l'axe des mem-

bres ou du corps. D'autres ont conseillé de les
pratiquer dans la direction des fibres des muscles sous-jacents. Quelques chirurgiens croisent
ces premières coupures par de nouvelles qui
forment ainsi de petites losanges. Cette coutume
peut donner lieu à de petits phlegmons, et à la
suppuration des incisions. Lorsque le rasoir est
promené avec rapidité, il n'occasionne pas plus
de douleur que le scarificateur allemand. Il est
toujours important que le malade n'ait pas l'œil
dirigé sur ces manœuvres.

Aussitôt que la peau a été scarifiée, la ventouse
est appliquée de nouveau comme je l'ai décrit,
et de manière à comprendre toutes les incisions ; le sang qui s'échappe de celles-ci tend à
la remplir, et on l'enlève lorsqu'elle est aux
deux tiers pleine, ou plutôt dès que le liquide
paraît s'arrêter au même niveau ; le caillot qui
s'est formé est enlevé ; la peau est lavée et essuyée. Si l'opérateur n'a pas une autre ventouse
à sa disposition, celle qui vient de servir est
lavée, séchée avec un linge, et replacée immédiatement. Il peut l'appliquer plusieurs fois en
évitant que ses bords portent toujours sur les
mêmes points, qu'ils pourraient contondre Plusieurs livres de sang peuvent être tirées par ce

procédé. Lorsque le chirurgien en a obtenu une quantité suffisante , il retire la ventouse, éponge la peau avec de l'eau tiède, et la couvre d'un linge de toile fine, bien sec, ou imprégné d'huile d'amandes douces. M. Mapleson conseille de laver les scarifications avec une eau spiritueuse, pour qu'il n'y ait pas de démangeaisons, et que la cicatrice soit plus prompte. Vingt-quatre heures suffisent ordinairement pour les guérir; mais la rubéfaction de la peau peut persister pendant plusieurs jours.

Deuxième méthode.

L'application des ventouses à l'aide d'une pompe aspirante a été long-temps en vogue en Angleterre. Les instruments dont se servent les chirurgiens anglais ont reçu en France quelques modifications avantageuses. La boîte du ventouseur contient ordinairement : 1° quatre ventouses en verre de grandeurs diverses, surmontées d'une tubulure en cuivre qui s'ouvre et se ferme, à l'aide d'un robinet, pour livrer passage à l'air; 2° une pompe aspirante dont les soupapes sont faites en tissu imperméable, d'après l'indication de M. Russel, professeur de physique à Édimbourg ; les soupapes de baudruche se desséchaient, et se rompaient promptement ; 3° une allonge en tissu flexible et imperméable, garnie de tubes en cuivre à ses deux extrémités ; ce long tube, ajouté par M. Charrière, permet de faire agir la pompe à une grande distance de la peau, et empêche que les mouvements communiqués au piston aient la moindre action sur la ventouse ; 4° une pièce en cuivre dont on se sert pour dévisser l'extrémité inférieure de la pompe ; 5° un scarificateur à ressort contenant une douzaine de lames.

Pour se servir de cet appareil, le chirurgien imprègne d'un corps gras le piston de la pompe, afin que les mouvements en soient plus faciles. La petite tubulure de l'allonge en tissu imperméable s'emboîte dans l'extrémité inférieure du corps de pompe, et la plus grosse s'applique sur le sommet des ventouses dont elle reçoit les tubulures. Comme ces diverses parties s'adaptent entre elles par frottement, et non à l'aide de vis, il est nécessaire de bien les assujettir pour qu'elles ne livrent pas passage à l'air. La ventouse dont les bords sont enduits de cérat, d'huile d'olive, et mieux de suif, pour qu'elle embrasse la peau exactement, est fixée par un aide. Son robinet est ouvert ; il s'ouvre au moyen d'une tige de cuivre. Lorsque cette tige est dans une direction parallèle à l'axe de la tubulure, le robinet est fermé, et il est ouvert lorsqu'elle est placée transversalement. On fait alors mouvoir le piston de la pompe d'une manière lente et graduée. Il ne faut pas agir rapidement et par secousses ; le malade supporterait difficilement la douleur que lui occasionnerait une trop vive traction de la peau. Lorsque la saillie que celle-ci fait dans la ventouse est assez considérable, le chirurgien cesse de mouvoir le piston, et ferme au même instant le robinet. L'allonge peut être enlevée momentanément. La ventouse est retirée dès que l'afflux du sang vers la peau est suffisant ; des scarifications sont faites à l'aide d'un rasoir ou d'un scarificateur à ressort d'après le mode déjà indiqué, et elle est réappliquée immédiatement. Lorsqu'on enlève ensuite cette ventouse, il faut éviter que le sang ne pénètre dans la tubulure, ou, du moins, il est indispensable de la bien laver avant de la placer de nouveau. S'il y restait du sang, il serait attiré vers la soupape de la pompe, et en dérangerait le mécanisme. Ces instruments doivent être tenus avec la plus grande propreté.

Parmi les instruments ingénieux inventés pour simplifier cette méthode, je ne citerai que celui que M. Sarlandière nous a fait connaître sous le nom de bdellomètre. Semblable à la ventouse pour la forme du verre, cet instrument présente à son fond une tubulure qui reçoit une boîte à cuir, dans laquelle entre à frottement une tige d'acier. L'extrémité intérieure de celle-ci supporte une plaque de largeur variable, et sur laquelle sont fixées un plus ou moins grand nombre de lames de lancettes. Sur l'un des côtés de la ventouse est une seconde tubulure à laquelle est fixée une pompe aspirante destinée à faire le vide sous la cloche. Enfin, une troisième ouverture est placée près du bord de l'instrument, et garnie d'un robinet afin de pouvoir laisser le sang s'écouler lorsqu'il a rempli la ventouse. Pour faire usage du bdellomètre, on l'applique sur la partie malade; et pendant qu'une main le soutient, de l'autre on fait agir le piston de la pompe. Le vide s'opère, et bientôt les téguments rougissent et se tuméfient; alors on presse sur la portion extérieure de la tige d'acier, et l'on enfonce dans l'épaisseur du derme les lames de la plaque intérieure. Cette opération est immédiatement suivie de la

sortie du sang qui jaillit dans le vase, et dont
on peut prolonger où accélérer la sortie en
agissant sur la pompe à mesure que le vide tend
à se remplir. Cet instrument, ainsi que tous
ceux du même genre, est trop fragile, trop compliqué, trop coûteux; il a besoin de réparations
continuelles; aussi, il n'a pu être admis, pour
l'usage habituel, dans la pratique médicale.

Troisième méthode.

La troisième méthode nous a été enseignée par
les Allemands. Depuis long-temps, M. Backler,
ventouseur anglais, l'avait importée à Paris,
mais elle était peu connue lorsque MM. Rohmer
et Buchel vinrent y fonder un établissement
qui n'a pas subsisté. M. Buchel vint alors faire
quelques essais à l'hôpital de la Charité. MM. les
professeurs Andral, Bouillaud, Fouquier, en
ont compris toute l'importance, et les ventouses
allemandes ont, en grande partie, remplacé les
sangsues dans cet établissement. Sous le rapport
de la consommation des sangsues, l'économie
est considérable, et, sous le rapport thérapeutique, l'emploi des ventouses scarifiées a apporté
dans le traitement des maladies des avantages

incontestables. L'administration des hôpitaux a alloué un traitement à M. Buchel pour appliquer des ventouses dans les salles de l'hôpital de la Charité, et pour former des élèves qui seront envoyés dans les autres hôpitaux.

La boîte du ventouseur allemand contient : 1° douze petites cloches, à sommet uni, beaucoup moins grandes que celles dont on se sert ordinairement ; 2° une lampe de forme antique, dont le large bec est garni d'une mèche épaisse ; 3° un petit flacon contenant de l'esprit de vin. M. Rohmer conseille d'entretenir la flamme de la lampe avec de la graisse molle ; l'esprit de vin est préféré généralement ; 4° un scarificateur à ressort dont les lames s'élèvent et s'abaissent avec facilité ; 5° un vase en cuivre, gradué pour mesurer la quantité de sang que l'on tire, et une éponge. Voici la description de cette méthode d'après une brochure publiée par le docteur Rohmer : La lampe étant suspendue par un anneau à l'indicateur de la main gauche, l'opérateur prend une ventouse de la main droite, y introduit la flamme de la lampe, et l'applique presque aussitôt par un mouvement rapide de gauche à droite. En peu de minutes, il place ainsi un nombre considérable de ventouses.

Quand la dernière est posée, s'il ne faut pas
scarifier, il retourne à la première qui a eu le
temps d'agir, l'enlève et la réapplique aussitôt,
et ainsi de toutes les autres dans le même ordre
qu'il les a posées d'abord. Il répète cette application plusieurs fois de suite, jusqu'à ce qu'il
ait obtenu une rubéfaction notable de la peau.
S'il doit scarifier, après avoir appliqué les
cloches de verre au nombre qu'il juge nécessaire pour avoir la quantité de sang prescrite,
le ventouseur prend le scarificateur de la main
droite, le chauffe légèrement, l'arme, enlève
la ventouse posée la première, scarifie la tumeur produite, et replace la ventouse. Il continue de la sorte jusqu'à la dernière. Il dépose
ensuite le scarificateur, prend en place son
éponge mouillée dans l'eau tiède, et, la tenant
du côté le plus déclive de la ventouse scarifiée
en premier lieu, il soulève celle-ci de l'autre
côté, et la renverse en passant son éponge sur
les petites incisions. Il vide le sang dans le vase
destiné à le recevoir, réapplique la ventouse,
et agit ainsi successivement pour toutes les
autres, recommençant dans le même ordre
jusqu'à ce qu'il ait obtenu la quantité de sang
ordonnée, ou que les scarifications ne four-

nissent plus que de la sérosité. Si alors il n'a pas opéré la saignée prescrite, il scarifie une seconde fois une partie ou la totalité des ventouses déjà appliquées. Les premières scarifications fournissent chacune, terme moyen, à peu près une once de sang. Une seconde scarification sur la même place ne fait évacuer qu'environ la moitié de la quantité tirée des premières incisions. Quand l'opération est terminée, la surface ventousée est lavée avec de l'eau tiède, et les tumeurs sont enduites de cérat ou fomentées avec une huile médicinale. Quel que soit le nombre des ventouses qu'il applique, le chirurgien ne s'arrête jamais pendant l'opération; il ne perd pas une minute. Dès qu'il a fini d'un côté, il recommence de l'autre avec une rapidité telle que l'œil a de la peine à suivre ses mouvements. Aussi vingt à trente minutes suffisent pour tirer, s'il le faut, deux livres de sang.

ARTICLE III.

CHOIX A FAIRE PARMI LES MÉTHODES PRÉCÉDENTES.

En scarifiant la peau avec un rasoir ou un bistouri, on a l'avantage d'étendre les scarifica-

tions sur toute la surface de la peau comprise
par la ventouse, et de donner à chaque incision
la profondeur que l'on juge convenable. Le chirurgien est toujours muni de ces instruments.
Le sang coule en abondance, et deux ou trois
ventouses suffisent ordinairement pour en retirer dix à douze onces. Il est vrai que la vue d'un
instrument tranchant occasionne toujours certaine frayeur au malade, et que les coupures,
bien que faites rapidement, sont assez douloureuses. Notons bien, en outre, que la main
seule d'un chirurgien qui en a l'habitude, peut
les pratiquer.

Le scarificateur allemand a l'avantage de cacher l'instrument tranchant; il n'inspire aucune
frayeur au malade qui n'en connaît pas le mécanisme. De nombreuses incisions sont faites
d'un seul coup. La douleur paraît être moindre
pour le malade que par le procédé ordinaire.
Avec cet instrument, l'application des ventouses peut être confiée à des infirmiers et à des
garde-malades. D'un autre côté, il a l'inconvénient d'être fort compliqué, d'être d'un entretien coûteux et difficile, d'être d'un prix élevé.
Chaque secousse qu'il donne est, pour quelques
personnes, plus désagréable que la sensation de

brûlure légère et de cuisson que fait éprouver le tranchant du rasoir; il ne peut pas s'appliquer exactement sur toutes les parties du corps; enfin, il agit comme le phlébotome allemand : lorsque le ressort a été mis en jeu, tout ce qui se trouve à la portée des lames est coupé indistinctement.

Le scarificateur de M. Charrière est infiniment plus simple et moins coûteux que le précédent; son entretien est facile; son action est rapide, et il incise dans toute sa longueur la peau embrassée par la ventouse; la saillie des lancettes, et conséquemment la profondeur des incisions, sont réglées avec facilité et promptitude. Lorsque cet instrument aura été disposé de manière que les lames soient placées obliquement sur un de ses plans, et non à son extrémité, modification qui permettra de s'en servir comme d'une griffe, d'un bistouri, il réunira les avantages des deux autres méthodes sans en avoir les inconvénients.

Pour l'application des ventouses, le choix du procédé n'est pas moins important. L'air n'est pas assez raréfié dans la cloche par la seule chaleur de l'eau bouillante. Le coton, la charpie, l'étoupe, le papier, ne s'enflamment pas assez promptement, peuvent glisser sur la peau et la brûler. L'alcool seul n'offre pas une chaleur assez vive : pour peu qu'il en soit tombé dans la cloche, il se répandra sur la peau et la brûlera. Il est difficile de se procurer des ventouses dans lesquelles on puisse renfermer une petite lampe. Une mèche de veilleuse, une bougie, une mèche soufrée, placées sur un rond de carton, n'ont pas une action bien vive, et leur contact avec la peau, après la scarification, hâte la formation du caillot de sang, et empêche ce liquide de couler. La succion a été abandonnée. Un médecin a voulu dernièrement la tirer de l'oubli; mais elle a trop d'inconvénients pour que son exemple soit imité. La succion a été employée avantageusement sur de larges ventouses pour la réduction des hernies. D'énormes ventouses, adaptées à des sacs de tissu imperméable, ont été employées pour fluxionner des membres entiers. De tous les procédés que j'ai compris dans la première classe, celui de M. Larrey doit être préféré. L'étoupe imprégnée d'alcool se dispose facilement dans le corps de la cloche de manière à ne pas tomber lorsqu'on la renverse; elle s'enflamme avec rapidité, donne une forte

chaleur, et la ventouse adhère fortement à la
peau.

Les ventouses scarifiées peuvent s'appliquer
sur toutes les régions du corps. La profondeur
des scarifications est réglée d'après l'épaisseur
de la peau. On ne les pratique qu'avec la plus
grande circonspection sur les sujets maigres,
surtout vers les points où l'on pourrait ouvrir
des artères ou des veines, où l'on pourrait blesser des tendons et des nerfs. Il faut éviter de
placer des ventouses sur les seins, aux aînes,
sous le cou, dans tous les points où les ganglions lymphatiques s'engorgent facilement.
Lorsqu'on veut, par une ventouse, activer ou
rétablir la sécrétion du lait, je recommande
bien de proscrire celle dont le goulot est rétréci pour embrasser le mamelon. Celui-ci se
gonfle, et il devient fort difficile de le retirer;
pour le dégager, on peut être obligé de briser
le verre.

En général, les coupures faites par les scarificateurs sont guéries au bout de vingt-quatre
heures. Chez quelques personnes dont la peau
est très irritable, un érythème, un érysipèle,

peuvent se développer. Il reste ordinairement de la démangeaison, et une ecchymose plus ou moins forte. Chez un sujet qui est dans de mauvaises dispositions, des incisions trop profondes suppurent quelquefois. Il est fort important que les instruments soient tenus avec la plus grande propreté; dans le cas contraire, il peut survenir des phlegmons, des suppurations de mauvaise nature. J'ai vu plusieurs anthrax être la suite de scarifications faites avec des lames de lancettes en mauvais état. Le chirurgien ne doit jamais perdre de vue la région sur laquelle il opère. Un médecin anglais rapporte l'observation d'un anévrysme d'une artère temporale, auquel avait donné lieu l'application d'une ventouse scarifiée sur une tempe. J'ai vu une névralgie être la suite de la lésion, par le scarificateur, de quelques filets nerveux situés derrière l'oreille. Une ventouse scarifiée fut appliquée sur le pied d'une dame qui avait une entorse : soit qu'un tendon extenseur, soit qu'un rameau nerveux, eussent été blessés, il survint une plaie fort douloureuse qui l'empêcha de marcher pendant un mois.

CHAPITRE XV.

ARTICLE PREMIER.

DÉFINITION DE LA SAIGNÉE.

On a donné le nom de saignée à l'opération qui a pour but d'ouvrir les vaisseaux sanguins, et à l'écoulement de sang qui en résulte. L'incision des veines a été désignée sous le nom de phlébotomie (1); celle des artères sous celui d'artériotomie. Ces opérations et les évacuations sanguines auxquelles elles donnent lieu constituent la saignée générale. On a nommé saignée locale ou capillaire, l'ouverture des vaisseaux capillaires par des scarifications simples, des ventouses scarifiées, des sangsues; la perte de sang qui en est la suite est également nommée saignée locale. Les saignées peuvent donc se diviser en deux grandes classes.

1° Saignée générale. — Incision des veines et

(1) Φλεψ, veine. Τεμνειν, couper.

des artères par la lancette, le bistouri, le phlébotome, etc.

2° Saignée locale. — Incision des vaisseaux capillaires sanguins par les scarifications simples, les sangsues, les ventouses scarifiées.

La saignée générale a ordinairement pour but de désemplir tout le système sanguin ; la saignée locale borne son action à un point limité du corps, suivant les circonstances les plus communes. Les évacuations sanguines, faites uniquement dans l'intention de priver le système circulatoire d'une certaine quantité de sang, ont reçu le nom de saignées déplétives (1). Lorsqu'elles sont abondantes, elles enlèvent au sang une grande quantité de fibrine et de matière colorante, et y laissent le sérum dans une proportion plus considérable. Ce sont ces saignées que l'on a appelées spoliatives (2). Il est facile de concevoir que la spoliation du sang sera toujours d'autant plus notable, que la déplétion du système sanguin aura été plus considérable. La saignée prophylactique (3), que l'on blâme aujourd'hui avec raison, se pratiquait

(1) *Deplere*, désemplir.
(2) *Spoliare*, dépouiller.
(3) Προφυλακτικὸς, qui préserve.

autrefois dans le but de prévenir les maladies. Un article spécial traitera des saignées révul-sives, dérivatives, directes et indirectes.

ARTICLE II.

§ I. *Effets de la saignée générale sur l'homme sain.*

Pendant que le sang s'échappe du vaisseau que l'on a ouvert, les mouvements du cœur et des artères se ralentissent, le pouls devient plus souple, et ses pulsations peuvent diminuer d'un tiers; il semble que le calibre de l'artère ne soit plus aussi large; la respiration est plus libre, plus lente, plus profonde; l'aspect général de la peau devient pâle; les membres et bientôt tout le corps perdent de leur chaleur; tous les organes sont atteints de langueur et de faiblesse. Si l'écoulement du sang continue, la peau se couvre d'une sueur froide; il se mani-feste un malaise général; des vomissements et des excrétions alvines et urinaires peuvent avoir lieu; la faiblesse augmente; le trouble qui sur-vient dans tous les organes ébranle le système nerveux, et donne lieu à des spasmes, à des convulsions; enfin, le cerveau ne recevant plus la quantité de sang nécessaire à sa vitalité, la syn-

cope a lieu. Cet accident peut avoir les conséquences les plus funestes lorsque la perte de
sang a été portée à l'excès. La saignée chez
l'homme sain est toujours suivie d'une faiblesse
plus ou moins remarquable, et si elle est réitérée, elle peut provoquer diverses maladies
que je citerai en parlant de ses abus.

§ II. *Effets de la saignée générale chez l'homme
pléthorique.*

La saignée faite à un homme bien portant
d'ailleurs, mais chez lequel le sang surabonde,
a pour résultat les phénomènes suivants : les
mouvements du cœur et des artères deviennent
plus rapides ; les pulsations du pouls sont plus
souples et plus faciles ; la respiration devient libre, régulière ; la tête semble plus légère ; les
fonctions du cerveau sont plus actives ; le visage
reprend son teint habituel ; les sécrétions sont
plus abondantes, ou rentrent dans leur état
normal ; les membres sont plus souples, plus
agiles ; il semble que tout le corps a acquis une
nouvelle vitalité. C'est que les agents de la circulation n'agissaient plus assez activement sur
une masse trop considérable de sang, et que la
déplétion a rétabli l'équilibre.

§ III. *Effets de la saignée générale sur l'homme
malade.*

Ses premiers effets se remarquent ordinairement vers le pouls. Était-il dur, serré, fréquent,
il devient mou, souple, lent, faible. Les battements du cœur présentent les mêmes changements. Dans certaines circonstances où les forces
sont opprimées, dans la péritonite aiguë, par
exemple, le pouls se relève sous l'influence de
la déplétion des vaisseaux sanguins. L'exaltation
momentanée des fonctions du cerveau se dissipe, et fait souvent place à un état de collapsus;
les douleurs qui existaient avant la saignée dis-
paraissent; la circulation capillaire devient plus
active; l'absorption et la résorption se font avec
plus de facilité; les fonctions de la peau se rétablissent; sa chaleur, sa sécheresse, sa colora-
tion rouge, sont remplacées par un sentiment
de fraîcheur, de souplesse, par la pâleur et une
douce transpiration; les fluides qui alimentaient
la fluxion inflammatoire dans quelques organes
sont portés par le système absorbant dans le
torrent de la circulation; les sécrétions repa-
raissent, ou sont plus actives; la respiration
devient libre; en un mot, toutes les fonctions

tendent à reprendre leur rhythme habituel. Je n'entends parler ici que des effets appréciables, et les plus ordinaires, de la saignée chez l'homme malade. Il peut arriver qu'elle ne calme point, même momentanément, l'affection contre laquelle elle est dirigée, et des symptômes nerveux déjà existants peuvent, au contraire, s'exaspérer; mais ce sont là des exceptions.

ARTICLE III.

§ I. *Quelle est la quantité de sang que peut perdre l'homme sain?*

Cette question ne saurait être décidée d'une manière précise. Un homme bien portant supporte les pertes de sang plus difficilement que celui qui est en proie à une maladie aiguë. D'abord, il ne peut les supporter qu'en raison de la quantité de ce liquide qui circule dans ses vaisseaux, et rien n'est plus variable. En second lieu, son âge, sa constitution, l'état de ses forces, sont autant de circonstances qu'il faudrait apprécier. J'ai vu des hommes qui, blessés sur le champ de bataille, pouvaient encore se traîner à nos ambulances après avoir perdu cinq ou six livres de sang; d'autres, qui n'en avaient

perdu que quinze à vingt onces, tombaient en
syncope. Les premiers n'étaient pas ordinairement ceux chez qui la guérison se faisait le plus
long-temps attendre. Riolan supposait trente
livres de sang aux Allemands et aux Flamands,
et quinze livres aux Français. Il pensait qu'il
n'y avait aucun inconvénient à leur en tirer la
moitié en quinze ou vingt saignées. Desgenettes
prétend que, sur le champ de bataille, il savait
distinguer les Tyroliens des autres Allemands à
l'énorme quantité de sang qu'ils avaient perdue.

§ II. *Quelle est la quantité de sang que l'on peut
tirer à un homme malade?*

De même que pour l'homme sain, cette quantité ne saurait être fixée que d'une manière relative, et lorsque je parle de l'homme en général, je comprends les adultes des deux sexes.
Heurnius tira quatre livres de sang dans la première saignée qu'il fit à un pleurétique, et le
guérit. Sydenham pensait que, pour guérir une
pleurésie, il fallait que la première émission
sanguine fût de quarante onces. Dans quelques
plaies de tête, A. Paré enleva jusqu'à vingt-sept
palettes de sang à ses malades. Zacutus jugula
une pleuro-pneumonie par une saignée de qua-

rante-deux onces. Zimmerman dit avoir vu De Haller atteint d'un érysipèle pour lequel on lui avait tiré quarante-huit onces de sang, en perdre encore cinq livres par le nez dans l'espace de vingt-quatre heures, et guérir en peu de temps. Cousinot, médecin de Louis XIV, fut saigné soixante-quatre fois en huit mois pour un rhumatisme aigu. M. Rochoux a guéri des fièvres jaunes, aux Antilles, en saignant six et sept fois dans les trente-six premières heures. M. Gibert a vu à l'Hôtel-Dieu un homme que l'on croyait atteint d'une cardite, perdre, en moins de dix minutes, quatorze palettes de sang. Il fut encore saigné deux fois, et sortit de l'hôpital, parfaitement guéri. M. Piorry a obtenu, par douze saignées, la guérison d'une pleurésie. Dans une seule, il a tiré trois livres de sang à une femme âgée, atteinte d'une pneumonie hypostatique. M. Polinière cite un malade qui, après avoir été déjà saigné, perdit, par le rectum, cinq livres de sang ; le lendemain, le pouls était tellement élevé, que l'on aurait pu croire à l'indication d'une nouvelle émission sanguine ; ce malade guérit. J'ai vu faire avec succès, dans l'espace de trois jours, onze saignées à un jeune soldat qui avait eu le poumon droit traversé par une balle.

Tandis que le sang s'échappait des veines, Galien avait soin de s'assurer de l'état du pouls ; lorsque les pulsations s'affaiblissaient, lorsque les lèvres et le visage du malade devenaient pâles, il fermait ordinairement la saignée. Ce sont là des préceptes qu'il ne faut pas perdre de vue. Paré, que je citais à l'instant, a bien soin de nous dire qu'il est telles gens que l'on peut tuer en leur tirant mal à propos trois palettes de sang. D'après les calculs de Riolan, un malade pourrait perdre sans danger la moitié de tout son sang (1); mais Triller, Vanswieten, Tissot, conseillent de n'en tirer que quatorze onces dans la première saignée. Vieusseux en fait varier la quantité de dix à quinze onces. M. M. Solon s'est assuré que, dans les phlegmasies aiguës, il est avantageux de porter la première saignée à une livre et une livre et demie. Je pense, avec La-flize (2) et M. Bouillaud, que l'avantage des premières saignées ne consiste pas précisément à être copieuses, mais bien à être brusquées et rapprochées. Dans tous les cas, les premières

(1) Anat , pag. 522.
(2) Prix de l'Acad. de chirurgie, part. v, pag. 110,

saignées doivent être assez abondantes pour que la réaction qui les suit ne ramène pas dans les organes malades l'état de fluxion qui existait auparavant, et il est important qu'elles ne soient pas assez copieuses pour enlever au malade les forces nécessaires à la résolution de l'inflammation. Les faits précédents nous démontrent combien il est difficile de donner des règles positives sur la quantité de sang que peut perdre un homme malade. L'abus est souvent voisin de la pratique la plus rationnelle. Tel médecin qui veut être réservé dans l'emploi des saignées, est souvent étonné, à la fin d'une maladie, du grand nombre auquel il a eu recours. Il n'y a donc que les systèmes exclusifs que l'on puisse taxer d'abus.

ARTICLE IV.

DES ABUS DE LA SAIGNÉE.

Je viens de rapporter des observations de saignée assez extraordinaires, et cependant leur emploi a été poussé beaucoup plus loin. Botal voulut faire adopter un système d'émissions sanguines vraiment effrayant. Ses saignées étaient nombreuses, et chacune devait être d'une à deux livres au moins. Mauriceau cite deux femmes enceintes, dont l'une fut saignée pendant sa grossesse quarante-huit fois, et l'autre quatre-vingt-dix. Leurs couches furent heureuses (1). Scultet, Brillouet, Théveneau, Fr. de la Veine Desbordes, en usèrent encore plus largement, et ces derniers ont cité des observations telles, qu'il est permis de douter de leur véracité (2). Dans *le Magasin médical de Londres*, octobre 1819, on lit l'histoire d'une malade qui perdit trois cent dix huit onces de sang en trois mois. M. Guersent cite une femme qui, depuis l'âge de quatorze ans jusqu'à trente et un ans, époque à laquelle elle mourut, fut saignée mille trois cent neuf fois. Hecquet prétendait avoir vu guérir des malades après une soustraction de quatre-vingts livres de sang. C'est lui que Lesage a désigné dans son roman de *Gil Blas*. Bosquillon, dans les maladies aiguës, faisait pratiquer trois saignées par jour dans les premiers jours. Il fut saigné quatorze fois pendant la maladie à laquelle il succomba. On ne pouvait trop s'élever contre de semblables écarts, et beaucoup d'auteurs ont cherché

(1) Observ. sur les maladies des femmes grosses.
(2) Journ. de méd., 1757. — Mercure , 1758.

à les combattre à différentes époques. Pons, Blondel, Monti, Castellus, Lacourvée, Bineteau, Camerarius, Hoffmann, Heister, Baldinger, Rogerson, Vaidy et autres, ont écrit sur ce sujet des traités spéciaux (1). En général, les médecins de nos jours ne font pas un usage immodéré des évacuations sanguines.

L'abus de la saignée est suivi, pour le malade, des plus tristes résultats : il reste pâle ; sa peau est décolorée ; ses sens s'affaiblissent ; il devient inquiet et morose ; ses muscles s'affaissent ; ses digestions sont pénibles ; les sécrétions, cutanée et urinaire, diminuent, tandis que le tissu cellulaire s'infiltre de sérosité ; des syncopes fréquentes surviennent ; le pouls est petit et fréquent ; le système nerveux est dans un état de perturbation qui retentit dans tous les organes. Les hydropisies du tissu cellulaire et des membranes séreuses, les pleuro-pneumonies chroniques, les maladies du cœur, les affections lymphatiques, la débilité et le marasme, emportent souvent un malade que l'on croit guéri d'une maladie aiguë par d'abondantes saignées. M. Pariset a vu nombre de jeunes filles que cet abus avait rendues maniaques. Les militaires du

____
(1) Dict. des scienc. médic., art. Saign. bibl.

régiment de Roussillon, occupés à creuser, en
1786, le lit de la rivière d'Ille-et-Vilaine, furent
pris de fièvres intermittentes; les saignées qu'on
leur fit mal à propos déterminèrent chez la plupart des accidents de cachexie et d'hydropi-
sie (1). Thouvenel rappelle que Ramazzini a cité
l'exemple de quatre cents soldats devenus hy-
dropiques, dans les hôpitaux du Rhin, par
suite de saignées imprudentes (2). Une femme à
laquelle je suis attaché par les liens de l'amitié
et de la reconnaissance, madame Chastelard,
fut atteinte d'une péritonite à la suite de chagrins domestiques de toute espèce; il était resté
un gonflement de la rate qu'un médecin avait
cru devoir combattre par de nombreuses applications de sangsues sur l'hypocondre gauche. Sous leur influence, cet organe avait acquis
un volume énorme. Dupuytren fit cesser enfin
cette médication; mais ses conseils arrivaient un
peu tard. Après dix ans de soins, la rate est encore volumineuse.

(1) Fréteau, pag. 58.
(2) Thouvenel, Abus de la saignée. Vérone, 1795.

ARTICLE V.

DE LA SAIGNÉE PROPHYLACTIQUE.

Les émissions sanguines prophylactiques ont eu long-temps des partisans nombreux. On y avait recours dans le but de prévenir les maladies. Guy-Patin s'y soumettait lui-même cinq ou six fois dans l'année, par pure précaution. Stahl, arrivé à l'âge de soixante-neuf ans, s'était fait saigner ainsi cent deux fois. Les médecins qui avaient adopté ce système prétendaient qu'ils régénéraient le sang. Vogel, Frank, Vanswieten, blâmèrent ces abus. Ce fut surtout sous le règne de Louis XIV, que la saignée de précaution fut en vogue. La plus grande contradiction régnait encore entre les médecins du siècle dernier relativement à ce sujet ; quelques uns faisaient dix et douze saignées pour combattre une maladie, tandis que, dans le même cas, d'autres ne voulaient pas tirer une goutte de sang. Les hommes à opinions extrêmes ne sont pas plus d'accord aujourd'hui qu'ils ne l'étaient autrefois. De là sont nés une foule de préjugés dans les classes inférieures, surtout à la campagne. L'habitude de se faire saigner à certaine époque de l'année est, pour un grand nombre d'individus, une pratique que les médecins sages combattraient vainement. D'autres ne veulent pas être saignés dans le début des maladies, parce que, disent-ils, cette opération fera précisément développer une maladie. C'est qu'ils ont vu souvent une première saignée n'apporter aucune amélioration, et ils ont conclu que c'était à elle qu'étaient dus tous les accidents qui pouvaient survenir.

Il est bien quelques cas où une émission sanguine pratiquée à propos peut prévenir des symptômes fâcheux. La pléthore peut donner lieu à une apoplexie, à une hémoptysie, et la saignée dissipe toute crainte à ce sujet; mais combien celle-ci ne peut-elle pas être nuisible chez un individu faible, débile, valétudinaire? Lorsqu'il règne une affection épidémique, les pertes de sang disposent à la contracter. Le sujet affaibli n'est plus apte à résister aux influences délétères qui l'environnent. Une saignée faite au début des fièvres éruptives empêche souvent l'éruption de se développer, et donne lieu à une complication de symptômes gastro-intestinaux ou pulmonaires

ARTICLE VI.

DE LA DÉRIVATION (1) ET DE LA RÉVULSION (2).

I. Pourquoi les anciens employaient-ils beaucoup plus que nous les saignées du pied ? Pourquoi le choix des saignées et le lieu d'élection pour ces opérations étaient-ils pour eux d'une haute importance ? C'est qu'ils ne considéraient pas la saignée seulement comme déplétive; ils n'avaient pas seulement pour but de tirer du sang ; ils pensaient que lorsque ce fluide s'échappait des veines il s'opérait un mouvement particulier dans les humeurs, dans la circulation, suivant que la saignée était faite loin du point malade, ou sur les parties qui en étaient le plus voisines. Croyant pouvoir ainsi imprimer une direction positive aux forces de la nature, ils avaient établi la théorie de la dérivation et de la révulsion. C'est elle qui, depuis Galien, a donné lieu à tant de discussions sur le choix des saignées. Cette doctrine est due à Hippocrate, et

(1) *Derivare*, détourner.
(2) *Revellere*, rappeler.

son histoire est la même que celle de la saignée
du pied.

II. On entend par saignée dérivative celle qui
attire le sang vers un organe sain ou malade,
vers un point quelconque du corps. La saignée
révulsive a pour résultat, au contraire, de détourner le sang du point où il affluait, et de le
transporter ailleurs. Faisant à la circulation du
sang de fausses applications des lois de l'hydro-
statique, les médecins se livrèrent à d'intermi-
nables débats sur la dérivation et la révulsion;
ils ne purent s'entendre sur la valeur de ces
mots, de même que, dès le temps de Galien,
ils n'avaient pu être d'accord sur l'application
de la saignée : les uns voulaient, en effet, que
l'on expulsât la matière morbifique par le point
le plus voisin de la maladie; les autres voulaient
que ce fût par le point le plus éloigné (1). Ce
fut surtout la découverte de Harvey qui amena
les médecins à ne plus vouloir recourir qu'à un
seul mode de saignée, et à n'établir aucune différence entre leur action. Mais les novateurs
furent poursuivis, et la polémique n'en devint
que plus vive. Qu'en est-il résulté? que la plu-

(1) Method. med., lib. v, pag. 84.

part des auteurs qui ont écrit sur les émissions sanguines, ont proclamé des systèmes opposés. L'un a proscrit la saignée du bras, et a recommandé opiniâtrement celle du pied; l'autre conseille de n'avoir jamais recours qu'à celle du bras; un autre ne veut plus que les déplétions sanguines locales; et tous pourraient avoir raison suivant la maladie à laquelle ils feraient application de leur théorie. Les saignées sont à la fois dérivatives et révulsives. Leur action n'est que relative à certaines parties du corps. Si, dans une aménorrhée, nous saignons au pied pour dissiper des accidents qui se manifestent vers la tête, cette émission sanguine est révulsive relativement à la tête, car nous détournons le sang qui s'y porte; mais elle est dérivative relativement à l'utérus, car nous y déterminons un afflux de ce liquide.

III. M. Bégin me paraît avoir établi la distinction la plus raisonnable entre les saignées, en les divisant en directes et indirectes. Lorsque la veine que l'on ouvre a ses radicules dans la partie enflammée ou dans son voisinage, la saignée doit être appelée directe. Elle agit alors immédiatement sur les vaisseaux capillaires irrités. Lorsque cette veine, au contraire, rapporte le sang de tissus sains, éloignés du lieu de l'irritation, la saignée est indirecte (1) relativement à l'organe malade : elle n'agit sur lui, en effet, qu'en attirant le sang vers d'autres parties. C'est là une des questions les plus importantes. Le sang est-il véritablement attiré vers le lieu de la saignée? Existe-t-il un afflux de sang dans les artères correspondantes aux veines ouvertes, comme l'a écrit Sylva (2)? David l'a pensé aussi, et a fait jouer un grand rôle à la ligature dans ses explications (3). A la suite de la ligature, il y a turgescence des veines et des vaisseaux capillaires; le sang qui s'écoule est remplacé promptement, et lorsque son écoulement cesse, il en existe encore dans la partie qui vient d'être saignée, plus que dans l'état normal : sa quantité est donc diminuée nécessairement dans les points éloignés.

IV. Se fondant sur la vitalité du sang, Leroy admet une révulsion vitale et nerveuse. Il serait difficile de trouver des raisonnements sans ré-

(1) Thérapeut. , pag. 437.
(2) Traité des saignées, tom. 1, ch. 2.
(3) Recherches sur la saignée, etc. , pag. 64.

plique pour appuyer ses idées; mais quelque
erroné que puisse être son système, il trouve
dans l'expérience un appui irrécusable. En effet,
les praticiens ont remarqué de tout temps que
telle espèce de saignée attirait le sang vers l'organe déjà malade, et que, faite sur une région
opposée, elle détournait le sang du lieu affecté,
quoique, dans les deux cas, la quantité de
sang tiré fût la même. Dans la métrorrhagie,
par exemple, une saignée du pied augmente la
perte de sang, tandis que celle du bras la dimi-
nue ou l'arrête. Il est surtout chez les femmes
une circonstance qui fait sentir l'importance de
la révulsion. A l'approche des règles, une saignée peut changer rapidement les mouvements
de la vie lorsqu'elle est faite au bras, et produire
de grands désordres; la saignée du pied, au
contraire, dirige le sang vers les parties inférieures, et favorise leur éruption. Leroy prétend que cette saignée a empêché la phthisie
pulmonaire de se développer chez plusieurs
jeunes filles. « Souvent, dit-il, des goutteux que
l'ouverture des saphènes eût sauvés, ont été
étouffés par des saignées du bras. »

V. La saignée des saphènes augmenterait-elle

la quantité du sang artériel qui se rend vers
les reins et l'utérus? Est-il vrai, comme l'a dit
David, qu'elle ne provoque l'éruption menstruelle qu'en amenant un état de pléthore vers
l'organe de la menstruation (1)? Cette opinion
a pour elle les nombreuses expériences de Haller sur des animaux (2). Barthez, dans un temps
plus voisin de nous, l'a également adoptée (3).
Fréteau a invoqué en sa faveur l'autorité des anciens et l'expérience (4). Verlhof (5), Fauchier (6), Vieusseux (7), Polinière (8), Pinel et
Bricheteau (9), Blandin (10), ne considérant
que l'action déplétive des saignées, n'ont point
tenu compte des observations de Sylva. M. Guersent (11), M. Martin Solon (12), ont admis cet
effet affluxif. Si les saignées du pied augmentent

(1) Recherches sur la manière d'agir de la saignée, pag. 165.

(2) Dissertatio de motu sanguinis.

(5) Mémoires sur le traitement méthodique des fluxions.

(4) De l'emploi méthodique des émissions sanguines, p. 115.

(5) Excerpta è commercio norico, pag. 762.

(6) Indications de la saignée.

(7) Traité de la saignée.

(8) Des émissions sanguines, pag. 71.

(9) Révulsion. — Dict. des sciences médicales.

(10) Émissions sanguines, Bibliothèque méd., tom. iv. 1827.

(11) Dict. de médecine, art. Saignée.

(12) Dict. de méd. et chir. pratiques, idem.

l'afflux du sang vers les organes contenus dans l'abdomen, d'un autre côté, celles du bras rendent plus active la circulation du cerveau. M. Lisfranc a remarqué que les femmes chez lesquelles il faisait pratiquer de nombreuses saignées du bras pour combattre des métrites, avaient des céphalalgies, des étourdissements. Il attribue ces phénomènés à la direction que la saignée du bras imprime au sang vers l'encéphale. L'opinion de M. Lisfranc me paraît d'une grande autorité, parce que son jugement est basé sur un nombre considérable d'observations du même genre. Ayant traité moi-même beaucoup d'engorgements utérins d'après sa méthode, j'ai pu m'assurer de la justesse de ses remarques.

VI. En résumé, la saignée est dérivatrice pour les parties d'où naissent les rameaux de la veine que l'on ouvre ; révulsive pour les organes éloignés ; affluxive pour les organes nourris par les artères qui fournissent du sang à la veine incisée. Quoique ces considérations paraissent à quelques médecins être en arrière des connaissances actuelles, elles n'en sont pas moins vraies. En vain dira-t-on que peu importe le point où l'on saigne, pourvu que l'on tire du sang ; il est une autorité plus puissante que les calculs des esprits les plus avancés, c'est l'expérience ; il est des circonstances où il est important de se fixer sur le choix du lieu de la saignée. « Nier la révulsion et la dérivation, dit Fréteau, c'est fouler aux pieds les préceptes de nos plus grands maîtres ; c'est méconnaître les résultats d'une pratique aussi longue qu'éclairée. » D'ailleurs, ne serait-ce pas un abus que de renoncer à la saignée du pied, parce que l'on n'en comprendrait pas bien l'action ? parce que, raisonnant d'après la théorie d'Harvey, on ne comprend pas bien l'avantage qu'une saignée peut avoir sur une autre ? Que serait notre thérapeutique si l'on voulait raisonner ainsi ? Ne sont-ce pas les médecins qui veulent tout ramener à l'unité, qui conseillent le plus largement les applications de sangsues ? Cependant, l'idée de ces saignées locales est celle des médecins de l'antiquité, qui conseillaient de saigner le plus près possible de l'organe malade. L'expérience aura toujours le dessus en médecine ; et, dût-on être taxé d'empirisme, on finira toujours par avoir recours aux médications qui guérissent.

VII. Dans l'inflammation comme dans l'hypérémie, la saignée la plus avantageuse est celle
qui, dans un temps donné, soustrait le plus de
sang à un organe malade. C'est aux saignées directes que cet avantage appartient. Pourquoi
a-t-on obtenu tant de succès par les saignées des
artères temporales et des veines jugulaires?
C'est que le système sanguin du cerveau était
rapidement désempli par ces émissions sanguines ; c'est que les effets de la dérivation ne peuvent faire affluer le sang vers les organes avec
autant de rapidité que la saignée directe et locale le soustrait à ces mêmes organes. Il se passe
alors ce qui a lieu lorsqu'on a fait sur un point
du corps une forte application de sangsues. La
fluxion a fait place à un état de débilité, de
collapsus, qui, portés à un plus haut degré,
constitueraient l'anémie. C'est là l'effet que produit la saignée directe, saignée dont on favorise
généralement le mode d'agir par l'emploi simultané de médicaments révulsifs.

VIII. On a remarqué aussi que les saignées
avaient une action révulsive ou dérivative plus ou
moins énergique, suivant le siége des maladies
et le lieu où se pratiquait la saignée. Ainsi, dans

les maladies de l'encéphale, de la tête et de la face, la saignée du pied a l'effet révulsif le plus prononcé. La nature tend toujours à rétablir l'équilibre entre nos organes. A l'état normal, tous les vaisseaux doivent contenir une quantité de sang déterminée. Lorsque la saignée du pied enlève aux membres inférieurs quinze onces de sang, par exemple, celui des parties supérieures afflue sur-le-champ pour remplacer cette perte, et, de proche en proche, l'encéphale est l'organe qui se trouve en avoir perdu davantage relativement à ce qu'il recevait. Il en est de même des saignées du bras pour les affections de la poitrine et de l'abdomen, qui ont aussi, dans cette circonstance, l'avantage d'être plus directes. Veut-on provoquer les règles ou le flux hémorroïdal? on verra encore la saignée du pied avoir un avantage marqué sur la saignée du bras, quoique, dans ce cas, elle soit dérivative ou affluxive. Mais il est encore une circonstance pratique qui doit diriger le médecin, c'est la gravité de la maladie. Ainsi, dans une hémorrhagie cérébrale, j'ouvrirai une veine jugulaire ou l'artère temporale, ou je ferai de fortes applications locales de sangsues. Si c'est une maladie qui n'exige qu'une médication lente, telle qu'une céphalalgie habituelle, j'aurai recours à la saignée du pied, que je préférerais d'ailleurs à celle du bras si la saignée directe était impossible. En un mot, lorsqu'il ne s'agit que de déranger la marche habituelle de la nature, de détourner un afflux de sang vicieux qui existe vers tel ou tel point sans symptômes morbides graves, il est très bien de tenir compte des lois de la dérivation et de la révulsion; mais lorsque nous avons à traiter une maladie grave, une inflammation violente, il ne faut pas ainsi temporiser : c'est la saignée la plus active, c'est la saignée directe, veineuse ou capillaire, qui doit avoir la préférence.

———

IX. Les anciens avaient cru devoir établir pour le corps humain plusieurs divisions générales relativement à la saignée; ils considéraient une partie supérieure et une partie inférieure séparées par le diaphragme, et deux parties latérales, l'une droite, l'autre gauche. Bordeu a appliqué la première de ces idées à l'homme malade (1); Dupuis a écrit sur la seconde (2). Si la dérivation et la révulsion sont devenues un

(1) Recherches sur le pouls.
(2) De homine dextro et sinistro. Lugd. Batav., 1780.

sujet de controverse, suivant que l'on saignait les parties supérieures ou inférieures du corps, on a également discuté la valeur des saignées faites sur les parties latérales. Il existe, en effet, une sorte de sympathie entre les organes situés d'un même côté. Les commentateurs d'Hippocrate, et après eux, Rivière, Sydenham, Triller, saignèrent du côté malade. Ils regardaient cette saignée comme dérivative. Arétée, Cœl. Aurelianus, les médecins arabes, Scaliger et autres, saignaient du côté sain pour établir une révulsion. Baillou assurait que la saignée du côté gauche affaiblissait moins que celle faite au côté droit (1). Hoffmann voulait que l'on saignât sur plusieurs points différents à la fois. Nicolas le Florentin avait enseigné, dès le xive siècle, que l'on pouvait saigner indifféremment l'un ou l'autre côté. Brissot saigna aussi indistinctement le bras droit ou le bras gauche. Pechlin, Hamberger, Lieutaud, Laënnec, Polinière, se sont rangés de cet avis. M. Guersent pense que, dans les affections de poitrine, on doit saigner du côté malade, ainsi que pour les maladies de la tête. Il dit toutefois que cette distinction est loin d'être admise

(1) Epid., lib. ii.

généralement. M. Martin Solon l'admet pour les saignées de la tête. Je dois dire que, de nos jours, les théoriciens saignent indistinctement l'un ou l'autre côté, tandis qu'ils font de fortes saignées capillaires sur les points douloureux. La majorité des praticiens suit les préceptes d'Hippocrate pour les saignées générales et capillaires, et saigne du côté malade.

X. On doit attacher beaucoup d'importance à la rapidité avec laquelle le sang s'échappe de la veine ouverte. Lorsque la maladie exige une prompte déplétion des organes malades, il ne faut pas seulement que la saignée soit directe, il faut encore qu'elle se fasse rapidement. Si dans une pneumonie on fait une large saignée, l'inflammation, pour me servir d'une expression fort usitée aujourd'hui, est souvent jugulée. Au contraire, si l'ouverture est petite, si le sang ne coule que lentement, il faut bientôt recourir à une nouvelle émission sanguine; car la première, au lieu d'avoir déprimé les réseaux capillaires du poumon malade, n'a produit qu'une dérivation, et l'afflux du sang y est encore augmenté. Hippocrate avait fait cette remarque, et souvent il faisait ouvrir ensemble une veine de chaque bras, Huxham, MM. Récamier et Husson, ont souvent mis ces préceptes en pratique. M. Martin Solon nous dit que M. Récamier a souvent fait ouvrir, à la fois, une veine du bras et une veine du pied. Alph. Leroy faisait une première saignée à un pied, puis une seconde au bras du côté opposé : c'est ce qu'il appelait une saignée croisée. Une large ouverture d'où le sang jaillit avec force remplit ces indications. Dans la pneumonie, suivant M. Andral, il est essentiel que le sang s'échappe en grande quantité à la fois par une large ouverture (1). En effet, lorsque la veine du bras est largement ouverte, la saignée a un effet direct sur les organes contenus dans la poitrine.

(1) Clinique, tom. ii, pag. 572.

CHAPITRE XVI.

ARTICLE PREMIER.

EFFETS DES SAIGNÉES LOCALES OU CAPILLAIRES.

Le sang que les sangsues enlèvent à l'économie provient des réseaux capillaires. Ce sang
est-il veineux, est-il artériel? nous ne sommes
pas encore bien fixé sur ce sujet. M. Pallas
assure qu'il lui a été démontré par l'analyse
que le sang des vaisseaux capillaires a tous les
caractères de celui que contiennent les artères.
D'après cela, la perte d'une certaine quantité
de ce fluide doit affaiblir plus que la soustraction du sang veineux, faite en même quantité
par la phlébotomie. Si la théorie ne jette pas
là-dessus des lumières incontestables, il est
du moins un fait pratique dont chacun peut
s'assurer : c'est qu'une forte application de
sangsues laisse après elle une débilité qui se
maintient pendant des semaines, pendant des

mois, tandis que les forces affaissées momentanément par une saignée du bras sont promptement réparées.

L'action des sangsues ne doit pas seulement
être considérée comme opérant une déplétion
sanguine locale; par ses morsures, cet annélide
irrite le système nerveux; par la succion, il appelle les fluides vers le point sur lequel il est
placé. Sous le premier point de vue, son action
déprime directement le système sanguin, est
antiphlogistique; en second lieu, l'irritation
du système nerveux cutané opère la révulsion;
enfin, sa succion produit un effet dérivatif sur
le système sanguin. Voilà pourquoi les applications de sangsues ont des résultats si différents,
suivant que celles-ci sont appliquées en grand
nombre, ou en petit nombre. Si un érysipèle
envahit un membre, nous couvrons ce membre
de sangsues. Le sang coule avec tant d'abondance que les capillaires s'affaissent. Après cette
saignée il n'y arrive plus en assez grande quantité pour qu'il survienne une réaction. A la turgescence et à l'irritation de ces tissus succède
un état de prostration. L'inflammation n'est
plus alimentée, elle disparaît, elle s'éteint.
Nous devons admettre aussi une influence sym-

pathique spéciale entre les parties superficielles et profondes, qui se correspondent seulement par l'absorption et l'exhalation de leurs fluides, et surtout par des communications nerveuses. Dans une péritonite aiguë, par exemple, nous appliquons trente, quarante sangsues sur l'abdomen. La circulation abdominale est déprimée, quoique la saignée ne soit pas directe. Veut-on rappeler la menstruation? on applique quatre ou cinq sangsues vers les organes sexuels pendant deux ou trois jours. Que se passe-t-il alors? Nous avons d'abord l'irritation nerveuse produite par les morsures : chaque piqûre devient un point de phlogose. Nous avons ensuite l'appel fait aux fluides par la ventouse : les organes voisins deviennent un centre de fluxion; l'action dérivatrice de la saignée locale se continue, et les règles se rétablissent.

L'irritation du système nerveux causée par les piqûres de sangsues est telle, que beaucoup de femmes aiment mieux se faire saigner avec la lancette que de se faire appliquer des sangsues. Ces animaux ne font point passer par leur succion le sang des capillaires dans un autre ordre de vaisseaux. Ils le rappellent dans ceux où il ne circulait déjà plus : dans une tumeur blanche, que je regarde comme un commencement de dégénérescence, les capillaires amincis ne reçoivent plus les globules rouges. L'action des sangsues mises en petit nombre les y rappelle. La circulation reprend de l'énergie, et les tissus peuvent recouvrer leur vitalité première, leurs fonctions primitives.

Lorsque la saignée capillaire est très abondante, ses effets sont ceux de la déplétion sanguine générale que nous avons étudiée. Si le sang coule à peine, la fluxion des parties vers lesquelles elle était dirigée, s'augmente. L'inflammation locale, s'il en existait, ne peut qu'être exaspérée. Le but ordinaire de la saignée locale est d'affaisser simplement le système capillaire des régions sur lesquelles on la pratique. Ses effets tiennent le milieu entre les précédents. S'il existe de la pléthore, cette saignée est ordinairement de nul effet à moins que l'on ne fasse une saignée générale avant d'y avoir recours. Dans l'instant de réaction, lorsque les vaisseaux abondent de sang, ce liquide se porte vers le point fluxionné avec plus d'impétuosité qu'auparavant. Tout le système sanguin étant continu, l'action dérivatrice des saignées locales peut s'étendre au loin par les rapports des veines et artères superficielles avec les vaisseaux profonds. Ainsi, une application de sangsues sur la région occipitale peut déprimer le système sanguin cérébral, en raison de la communication des veines occipitales avec les sinus latéraux. Dirigées vers l'anus, les saignées locales dégagent les vaisseaux sanguins abdominaux. C'est que les veines hémorroïdales inférieures, branches de l'hypogastrique, communiquent avec la mésentérique inférieure, branche d'origine de la veine porte.

Les scarifications simples ne donnent jamais lieu qu'à l'écoulement de peu de sang. Leur action, soit antiphlogistique, soit révulsive, est toujours bornée aux parties sur lesquelles on les pratique. L'emploi des ventouses scarifiées peut fournir beaucoup de sang, mais toujours en raison du développement des faisceaux capillaires, de l'état de la peau, de la timidité du malade, etc.; la chaleur que la ventouse communique aux tissus, et la traction à laquelle ils sont soumis par la raréfaction de l'air, déterminent une fluxion considérable des vaisseaux cutanés, et la rubéfaction de la peau. Les scari-fications amènent en outre un dégorgement local, dont l'effet dérivatif se propage au loin sur le système sanguin. On emploiera donc les ventouses scarifiées toutes les fois que l'on voudra obtenir vers le même point une saignée capillaire, une dérivation puissante, et une forte révulsion. Ces agents thérapeutiques sont d'autant plus utiles qu'ils agissent non seulement avec une grande énergie, mais encore avec une grande promptitude. La quantité de sang que l'on veut tirer se mesure aussi bien que lorsqu'on a recours à la phlébotomie, et l'on peut observer ce liquide dans tout ce qu'il peut avoir d'important pour le diagnostic, notamment la couenne inflammatoire. Dire dans quels cas les ventouses scarifiées peuvent être utiles, serait énumérer la plus grande partie des maladies qui affligent l'humanité. Mais il en est surtout où leurs effets sont héroïques : tels sont le rhumatisme musculaire, le lombago, la sciatique, la pleuropneumonie, la pleurodynie, les paralysies de la sensibilité, les irritations chroniques des articulations, la péricardite, la métrorrhagie, la cardialgie, la céphalalgie, les suppressions, etc. Enfin, elles peuvent retarder l'absorption du virus, dans les morsures des animaux venimeux ou enragés. Le temps n'est pas loin où leur importance sera comprise, et elles deviendront d'un usage général. Cependant, si l'application des sangsues se trouve restreinte, elle n'en sera pas moins toujours réservée à certaines circonstances. Ainsi une saignée locale, faite à l'aide de sangsues, peut affaisser complétement un engorgement inflammatoire des capillaires de la peau, tandis que la ventouse y laisse toujours après elle un effet révulsif. Les sangsues peuvent s'appliquer sur un grand nombre de points où ne peuvent aborder les ventouses. Chez les jeunes enfants, chez les vieillards, les sujets faibles, dans quelques affections chirurgicales, rien ne saurait remplacer les sangsues.

ARTICLE II.

DU CHOIX DES SAIGNÉES.

Lorsque nous voulons déprimer immédiatement tout le système sanguin, affaiblir la circulation générale, débiliter l'organisation tout entière ; lorsque nous voulons diminuer la force d'impulsion avec laquelle le sang se porte vers un organe, nous avons recours à la saignée générale, à la phlébotomie. Notre intention est-elle, au contraire, d'agir seulement sur une seule région du corps., de ne tirer que peu de sang, d'affaisser un certain nombre de faisceaux capillaires sans débiliter l'état général, nous employons les saignées locales. L'action des sangsues est antiphlogistique lorsqu'on les applique en grand nombre; dérivative et révulsive lorsque ces annélides ne sont employés qu'en petite quantité. Les ventouses sont dérivatives et révulsives au plus haut degré. Il est vrai que les scarifications agissent aussi comme antiphlogistiques lorsqu'elles fournissent beaucoup de sang, mais les ventouses sont toujours accompagnées d'une révulsion vers la peau. Il est encore un autre point qui différencie ces deux espèces de saignées locales, c'est que la médication par les sangsues est le plus ordinairement directe, tandis que celle par les ventouses est indirecte. Si le malade est atteint d'un érysipèle, d'un eczéma, d'une orchite, pour avoir une déplétion sanguine locale qui ne laisse après elle aucune irritation de la peau, nous mettons des sangsues en grand nombre. Est-il important de dégorger le système sanguin de l'encéphale et d'opérer une vive révulsion vers la peau, nous mettons des ventouses scarifiées entre les épaules, derrière les oreilles. Tandis que l'on abuse en France de l'emploi des saignées locales, le professeur Del Chiappa, en Italie, ne recommande que les saignées générales. Il prétend qu'il n'existe que rarement des maladies locales; que toutes ou presque toutes se rallient à un état particulier de l'organisme entier, ce qui explique pourquoi ces maladies cèdent plus facilement aux traitements généraux. Ce raisonnement, fort juste d'ailleurs, ne démontre rien contre les saignées locales.

S'il est un choix à faire entre les saignées générales et les saignées locales, il est important aussi de savoir quelle veine on doit ouvrir, lorsqu'on s'est décidé en faveur de la phlébotomie. En parlant des saignées des artères, et des veines jugulaire et saphène, j'ai indiqué avec soin quels sont les cas spéciaux qui les réclament. Ainsi, dans les maladies de l'encéphale et des organes qui l'avoisinent, on préfère la saignée des veines jugulaires et celle des artères temporales, lorsque l'action doit être rapide et directe. L'ouverture des saphènes et les émissions locales sont préférées lorsque l'on n'a besoin d'agir que lentement. Lorsque la menstruation n'est pas régulière, nous préférons la saignée du pied et les applications de sangsues en petit nombre. Il en est de même toutes les fois qu'une dérivation vers les membres inférieurs est nécessaire. Dans les affections de poitrine et des organes que contient le thorax, il faut pratiquer des saignées du bras. Une condition essentielle est que le vaisseau soit largement ouvert, et que le sang sorte par un jet volumineux. Au contraire, lorsque nous voulons faire dériver le sang vers les organes thorachiques nous avons recours à de petites saignées du bras. Dans une pneumonie, par exemple, une forte saignée agit directement sur les capillaires des poumons, et les dégorge. Une petite saignée ne détruit pas l'afflux du sang. Elle l'augmente en faisant appel aux fluides. Son action n'est que dérivative. Une forte application de sangsues peut remplacer la phlébotomie quant à la quantité de sang versé, mais elle irrite, affaiblit bien davantage, et ne saurait remplir les mêmes indications. Dans les maladies aiguës, les saignées générales sont presque toujours indispensables. S'il existe un point local de fluxion, il est souvent nécessaire de leur adjoindre les saignées locales. Dans les maladies chroniques, toutes les pertes de sang sont généralement nuisibles. S'il existe quelque phlegmasie chronique locale qui exige la saignée, c'est aux émissions sanguines locales et modérées que l'on doit avoir recours. Les saignées générales affaibliraient inutilement les malades.

Depuis vingt-cinq ans, les saignées locales par les sangsues ont été mises en usage avec un abus effrayant. Ce n'était pas seulement parce que nos systèmes médicaux nous y portaient, mais, il faut bien le dire, ces abus ont été entretenus par des considérations toutes personnelles aux médecins. « Si les ventouses scarifiées sont tombées en désuétude, disait Boyer, la raison en est simple. Les médecins et les chirurgiens abandonnent l'application des sangsues aux garde-malades, souvent même aux parents ou amis des malades ; ils seraient obligés d'appliquer eux-mêmes des ventouses, et la plupart dédaignent de pratiquer cette petite opération. En sorte que, par amour-propre ou par insouciance, ils privent souvent leurs malades d'un moyen de guérison très utile. » A l'époque où Boyer écrivait ainsi, il ne se doutait guère qu'il succomberait aux suites d'une abondante application de sangsues.

Relativement à la phlébotomie, nous voyons

tous les jours que beaucoup de médecins ne savent vraiment pas saigner, ou ne connaissent que la saignée du bras, et que d'autres ne veulent pas s'en donner la peine; d'autres enfin, sachant parfaitement que le plus habile peut faire une saignée blanche, craignent de compromettre leur réputation : c'est pour cela seul que la haute chirurgie dédaigne la phlébotomie. Il est pourtant bien vrai que, dans quelques circonstances, une saignée présente plus de difficultés qu'une amputation. Mais, dira-t-on, en Espagne et dans quelques contrées de l'Allemagne et du midi de la France, la phlébotomie est l'apanage des barbiers. Le talent, comme phlébotomistes, des personnes étrangères aux études anatomiques, s'est toujours borné à ouvrir quelques veines du bras. La phlébotomie des autres veines et des artères leur a toujours été inconnue. Le frère Jacques n'avait, en anatomie, pas plus de connaissances que nos barbiers lorsqu'il vint opérer des calculeux à Paris. Fallait-il donc conclure de là que la pratique de la lithotomie devait être réservée à des ignorants? Qu'importe que l'on puisse citer des sœurs de charité et même des infirmiers fort habiles à ouvrir les veines du bras? Il n'en est

pas moins vrai que la saignée expose à de nombreux accidents, et que ceux qui la pratiquent
ne sauraient avoir trop de connaissances. Ce
n'est point abaisser sa science que de faire une
saignée prescrite par un autre médecin. Toutes
les fois qu'un homme plus âgé que nous réclame nos services pour cette opération, nous
ne devons pas balancer à la pratiquer lorsque
nous la jugeons nous-mêmes nécessaire. Le médecin qui profiterait d'une haute position pour
abaisser un jeune confrère n'ajouterait aucun
lustre à sa réputation. Le public est bon juge.
L'homme qui a l'humeur jalouse et caustique
se déconsidère en voulant déconsidérer les autres. D'ailleurs, toute opération qui peut avoir
pour un malade la moindre utilité n'est jamais
au-dessous de l'homme, est toujours honorable
pour le chirurgien. Saint Louis, en Palestine,
ne dédaigna pas de panser les blessures de ses
chevaliers. Dans sa jeunesse, Louis-Philippe
apprit à saigner à l'Hôtel-Dieu. Il suffira de faire
connaître un trait de ce roi pour que jamais
médecin ne craigne de compromettre sa dignité
en faisant usage d'une lancette. Dans un voyage
à Compiègne, un des postillons de sa voiture
tombe sous un des chevaux, et est relevé mou-

rant ; une forte contusion de la tête et de la poitrine allait déterminer dans ces organes une congestion sanguine mortelle ; on était loin de toute habitation ; Louis-Philippe descend de sa voiture, saigne cet homme, et lui sauve la vie (1).

ARTICLE III.

DE L'INDICATION DE LA SAIGNÉE DANS LES MALADIES.

Les émissions sanguines sont applicables à toutes les maladies, mais une foule de circonstances peuvent en modifier l'emploi. Un volumineux ouvrage de clinique suffirait à peine pour en préciser une juste application. Déjà Faulchier et M. Polinière ont traité laborieusement ce sujet. Chaque maladie demanderait un long article, comme l'a indiqué Fréteau, et des considérations générales sur l'indication des émissions sanguines dans les maladies ne me semblent devoir être d'aucune utilité. La vie d'un malade dépend souvent d'une saignée. Ce n'est que dans les monographies que peuvent être indiquées toutes les nuances d'une affection

(1) Ce beau trait a fourni à M. A. Johannot le sujet d'un tableau remarquable.

qui la réclame. Les visites dans les hôpitaux et l'étude au lit des malades sont indispensables, en outre, pour donner ces connaissances, ce tact, cet instinct médical, qui distinguent les bons praticiens. Je me bornerai donc à de courtes réflexions.

Dans les maladies aiguës, les évacuations sanguines sont généralement d'une haute utilité. Leur indication devra être déduite de la nature de la maladie, de l'intensité de ses symptômes, de ses périodes, de sa marche, de ses complications, de ses épiphénomènes, de l'état du pouls, et des forces du malade ; en un mot, on ne se décidera à répandre le sang qu'après avoir fait une judicieuse appréciation de toutes ces circonstances réunies à la considération de l'âge, du sexe, du tempérament, de l'époque de la maladie, du climat, de la constitution médicale. Les saignées peuvent être pratiquées à toutes les époques de la maladie. Toutes les fois que nous rencontrons les symptômes qui donnent lieu à cet état général que l'on est convenu de désigner sous le nom de fièvre, tels que les suivants : pouls plein, dur, fréquent ; respiration difficile, rapprochée ; mouvements accélérés du cœur ; langue rouge, épaisse ; haleine chaude, brûlante; bouche sèche, soif ardente; visage rouge, céphalalgie violente, vive agitation, douleurs aiguës; chaleur de la peau, sèche, mordicante; suppression de la transpiration ou de quelque autre sécrétion; urines rouges et brûlantes, troubles dans l'innervation : en pareille circonstance, on ne doit jamais balancer à tirer du sang.

Dans les maladies chroniques, à une très petite exception près, la saignée est pernicieuse. Elle est surtout contre-indiquée lorsque les malades sont faibles, décolorés, disposés aux syncopes, lorsque leur pouls est petit et facile à déprimer. Les phlegmasies qui tendent à la suppuration, à l'induration, ou à l'état chronique, sont ordinairement exaspérées par les pertes de sang. Il peut arriver que l'on soit obligé, dans un cas douteux, de pratiquer une saignée exploratrice. Si le sang est liquide et décoloré, il faut se hâter de fermer la veine. Si quelques affections chroniques sont traitées avantageusement par de petites saignées locales, ce n'est point à la déplétion des vaisseaux que nous devons ces résultats, mais bien à l'action dérivatrice et révulsive de ces saignées.

ARTICLE IV.

DES INDICATIONS INDÉPENDANTES DES MALADIES.

De l'indication de la saignée suivant les âges.

Dans tous les temps, les médecins ont recommandé de n'avoir recours aux déplétions sanguines qu'en raison de l'âge des malades. C'est un sage précepte que l'on a dénaturé lorsqu'on les a proscrites chez les enfants et les vieillards. S'il est vrai que, chez les jeunes enfants, les vaisseaux des membres contiennent peu de sang, d'un autre côté, leurs organes intérieurs en contiennent une quantité proportionnellement plus considérable. S'il est vrai que les enfants s'affaissent facilement, et qu'une saignée copieuse amène de l'œdème, de la bouffissure, une leucophlegmasie, nous savons aussi avec quelle rapidité les inflammations se développent dans l'enfance. N'est-il pas bien démontré que les évacuations sanguines sont le meilleur moyen de combattre les affections du cerveau, de la poitrine, et tous les accidents qui peuvent accompagner une dentition orageuse? Fr. Hoffmann, qui considérait le sang comme le trésor de la vie, saignait à tous les âges lorsque l'indication s'en présentait (1). Baillou (2), Vanswieten (3), Sydenham (4), Badilius (5), Vieusseux, saignaient les enfants avec succès. Quel est l'accoucheur qui n'a pas sauvé la vie à des nouveaux-nés apoplectiques en opérant une saignée par le cordon ombilical? La phlébotomie est ordinairement impossible pendant les premières années de la vie à cause de la petitesse des veines. Je l'ai souvent pratiquée chez des enfants de deux à trois ans. Jusque là les saignées capillaires doivent seules être employées. Voilà les préceptes que nous donne M. Guersent. Dans les affections cérébrales, il conseille d'ouvrir les jugulaires et les saphènes. Jusqu'à l'âge de deux ans, la saignée ne doit être que de deux à quatre onces dans l'espace de douze heures. Après la première dentition, les veines sont ordinairement assez développées pour qu'il soit possible de les ouvrir. De la pre-

(1) De venæ sectione abusu.
(2) Epid. et ephem. , lib. 2 , pag. 105.
(3) Tom. III pag. 35.
(4) Tom. II, pag. 347.
(5) Bad. de Verone, De venâ secandâ in pueris.

mière dentition terminée à la seconde, on peut tirer de quatre à douze onces de sang en douze heures. De la seconde à la troisième dentition, l'enfant se rapproche beaucoup de l'adulte; dans le même temps, il peut perdre de huit à vingt onces de sang en deux ou trois saignées.

Chez les vieillards, la résolution des maladies inflammatoires s'opère avec plus de difficulté que chez l'adulte et chez l'enfant. Nous avons toujours à craindre que des saignées copieuses n'éteignent en eux toute puissance de réaction. Guy-Patin fut peut-être plus heureux que sage, lorsqu'il saigna huit fois, en peu de jours, son beau-père, âgé de quatre-vingts ans. Frank fit aussi avec succès neuf saignées à un octogénaire atteint d'une pneumonie. En 1835, j'ai guéri M. d'Hautane, âgé de quatre-vingt-sept ans, en le saignant quatre fois en deux jours. Il était atteint d'une gastro-pneumonie qui s'est présentée de nouveau en 1837. A cette époque, il était trop affaissé pour que l'on pût recourir aux émissions sanguines, et il a succombé. Un ancien carrossier auquel je portais le plus grand intérêt, M. Tremblay, âgé seulement de soixante-dix ans, est mort dans la dernière épidémie de grippe. Dès le

deuxième jour de sa maladie, il était dans un
tel état de faiblesse, qu'il a fallu rejeter bien
loin les saignées. Tout l'organisme était usé ; le
malade s'éteignait. C'est ce qui arrive généralement chez les vieillards. Dans ces circonstances,
la saignée ne fait que hâter la mort ; mais ces
faits n'établissent pas une règle générale. L'abus
a fait naître le préjugé, et on a redouté de saigner les malades d'un âge avancé. En général,
les vieillards supportent mieux les saignées qu'on
ne le pense, mais c'est en raison de leur constitution. M. Andral nous dit, dans sa *Clinique*,
qu'on en laisse mourir très souvent, parce qu'on
n'ose pas les saigner. Combien d'octogénaires
ont encore plus d'énergie physique et morale
que certains hommes de vingt-cinq ans ! Ce
n'est pas, en effet, chez les vieillards faibles et
cacochymes que la saignée a de bons résultats.
M. Foucart, qui a traité ce sujet en habile praticien, nous assure que toutes les fois qu'il a
trouvé un pouls dur, plein, rebondissant ; un
visage rouge, animé, des yeux injectés, de la
loquacité, symptômes qui annoncent une
fluxion sanguine vers l'encéphale et ses annexes,
il n'a jamais balancé à saigner un vieillard, et
il l'a fait avec succès. L'irrégularité et l'inter-

mittence du pouls ne sont pas une contre-indication (1).

ARTICLE V.

De l'indication de la saignée suivant les sexes.

Jusqu'à l'époque de la puberté, le système sanguin présente peu de différences chez les deux sexes. Arrivée à cette époque, la jeune fille sent se développer en elle une nouvelle vitalité : son sang circule avec plus d'activité, et la quantité proportionnelle de ce liquide augmente. Il en résulte souvent un état pléthorique que l'on est obligé de combattre par des saignées afin de favoriser l'éruption des règles. Habituée dès lors à des pertes de sang périodiques, la femme supportera mieux que l'homme des saignées abondantes ; elle sera plus sujette à la pléthore, et cet état se manifestera surtout chez elle lorsque la menstruation aura cessé. Les saignées deviennent souvent nécessaires à cette époque de la vie ; mais l'abus en est bien à craindre. L'obésité, les affections du cœur, les hydropisies, en sont souvent la suite. Le système nerveux est plus développé et plus irritable chez

(1) Archives gén. de méd. , tom. v — vi.

la femme que chez l'homme. Les saignées la
jettent souvent dans un singulier état de perturbation. Chez certaines femmes, plus vous
saignez, et plus le pouls devient fort et rapide.
C'est le jugement du médecin qui doit suppléer
à l'impossibilité d'établir des règles rigoureuses
dans l'emploi de la saignée.

L'état de grossesse ne contre-indique pas la
saignée dans les inflammations graves ; mais on
n'y doit jamais avoir recours qu'avec la plus
grande précaution. En général, il faut l'éviter
avant le quatrième ou cinquième mois de la
gestation. Après ce temps, elle devient nécessaire lorsque des symptômes de pléthore se
manifestent, lorsque la circulation paraît em-
barrassée. La saignée, qui prévient dans ce cas
l'avortement, pourrait y donner lieu, dans
toute autre circonstance. Chez les femmes enceintes, la phlébotomie des veines des membres supérieurs est la seule convenable.

Pour les jeunes femmes, la saignée du pied
doit avoir la préférence, en thèse générale. Au
contraire, chez les femmes qui ont dépassé
cette époque que l'on a désignée sous le nom
d'âge critique, les saignées des membres inférieurs ne doivent être employées que rarement.

Il faut éviter alors tous les mouvements organiques qui tendraient à rappeler la fluxion du sang vers l'utérus.

ARTICLE VI.

De l'indication de la saignée suivant les constitutions, les tempéraments et les habitudes.

Le tempérament sanguin est celui chez lequel le sang se répare avec le plus de rapidité; il est aussi le plus exposé aux hémorrhagies et aux phlegmasies aiguës. Les individus qui en sont doués supportent facilement les saignées. Les sujets bilieux n'en ont ordinairement besoin que lorsque le foie ou les organes abdominaux se trouvent le foyer d'une fluxion sanguine. Elles ne doivent jamais être portées bien loin pour les tempéraments muqueux et lymphatiques. Sous leur influence, les maladies passent souvent à l'état chronique, et des infiltrations séreuses en sont le résultat. Les sujets qui ont le système nerveux très développé sont parfois exaspérés par les saignées. Le médecin peut seul juger de leur opportunité, car il est rare que ces tempéraments ne soient pas modifiés par une foule de circonstances.

Les gens replets, au visage coloré, ne sont pas
ceux à qui conviennent le mieux les émissions
sanguines. Elles sont plus avantageuses aux constitutions sèches. Les personnes dont le système
veineux est très développé peuvent perdre beaucoup de sang sans inconvénient, et le répa-
rent promptement. Ce n'est donc pas toujours
l'homme d'une constitution athlétique qui ré-
siste à une perte de sang abondante.

Chez l'habitant des villes, le repos, l'oisiveté,
l'intempérance, amènent une surabondance de
sang, une augmentation des fluides, que ne
comporte pas la fibre sèche de l'homme qui
vit en plein air. On peut lui faire de fortes saignées, son sang sera bientôt réparé par sa nourriture succulente et ses boissons stimulantes.
Mais il n'en est pas ainsi de l'habitant des
campagnes pour lequel des aliments peu répa-
rateurs, des boissons débilitantes, un travail
corporel assidu, sont autant d'agents meur-
triers. Dans les campagnes la méthode antiphlogistique n'a jamais exercé un grand empire,
tandis que la médecine perturbatrice y a été
constamment pratiquée avec succès. Le paysan
a le système nerveux peu excitable, et il se
trouve bien de l'emploi des vomitifs et des pur-

gatifs. L'action de ces médicaments sur le cerveau peut amener de prompts désordres chez l'homme dont les facultés intellectuelles sont dans un travail continuel.

ARTICLE VII.

De l'indication de la saignée, suivant le climat et la constitution médicale.

Chaque climat voit naître des maladies qui lui sont propres. La fièvre jaune aux Antilles, la peste en Turquie et en Egypte, le choléra au Bengale, sont des maladies qui ne s'écartent de ces pays que par des circonstances accidentelles. Les naturels de ces contrées n'en souffrent peut-être pas plus que nous ne souffrons des fièvres typhoïdes, des pneunomies, etc. Si l'homme né dans une région tempérée va habiter le climat des tropiques, il succombe promptement lorsqu'il n'est pas doué d'une forte constitution. Les habitudes des hommes sont en raison du climat qu'ils habitent : le Turc prend des bains, le Français se fait saigner, l'Anglais prend des purgatifs, l'Allemand se fait appliquer des ventouses. Changent-ils de climat, ils doivent aussi changer d'habitudes.

Le climat froid et le climat sec entretiennent la rigidité des fibres et l'énergie du système musculeux. Les maladies inflammatoires se développent facilement sous leur influence, et rendent les émissions sanguines nécessaires. Les climats chauds, le climat chaud et sec, disposent aux inflammations, mais sous leur influence le système nerveux tombe facilement dans un état de stupeur alarmant. Les saignées n'y doivent être employées qu'avec circonspection. Elles sont généralement contre-indiquées dans les climats humides, habités par des constitutions molles et lymphatiques.

La constitution médicale régnante doit toujours diriger l'homme de l'art dans le choix des agents thérapeutiques. Il est rare que les changements qui s'opèrent dans les saisons n'impriment pas aux maladies une marche et une forme particulières. Dans une foule d'épidémies on n'a commencé à obtenir des succès que lorsqu'on a renoncé aux saignées. Telle maladie qui, à certaine époque, a été combattue avec avantage par les émissions sanguines, peut s'aggraver, l'année suivante, par leur emploi. En 1779, Stoll fut obligé d'y avoir recours pour combattre des maladies qu'il avait guéries, les

années précédentes, par l'usage des vomitifs.
Dans la dernière épidémie de grippe qui a
régné à Paris, nous avons été obligés généralement de renoncer aux saignées. Il serait donc
imprudent de la part d'un médecin de préciser l'emploi d'un agent thérapeutique d'une
manière absolue, sans consulter les saisons,
l'état de l'atmosphère, les nuances que présentent les maladies régnantes, en un mot, la
constitution médicale.

FIN.

TABLE DES MATIÈRES

CONTENUES DANS CET OUVRAGE.

CHAPITRE I.

HISTOIRE DE LA SAIGNÉE EN GÉNÉRAL.

CHAPITRE II.

CHAPITRE III.

DE L'ARTÉRIOTOMIE.

Pages.

CHAPITRE IV.

CONSIDÉRATIONS MÉDICALES.

CHAPITRE V.

DE LA SAIGNÉE DES VEINES JUGULAIRES.

CHAPITRE IX.

DE LA SAIGNÉE DU BRAS.

CHAPITRE X.

DES ACCIDENTS QUI PEUVENT SUIVRE LA SAIGNÉE DU BRAS.

CHAPITRE XI.

DES SANGSUES.

Pages.

CHAPITRE XV.

DE LA SAIGNÉE EN GÉNÉRAL.

CHAPITRE XVI.

FIN DE LA TABLE.

ERRATA.

Page   6, en note, lisez Peyrilhe.
—   17, ligne 1, lisez Vieusseux.
—   45, en note, lisez Wurtius.
—   46, en note, lisez aliis.
—   53, ligne 3, lisez auriculaire.
—   112, ligne 7, formée, etc., la jugulaire, etc.
—   118, ligne 2, lisez vue.
—   286, lisez thrombus.
—   365, ligne 24, lisez volatils.